Petit Nurse BOOKS

個別性をふまえたアセスメントができる

老年 看護過程

編著 任 和子

Let's study together!

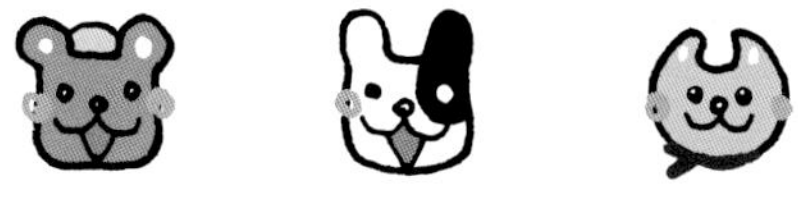

SHORINSHA

はじめに

プチナース BOOKS シリーズ『疾患別 看護過程』『症状別 看護過程』『小児 看護過程』『母性 看護過程』に続いての第5弾で、老年期に焦点をあてました。入院患者数がもっとも多いのは80歳代であり、昨今では90歳を超えても治療を目的に入院する方も多くなっています。高齢者を対象にした看護過程の知識は、とくに病院で実習する場合、老年看護学実習のみならず、基礎看護学実習や成人看護学実習などさまざまな領域で求められます。

本書は大きく3つに分かれています。まず、『疾患別 看護過程』の構成をふまえつつ、老年期でよくみる大動脈弁狭窄症や腰部脊柱管狭窄症など10疾患について、疾患の基礎知識、ヘルスアセスメント、全体像、関連図、看護診断リスト、看護計画、評価の視点まで看護過程の一連を解説しました。すべて老年期の事例(65～87歳)で収載しています。次に、老年期でよく挙げる症状を厳選し、低栄養や便秘などの標準看護計画を掲載しました。3つ目に、増加している高齢者のマルチモビディティ(多疾患併存状態)への対応を目的に、主疾患にあわせもつことの多い併存疾患・背景を挙げ、看護計画に個別性を出すための考えかたを示しました。

想定していなかった患者さんの反応に触れたとき、そこに個別性の事実があります。高齢者は、これまでの人生の歴史も長く、24時間365日の生活には“その人らしさ”が現れます。同じ病名で同じ治療目的で入院していても受け止めかたはさまざまで、個別性をとらえることは簡単ではありません。だからこそ、病院の受け持ち実習では患者さんの話をよく聞いて細かなことを観察し、個別性の事実に目を向けることに全力をかけてほしいと願っています。実習は貴重な学習の機会ですが、使える時間は限られています。本書は事例を用いて看護過程を解説し、高齢者に多い症状への対処を示し、併存疾患にも目を向けられるように意図しました。本書を活用することで、実習に際しこれらに費やす学習時間を効率化でき、患者さんの個別性を大事にした看護計画を立て、実施することに時間をかけることができるでしょう。

2023年7月

任 和子

編集者・執筆者一覧

編集

任 和子

京都大学大学院医学研究科人間健康科学系専攻 先端中核看護科学講座 生活習慣病看護学分野 教授

執筆（五十音順）

浅瀬万里子

京都大学大学院医学研究科人間健康科学系専攻 先端中核看護科学講座 クリティカルケア看護学分野 助教

石川恵子

京都大学大学院医学研究科人間健康科学系専攻 先端中核看護科学講座 生活習慣病看護学分野 博士後期課程

出雲幸美

社会医療法人信愛会畷生会 脳神経外科病院 副院長

岩本萌花

京都大学医学部附属病院 積貞棟6階 看護師

臼井玲華

総合ケアステーションわかば訪問看護 看護師 糖尿病療養指導士

浦井祐希

京都大学大学院医学研究科人間健康科学系専攻 先端中核看護科学講座 生活習慣病看護学分野 博士後期課程

小江奈美子

京都大学医学部附属病院 南病棟7階 看護師 慢性疾患看護専門看護師

大霜由貴子

佛教大学保健医療技術学部看護学科 慢性看護領域 助教

川上祐子

京都府立医科大学医学部看護学科 老年看護学講座 講師

小林 瞳

社会医療法人信愛会 畷生会脳神経外科病院4西病棟 主任看護師

齊藤旬平

京都大学大学院医学研究科人間健康科学系専攻 先端中核看護科学講座 生活習慣病看護学分野 非常勤講師

佐藤真理

京都大学医学部附属病院 南病棟5階 副看護師長 摂食・嚥下障害看護認定看護師

執筆
（五十音順）

清水彬礼
大阪公立大学大学院看護学研究科 ケアシステム科学分野 療養ケア科学 講師

近田 藍
京都大学大学院医学研究科人間健康科学系専攻 先端基盤看護科学講座 看護倫理学分野 助教

鳥井美江
京都大学大学院医学研究科人間健康科学系専攻 先端基盤看護科学講座 在宅医療・認知症学分野 助教

長村勝美
京都大学医学部附属病院 看護管理室 褥瘡専従管理者 皮膚・排泄ケア認定看護師

任 和子
京都大学大学院医学研究科人間健康科学系専攻 先端中核看護科学講座 生活習慣病看護学分野 教授

林田 麗
畿央大学健康科学部看護医療学科 教授

深田京子
京都大学医学部附属病院 南病棟 8 階 副看護師長

藤澤早也香
京都大学医学部附属病院 積貞棟 6 階 看護師

古谷和紀
京都大学大学院医学研究科人間健康科学系専攻 先端中核看護科学講座 生活習慣病看護学分野 助教／
京都大学医学部附属病院看護部管理室 副看護師長 老人看護専門看護師

村田理恵
京都大学医学部附属病院 南病棟 6 階 看護師

森西可菜子
京都大学大学院医学研究科人間健康科学系専攻 先端中核看護科学講座 生活習慣病看護学分野 助教

山田晃代
訪問看護ステーションかみの 主任 3学会合同呼吸療法認定士

山之内智子
京都大学大学院医学研究科人間健康科学系専攻 先端中核看護科学講座 精神看護学分野 助教

山本未来
京都大学医学部附属病院 南病棟 6 階 看護師

本書の特徴と使いかた

入院患者の多くが高齢者となっている昨今、
老年看護の知識は、老年看護学実習のみならず
さまざまな領域で求められます。
本書では、10疾患の看護過程を中心に、
老年期の看護過程の考えかたを、
さまざまな角度から解説しました。
1冊を通して、患者さんの個別性をふまえた
アセスメントができる力が身につきます。

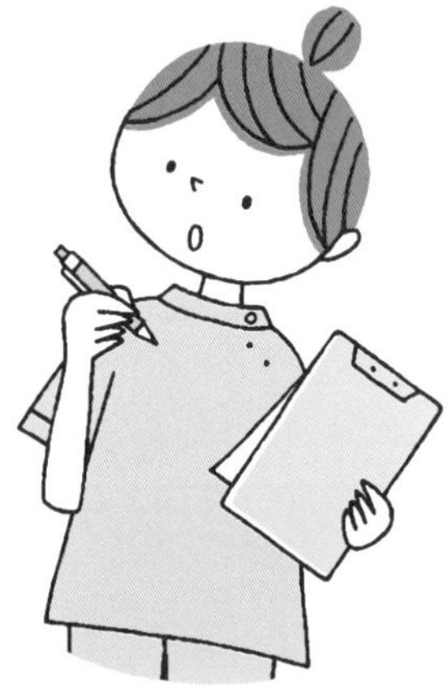

1 老年期の疾患別看護過程

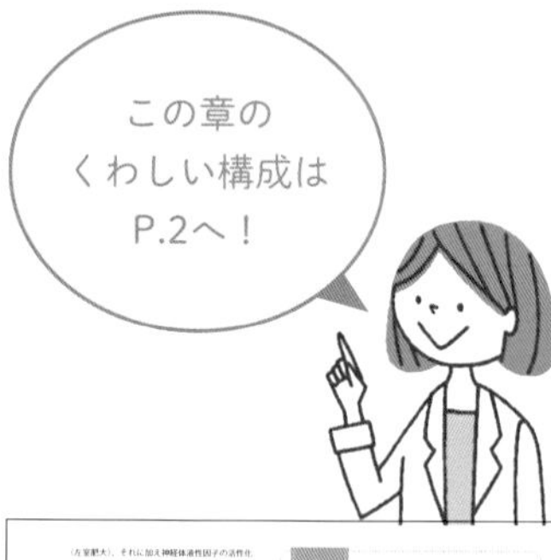

10疾患の看護過程をまるごと解説

幅広い領域の看護過程を、すべて老年期の事例（65〜87歳）で収載。
疾患の基礎知識から評価の視点まで、
看護過程の一連の流れをていねいに解説しています。

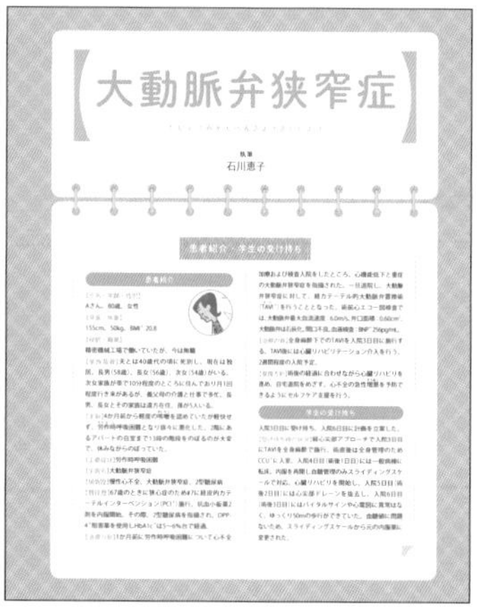
大動脈弁狭窄症

石川恵子

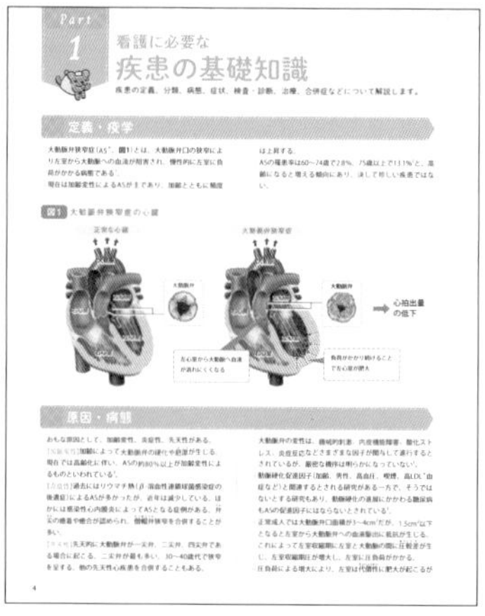
Part 1 看護に必要な 疾患の基礎知識

定義・疫学

原因・病態

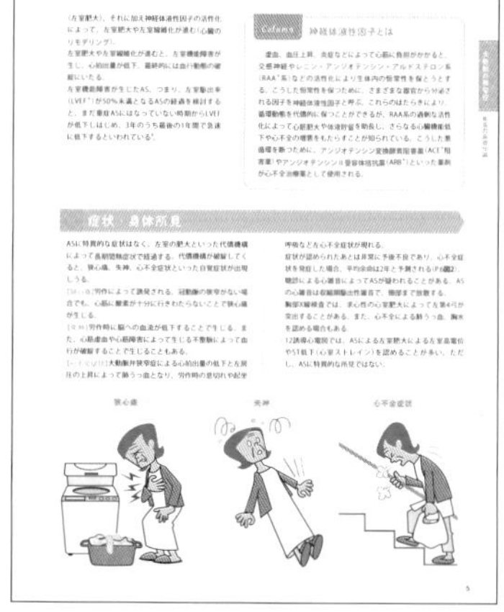
症状・身体所見

2 老年期に多い症状の標準看護計画

頻度の高い7症状の標準看護計画を収載

摂食嚥下障害やスキン-テア、せん妄など、
高齢者によくある症状をピックアップし、標準看護計画を掲載しています。
臨床の視点に基づく具体的な解説で、根拠や注意点も充実。明日のケアにすぐ役立ちます。

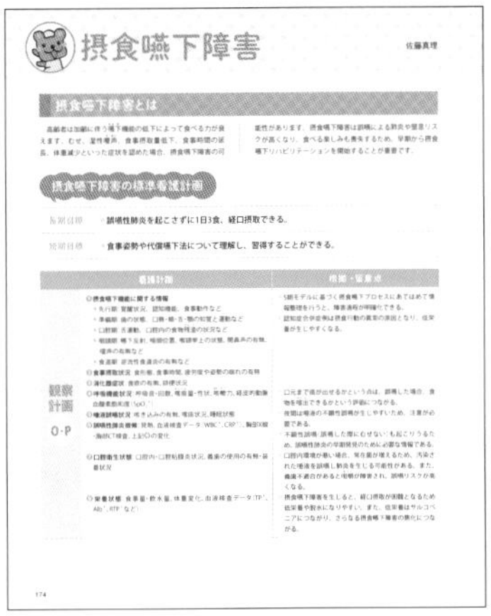
摂食嚥下障害

摂食嚥下障害とは

摂食嚥下障害の標準看護計画

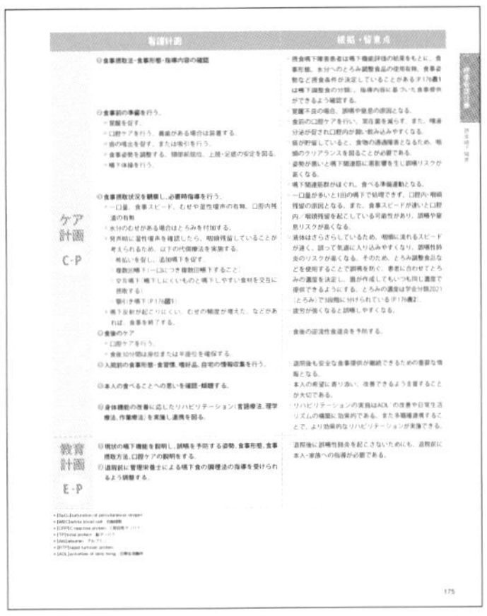

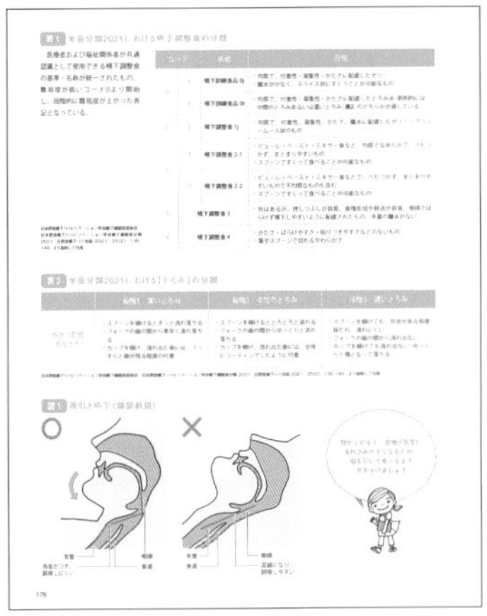

3 主疾患に併存疾患・背景をあわせもつ場合の考えかた

個別性が"ちゃんとある"看護計画が立てられる!

さらにまとめとして、増加している高齢者のマルチモビディティ(多疾患併存状態)への対応を目的に、
主疾患に併存疾患・背景をあわせもつ場合の看護過程の考えかたを示します。
糖尿病や心不全といった"併存疾患"、喫煙習慣などの"背景"をどのように考慮すべきか理解できると、
患者さんの個別性を反映した看護計画が立てられます。

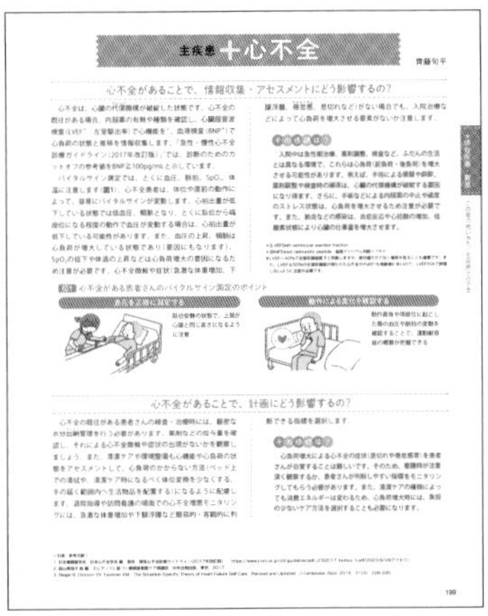
主疾患＋心不全

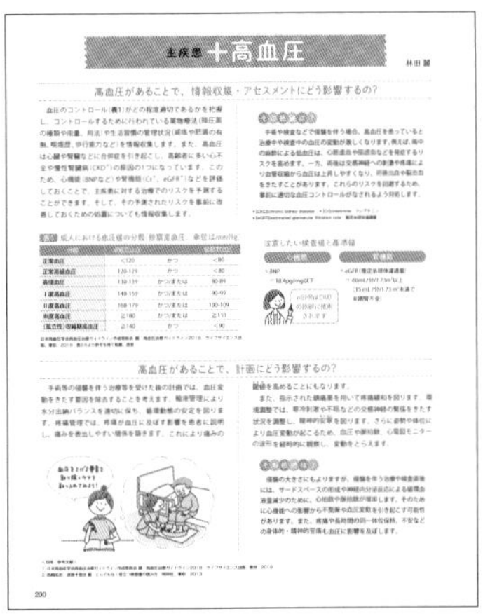
主疾患＋高血圧

CONTENTS

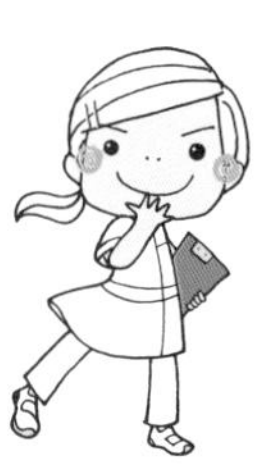

3 主疾患に併存疾患・背景をあわせもつ場合の考えかた

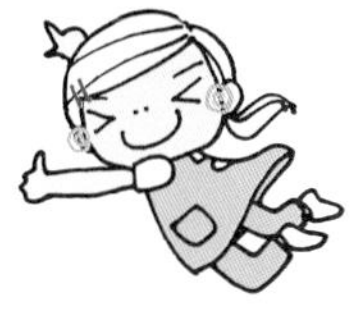

[装丁]ビーワークス
[カバーイラスト]ウマカケバクミコ
[本文デザイン]林 慎悟
[DTP]ウエイド
[本文イラスト]ウマカケバクミコ、Igloo* dining*、日の友太、今崎和広、村上寛人、中村知史、コルシカ

- 本書で紹介している治療・ケア方法などは、実践により得られた方法を普遍化すべく努力しておりますが、万一本書の記載内容によって不測の事故等が起こった場合、著者、出版社はその責を負いかねますことをご了承ください。
- 検査基準値は測定法によっても異なり、各施設でそれぞれ設定されているものも多くあります。本書を活用する際には、あくまでも参考になる値としてご利用ください。
- 本書に記載している薬剤・機器等の選択・使用方法については、出版時最新のものです。薬剤等の使用にあたっては、個々の添付文書を参照し、適応・用量等は常にご確認ください。
- 本書では、会社名の株式会社、商品登録マークは省略しています。

看護過程の展開に必要な老年期の特徴

生理的特徴

老化に伴い、人体の機能は徐々に低下します。その変化は避けられない生理的なものですが、さまざまな疾患の原因となったり、生活上の困難に結びついています。

高齢患者さんを受け持つ際は、以下のような加齢による変化を念頭に情報収集を行い、患者さんの疾患や生活にどのような影響を及ぼしているのかアセスメントしましょう。

加齢による身体機能の変化

呼吸器

- 肺胞数 ↓
- 肺の弾性収縮力 ↓
- 呼吸筋力 ↓
- 残気量 ↑
- 肺活量 ↓
- ガス交換機能 ↓
- 分泌力排出機能 ↓
- 気管支粘膜の線毛運動 ↓
- 咳嗽反射 ↓

循環器

- 心筋細胞 ↓
- 心筋収縮力 ↓
- 刺激伝導機能 ↓
- 動脈の弾性力 ↓
- 心拍出量 ↓
- 各組織への血液供給量 ↓

神　経

- 脳の神経細胞の脱落・萎縮
- 脊髄神経根損傷
- 感覚受容器の機能 ↓
- 神経伝達速度 ↓

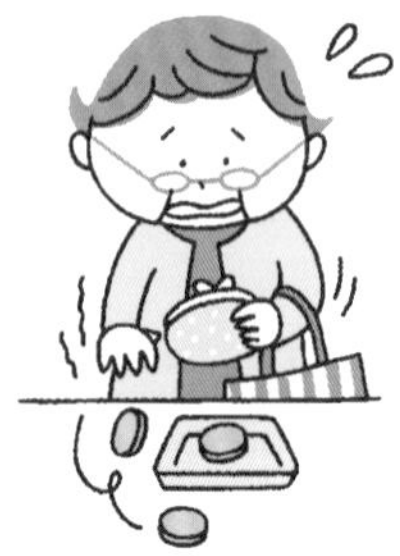

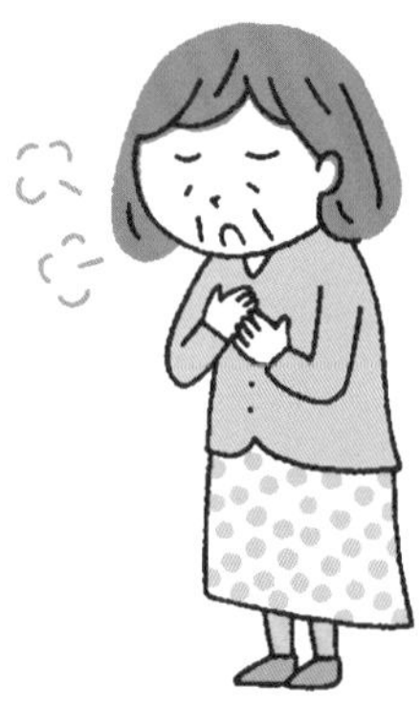

腎・泌尿器

- 糸球体数 ↓
- 濾過量 ↓
- 尿の濃縮力 ↓
- 膀胱収縮力・膀胱容量 ↓
- 骨盤底筋群の脆弱化(女性)
- 前立腺肥大による尿道圧迫(男性)

運動器

骨量↓

筋線維数↓

筋線維萎縮による筋力↓

姿勢の変化、老人性円背（えんぱい）

関節の変形、可動域の制限

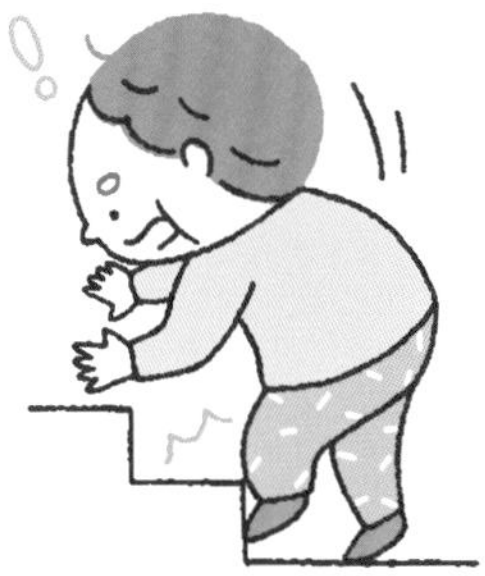

内分泌

エストロゲン(女性)↓(骨量↓)

テストステロン(男性)↓

メラトニンの昼夜における血中濃度の差↓

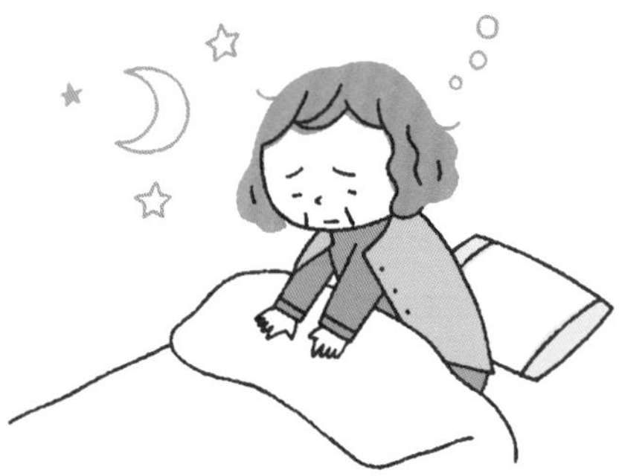

消化器

歯の脱落・う歯

舌の味蕾数↓

咀嚼機能↓

唾液分泌量↓

消化管の蠕動運動↓

腹圧↓

感覚器

視覚

水晶体の混濁

明暗順応の延長

視野↓

聴覚

語音弁別能↓

嗅覚

嗅覚の閾値↑

皮膚機能

表皮の菲薄化

皮膚の水分保持能力・バリア機能↓

体温調節機能↓

八島妙子：みてわかる！ 老年期の基礎知識．八島妙子 編，老年看護ぜんぶガイド，照林社，東京，2022：4-5．を参考に作成

心理社会的特徴

老年期の発達段階

エリクソンの発達段階では、老年期は8段階目にあり、獲得すべき発達課題は「人生全体の統合」です。
老年期の心理社会的葛藤は「統合」対「絶望」であり、それを乗り越えて得られる価値が「英知」であるとされています。
ペックは、エリクソンのライフサイクル論について、老年期をさらに3段階に区分しました。それぞれの危機として「引退の危機」「身体的健康の危機」「死の危機」を設けました。
ハヴィガーストは、発達段階を6つに分け、第6段階である老年期の発達段階を右のように設定しました。

1	体力と健康の衰退への適応	これまでの活動継続が難しい状況になっていくため、体力と健康状態に応じた活動に変更して適応する。
2	退職と収入の減少への適応	職業を失うと自分には価値がないと感じてしまう。 収入の減少という現実に立ち向かわなければならないが、新しい価値の発見、収入に見合う生活をすることで適応する。
3	配偶者の死に対する適応	男女が長年連れ添ったあとには、どちらもひとりでやっていくことは難しいが、新たな自分の人生を生きていく。
4	自分の年齢集団の人と率直な親しい関係を確立する	自分と同年代との関係は、ともに生きてきた仲間同士であり、老いたという暗黙の承認を得ることにもなる。
5	柔軟なやりかたで社会的な役割を身につけ、それに適応する	家庭内での役割を見つける、コミュニティ活動の役割や趣味や余暇活動などを見つけ活動する。
6	満足のいく住宅の確保	住んでいた住宅に固執する傾向があるが、家族構成の変化や身体を使う作業が困難になったりするために快適で便利な住まいを見つけることで適応する。

記憶・知的能力の加齢変化

記憶力は加齢とともに低下します。短期記憶は低下しやすく、長期記憶は比較的保たれるという特徴があります（例：先週会った人の名前は忘れてしまうが、自分の嫁入りの日のことは覚えている）。
知的能力については、流動性知能は低下しやすく、結晶性知能は比較的保たれるという特徴があります（例：新しい機器の操作を覚えることは難しいが、判断力や洞察力は失われない）。

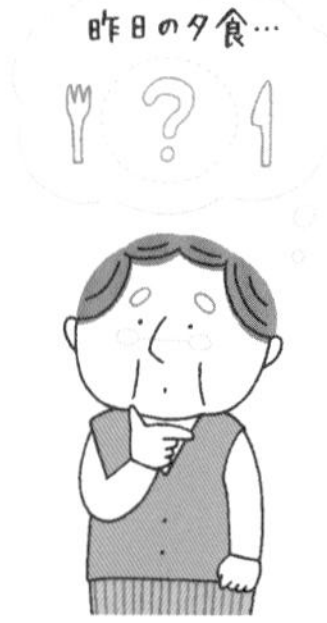

＜参考文献＞

1. 八島妙子：みてわかる！ 老年期の基礎知識．八島妙子 編，老年看護ぜんぶガイド，照林社，東京，2022：10-14.
2. R.J.ハヴィガースト 著，児玉憲典 他 訳：ハヴィガーストの発達課題と教育．川島書店，東京，1997：159-172.
3. 柴田博，長田久雄，杉澤秀博：老年学テキスト．建帛社，東京，2007：175.
4. 『Why Survive? Being Old in America』（1975），内園耕二 監訳：老後はなぜ悲劇なのか？―アメリカの老人たちの生活―．メヂカルフレンド社，東京，1994：459-478.

心理的特徴

ライチャードらは、適応の側面から高齢者のパーソナリティを「1．円熟型」「2．安楽椅子型」「3．装甲型」「4．憤慨型」「5．自責型」の5タイプに分類し、1～3を適応タイプ、4と5を不適応タイプとしました。
バトラーは、長く生きてきた人の典型的な傾向として、「1．時間感覚の変化」「2．ライフサイクルへの感覚の変化」「3．人生の回顧への傾斜」「4．償いと決意」「5．慣れ親しんでいるものへの愛着」「6．伝承のための保守主義」「7．遺産を残したい欲望」「8．権力の委譲」「9．人生を全うしたい」「10．成長する能力」の10項目を挙げています。

役割の変化

老年期にさしかかると、退職や引退、子どもの独立によって、それまで長いあいだ担ってきた役目を終えることになります。一方で、地域の役員やボランティア活動、孫育て、配偶者の介護といった新しい役割も見出されます。長い老年期をたどるあいだ、役割もゆるやかに変化していきます。

1

老年期の疾患別看護過程

CONTENTS

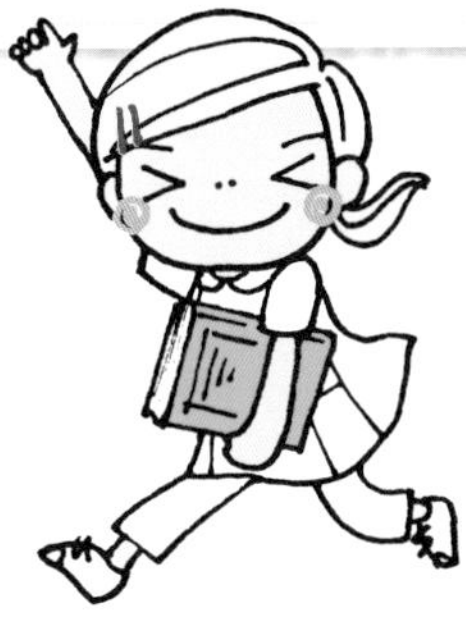

この章の構成

Part 1 疾患の基礎知識

疾患の定義・疫学、病態・原因、分類、症状、検査・治療などを最新の情報にもとづいてまとめました

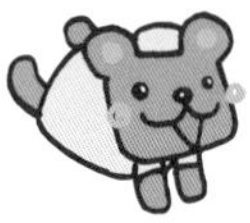
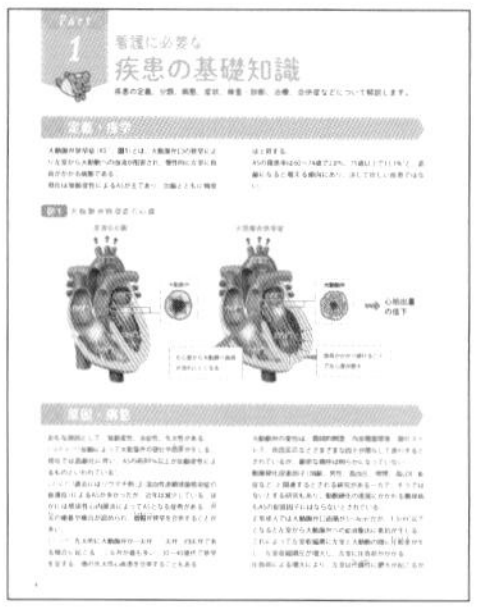

Part 2 ヘルスアセスメント

アセスメント項目と根拠を総合的に整理。患者さんのアセスメントに役立ちます

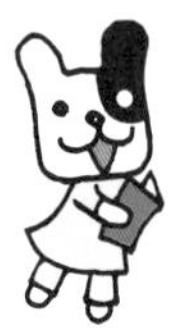
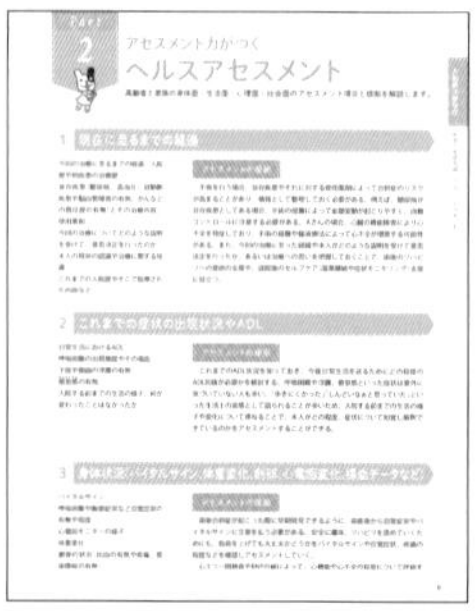

Part 3 患者さんの全体像

患者さんの思っていること・生活・人生・病気の4つの視点で、全体像をとらえます

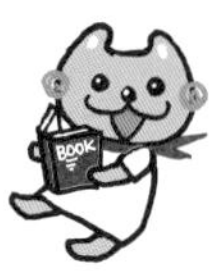
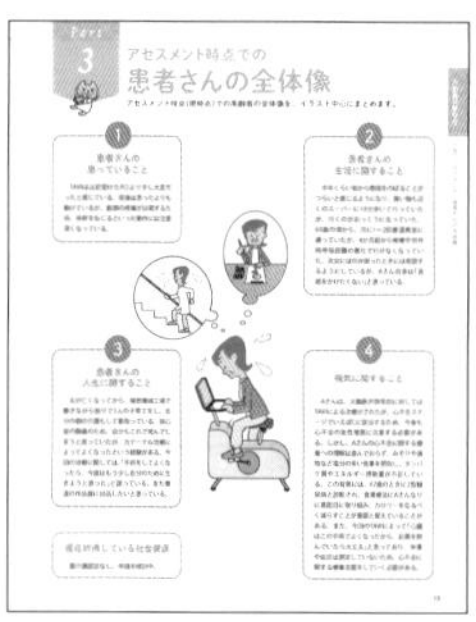

Part 4 関連図

アセスメントをもとに、根拠をたどりながら看護診断を導きます。関連図作成の参考になります

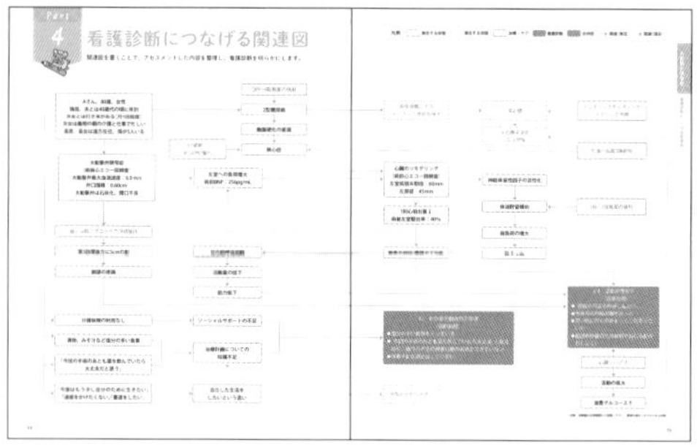

Part 5 看護診断

優先順位に沿って看護診断をリスト化しました

Part 6 看護計画

長期目標・短期目標を掲げ、O-P(観察計画)、C-P(ケア計画)、E-P(教育計画)に分けて具体的に立案しています

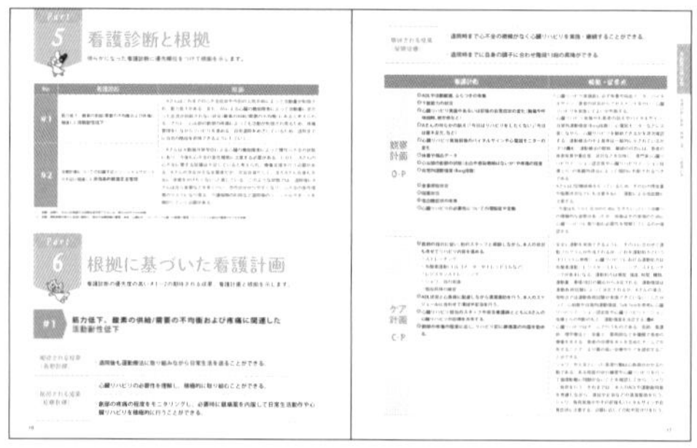

＊本書の看護診断名・定義は、T. ヘザー・ハードマン, 上鶴重美 原書編集, 上鶴重美 訳『NANDA-I 看護診断 定義と分類 2021-2023原書第12版』(医学書院)より転載しています。リスト下部に※マークで診断の定義を示しています。

Part 7 評価

実施した看護計画を評価する視点をまとめました

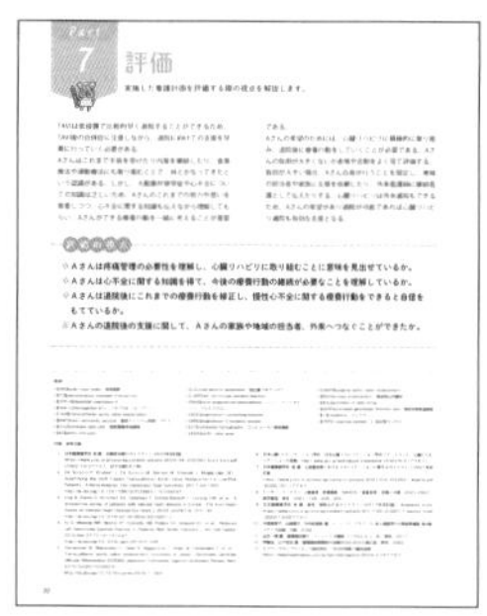

【大動脈弁狭窄症】

だいどうみゃくべんきょうさくしょう

執筆
石川恵子

患者紹介・学生の受け持ち

患者紹介

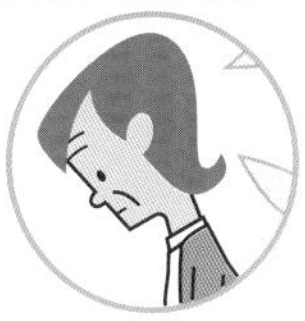

【氏名・年齢・性別】
Aさん、80歳、女性
【身長・体重】
155cm、50kg、BMI* 20.8
【役割・職業】
精密機械工場で働いていたが、今は無職
【家族背景】夫とは40歳代の頃に死別し、現在は独居。長男(58歳)、長女(56歳)、次女(54歳)がいる。次女家族が車で10分程度のところに住んでおり月1回程度行き来があるが、義父母の介護と仕事で多忙。長男、長女とその家族は遠方在住。孫が5人いる。
【主訴】4か月前から軽度の咳嗽を認めていたが軽快せず、労作時呼吸困難となり徐々に悪化した。2階にあるアパートの自宅まで13段の階段をのぼるのが大変で、休みながらのぼっていた。
【主要症状】労作時呼吸困難
【主病名】大動脈弁狭窄症
【現病歴】慢性心不全、大動脈弁狭窄症、2型糖尿病
【既往歴】67歳のときに狭心症のため#7に経皮的カテーテルインターベンション(PCI*)施行。抗血小板薬2剤を内服開始。その際、2型糖尿病を指摘され、DPP-4*阻害薬を使用しHbA1c*は5〜6%台で経過。
【治療方針】1か月前に労作時呼吸困難について心不全加療および検査入院をしたところ、心機能低下と重症の大動脈弁狭窄症を指摘された。一旦退院し、大動脈弁狭窄症に対して、経カテーテル的大動脈弁置換術(TAVI*)を行うこととなった。術前心エコー図検査では、大動脈弁最大血流速度:6.0m/s、弁口面積:0.60cm^2、大動脈弁は石灰化、開口不良。血液検査:BNP*256pg/mL。
【治療内容】全身麻酔下でのTAVIを入院3日目に施行する。TAVI後には心臓リハビリテーション介入を行う。2週間程度の入院予定。
【看護方針】術後の経過に合わせながら心臓リハビリを進め、自宅退院をめざす。心不全の急性増悪を予防できるようにセルフケア支援を行う。

学生の受け持ち

入院3日目に受け持ち、入院6日目に計画を立案した。
【受け持ち時の状況】経心尖部アプローチで入院3日目にTAVIを全身麻酔で施行。術直後は全身管理のためCCU*に入室。入院4日目(術後1日目)には一般病棟に転床。内服を再開し血糖管理のみスライディングスケールで対応。心臓リハビリを開始し、入院5日目(術後2日目)には心尖部ドレーンを抜去し、入院6日目(術後3日目)にはバイタルサインや心電図に異常はなく、ゆっくり50mの歩行ができていた。血糖値に問題ないため、スライディングスケールから元の内服薬に変更された。

Part 1

看護に必要な 疾患の基礎知識

疾患の定義、分類、病態、症状、検査・診断、治療、合併症などについて解説します。

定義・疫学

- 大動脈弁狭窄症（AS＊、**図1**）とは、大動脈弁口の狭窄により左室から大動脈への血流が阻害され、慢性的に左室に負荷がかかる病態である[1]。
- 現在は加齢変性によるASが主であり、加齢とともに頻度は上昇する。
- ASの罹患率は60～74歳で2.8%、75歳以上で13.1%[2]と、高齢になると増える傾向にあり、決して珍しい疾患ではない。

図1 大動脈弁狭窄症の心臓

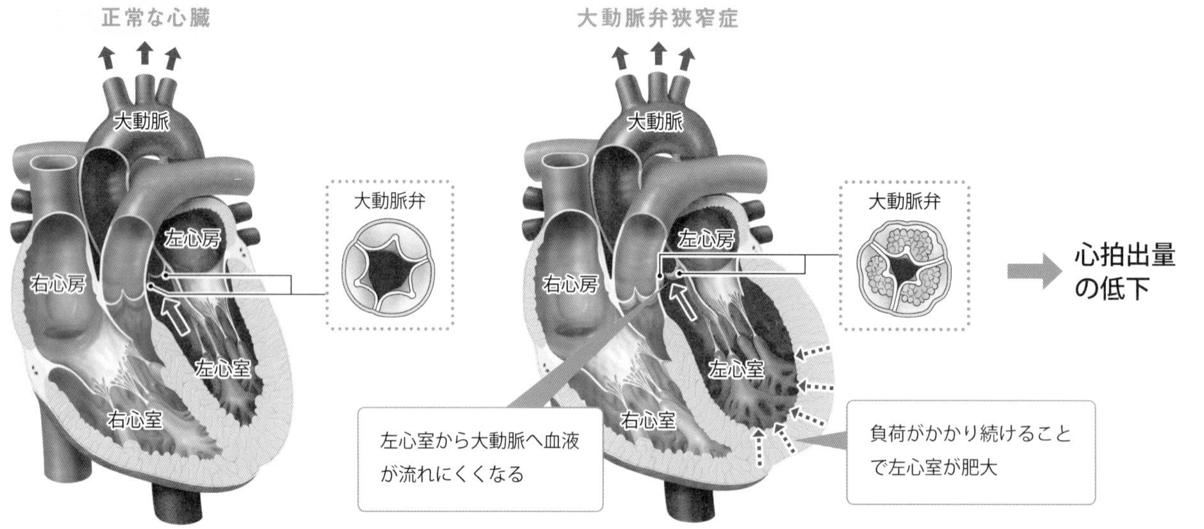

原因・病態

- おもな原因として、加齢変性、炎症性、先天性がある。
- 【加齢変性】加齢によって大動脈弁の硬化や肥厚（ひこう）が生じる。現在では高齢化に伴い、ASの約80%以上が加齢変性によるものといわれている[3]。
- 【炎症性】過去にはリウマチ熱（β-溶血性連鎖球菌感染症の後遺症）によるASが多かったが、近年は減少している。ほかには感染性心内膜炎によってASとなる症例がある。弁尖（べんせん）の癒着や癒合が認められ、僧帽弁（そうぼうべん）狭窄を合併することが多い。
- 【先天性】先天的に大動脈弁が一尖弁、二尖弁、四尖弁である場合に起こる。二尖弁が最も多い。30～40歳代で狭窄を呈する。他の先天性心疾患を合併することもある。
- 大動脈弁の変性は、機械的刺激、内皮機能障害、酸化ストレス、炎症反応などさまざまな因子が関与して進行するとされているが、厳密な機序は明らかになっていない[1]。
- 動脈硬化促進因子（加齢、男性、高血圧、喫煙、高LDL＊血症など）と関連するとされる研究がある一方で、そうではないとする研究もあり、動脈硬化の進展にかかわる糖尿病もASの促進因子にはならないとされている[1]。
- 正常成人では大動脈弁口面積が3～4cm^{2}だが、1.5cm^{2}以下となると左室から大動脈弁への血液駆出に抵抗が生じる。これによって左室収縮期に左室と大動脈の間に圧較差（あつこうさ）が生じ、左室収縮期圧が増大し、左室に圧負荷がかかる。
- 圧負荷による増大により、左室は代償性（だいしょうせい）に肥大が起こるが

(左室肥大)、それに加え神経体液性因子の活性化によって、左室肥大や左室線維化が進む(心臓のリモデリング)。

- 左室肥大や左室線維化が進むと、左室機能障害が生じ、心拍出量が低下、最終的には血行動態の破綻にいたる。
- 左室機能障害が生じたAS、つまり、左室駆出率(LVEF*)が50%未満となるASの経過を検討すると、まだ重症ASにはなっていない時期からLVEFが低下しはじめ、3年のうち最後の1年間で急速に低下するといわれている[4]。

Column 神経体液性因子とは

　虚血、血圧上昇、炎症などによって心筋に負担がかかると、交感神経やレニン・アンジオテンシン・アルドステロン系(RAA*系)などの活性化により生体内の恒常性を保とうとする。こうした恒常性を保つために、さまざまな器官から分泌される因子を神経体液性因子と呼ぶ。これらのはたらきにより、循環動態を代償的に保つことができるが、RAA系の過剰な活性化によって心筋肥大や体液貯留を助長し、さらなる心臓機能低下や心不全の増悪をもたらすことが知られている。こうした悪循環を断つために、アンジオテンシン変換酵素阻害薬(ACE*阻害薬)やアンジオテンシンII受容体拮抗薬(ARB*)といった薬剤が心不全治療薬として使用される。

症状・身体所見

- ASに特異的な症状はなく、左室の肥大といった代償機構によって長期間無症状で経過する。代償機構が破綻してくると、狭心痛、失神、心不全症状といった自覚症状が出現しうる。
- 【狭心痛】労作によって誘発される。冠動脈の狭窄がない場合でも、心筋に酸素が十分に行きわたらないことで狭心痛が生じる。
- 【失神】労作時に脳への血流が低下することで生じる。また、心筋虚血や心筋障害によって生じる不整脈によって血行が破綻することで生じることもある。
- 【心不全症状】大動脈弁狭窄症による心拍出量の低下と左房圧の上昇によって肺うっ血となり、労作時の息切れや起坐呼吸など左心不全症状が現れる。
- 症状が認められたあとは非常に予後不良であり、心不全症状を発症した場合、平均余命は2年と予測される(P.6**図2**)。
- 聴診による心雑音によってASが疑われることがある。ASの心雑音は収縮期駆出性雑音で、頸部まで放散する。
- 胸部X線検査では、求心性の心室肥大によって左第4弓が突出することがある。また、心不全による肺うっ血、胸水を認める場合もある。
- 12誘導心電図では、ASによる左室肥大による左室高電位やST低下(心室ストレイン)を認めることが多い。ただし、ASに特異的な所見ではない。

狭心痛

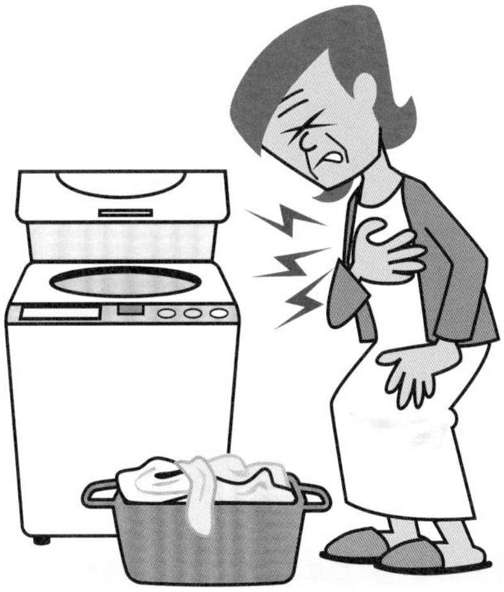

失神

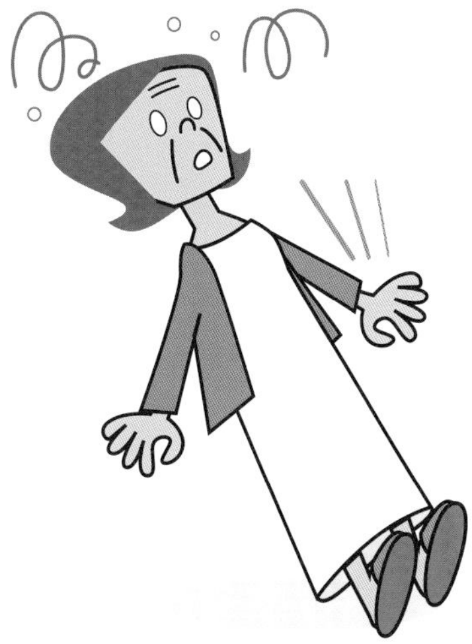

心不全症状

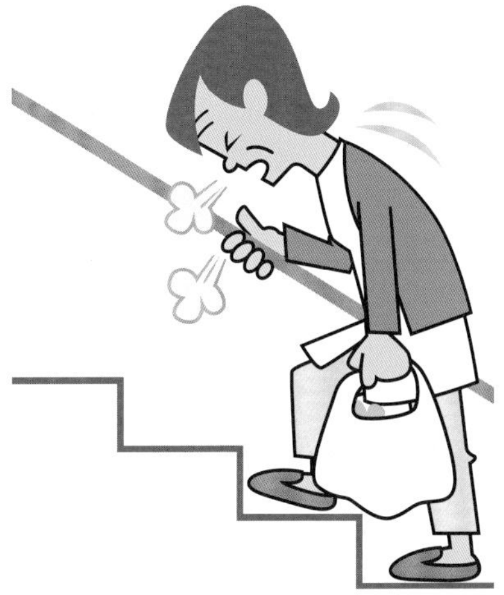

図2 ASの自然歴

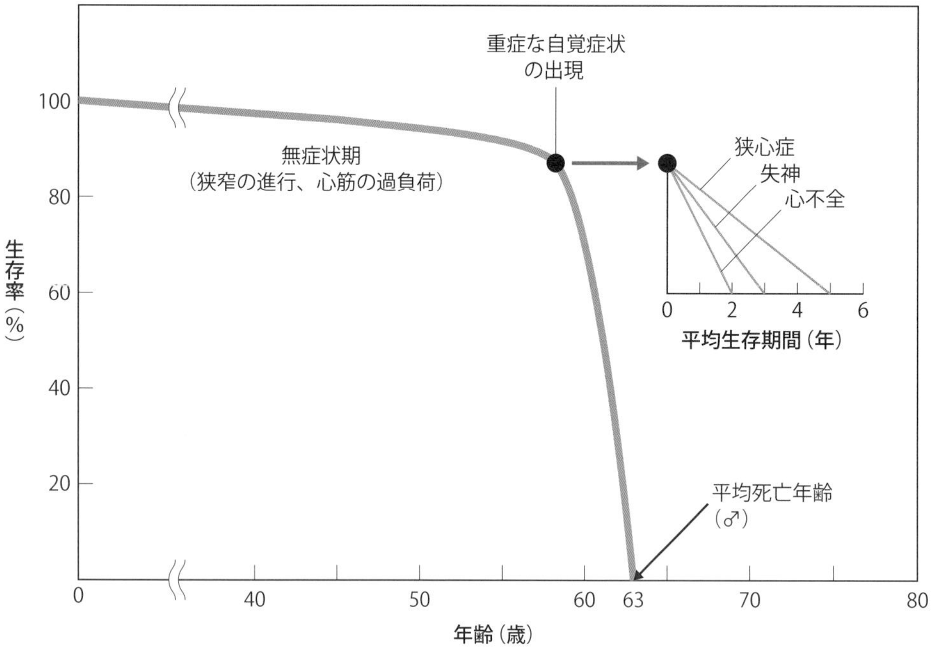

日本循環器学会 他 編：弁膜疾患の非薬物治療に関するガイドライン(2012年改訂版). より引用
(Ross, J., Jr, & Braunwald, E.:Aortic stenosis. Circulation 1968;38(1 Suppl):61-67. https://doi.org/10.1161/01.cir.38.1s5.v-61より改変された図)

検査・診断

大動脈弁狭窄症は、主に心エコー図検査により診断され重症度が評価されるが（後述）、心エコー図検査で重症度の評価がしにくい場合がある。その場合は、心臓カテーテル検査による評価を行う。左室内にカテーテルを留置し同時圧または引き抜き法により圧較差を求めるが、カテーテル検査では、圧較差は心エコーと比較して小さくなることが知られている。ASで左室内にカテーテルを挿入する際は脳梗塞などの合併症が発生することがあるため、注意が必要である。

心エコー図検査によって大動脈弁や大動脈弁基部の評価が十分できない場合、心臓CT*を行い、TAVIの適応の有無や手技の検討を行う。心臓CTによるカルシウムスコア測定も大動脈弁の石灰化の評価に有用である。

術前の冠動脈疾患評価のために心臓カテーテル検査によって冠動脈造影を行う。ただし、高齢者では腎機能低下を伴っている場合が多く、冠動脈造影のリスクが高い場合がある。その際は、冠動脈CTが選択される。

低心機能、すなわち1回拍出量が低下することで大動脈弁の弁口が十分に開かず、心エコー図検査では弁口面積が見かけ上小さくなり、本当に重症ASなのか判断できないことがある。このような場合は、ドブタミン負荷心エコー図検査を行う。

ドブタミンは心収縮力の増強の効果をもつ、カテコールアミン（交感神経受容体作動薬）の一種である。ドブタミン負荷によって1回拍出量を20%以上増加させた条件で、平均左室-大動脈圧較差（mPG）が30～40mmHg以上で弁口面積（AVA*）が1.0cm^{2}を超えない場合は、真の重症ASと判断される。弁口面積が1.0cm^{2}を超える場合は偽重症ASと判断される。ドブタミン投与後も１回拍出量が20%以上増えない場合は、鑑別はできない。

重症度分類

大動脈弁狭窄症は主に心エコー図検査により診断され、重症度が評価される。

弁口面積や大動脈弁最大血流速度によって軽症、中等症、重症、超重症に分類される（**表1**）。

無症候の場合、軽症は3～5年ごと、中等症は1～2年ごと、重症は6～12か月ごとの心エコー図検査のフォローアップが勧められる[1]。

表1 心エコー検査によるAS重症度評価

	大動脈弁硬化	軽症AS	中等症AS	重症AS	超重症AS
Vmax(m/秒)	≦2.5	2.6〜2.9	3.0〜3.9	≧4.0	≧5.0
mPG(mmHg)	−	<20	20〜39	≧40	≧60
AVA(cm^2)	−	>1.5	1.0〜1.5	<1.0	<0.6
AVAI(cm^2/m^2)	−	>0.85	0.60〜0.85	<0.6	−
Velocity ratio	−	>0.50	0.25〜0.50	<0.25	−

AVAI：AVA index,Vmax：大動脈弁最大血流速度,Velocity ratio：左室流出路血流速と弁通過血流速の比
日本循環器学会/日本胸部外科学会/日本血管外科学会/日本心臓血管外科学会．2020年改訂版 弁膜症治療のガイドライン．https://www.j-circ.or.jp/cms/wp-content/uploads/2020/04/JCS2020_Izumi_Eishi.pdf．2023年6月閲覧

※mPG：左室・大動脈圧較差
AVA：aortic valve area 大動脈弁面積

治療

- 重症ASで症状がある場合は、手術禁忌や予測予後が1年未満でなければ手術(大動脈弁置換術)が適応になる。無症状の場合は、6〜12か月に1度の心エコー検査によるフォローを行う。無症状であっても、超重症ASの場合は手術が検討される。
- 手術を行わずに内科的治療を行う場合は、心不全を発症していれば心不全に対する薬物治療を行う。血圧低下によって容易に血行動態が破綻しうるため、降圧薬や利尿薬については少量から投与を開始する。重症ASの場合、運動を制限する場合がある。
- 大動脈弁置換術には外科的大動脈置換術(SAVR*)もしくは経カテーテル的大動脈弁置換術(TAVI)の2種類がある。治療方針の決定には、年齢や弁の耐久性データ、SAVRのリスク、TAVIのリスク、並存疾患やフレイルなどさまざまな状況を加味し、心臓血管外科医と循環器内科医、麻酔科医、臨床工学技士、理学療法士、看護師などからなる弁膜症チームで検討することが必要である。十分な説明を患者に行い、最終的には患者の希望も尊重して決定する。
- TAVIが選択される場合はSAVRのリスクが高い場合であり、高齢、フレイルがある、開胸手術が困難などの場合である(**表2**)。ガイドラインでは治療法選択における年齢の大まかなめやすとして、80歳以上はTAVI、75歳未満はSAVRとしている[1]。

表2 AS患者の治療方針決定において弁膜症チームで協議すべき因子

	SAVRを考慮する因子	TAVIを考慮する因子
患者背景に関する因子	・若年 ・IEの疑い ・開胸手術が必要な他の疾患が存在する 　•CABGが必要な重症冠動脈疾患 　•外科的に治療可能な重症の器質的僧帽弁疾患 　•重症TR 　•手術が必要な上行大動脈瘤 　•心筋切除術が必要な中隔肥大　など	・高齢 ・フレイル ・全身状態不良 ・開胸手術が困難な心臓以外の疾患・病態が存在する 　•肝硬変 　•呼吸器疾患 　　▶閉塞性肺障害(おおむね1秒量<1L) 　　▶間質性肺炎(急性増悪の可能性) 　•出血傾向
SAVR、TAVIの手技に関する因子	・TAVIのアクセスが不良 　•アクセス血管の高度石灰化、蛇行、狭窄、閉塞 ・TAVI時の冠動脈閉塞リスクが高い 　•冠動脈起始部が低位・弁尖が長い・バルサルバ洞が小さいなど ・TAVI時の弁輪破裂リスクが高い 　•左室流出路の高度石灰化があるなど ・弁の形態、サイズがTAVIに適さない ・左室内に血栓がある	・TF-TAVIに適した血管アクセス ・術野への外科的アプローチが困難 　•胸部への放射線治療の既往(縦隔内組織の癒着) 　•開心術の既往 　•胸骨下に開存するバイパスグラフトの存在 　•著しい胸郭変形や側弯 ・大動脈遮断が困難(石灰化上行大動脈) ・PPMが避けられないような狭小弁輪

SAVR/TAVIの治療の選択は患者の希望も十分に考慮して行う
日本循環器学会/日本胸部外科学会/日本血管外科学会/日本心臓血管外科学会．2020年改訂版 弁膜症治療のガイドライン．
https://www.j-circ.or.jp/cms/wp-content/uploads/2020/04/JCS2020_Izumi_Eishi.pdf．2023年6月閲覧

※PPM：Prosthesis-Patient Mismatch　人工弁患者不適合(患者の体格に対して不適切な小さい人工弁が留置され十分な弁口面積が得られない状態)

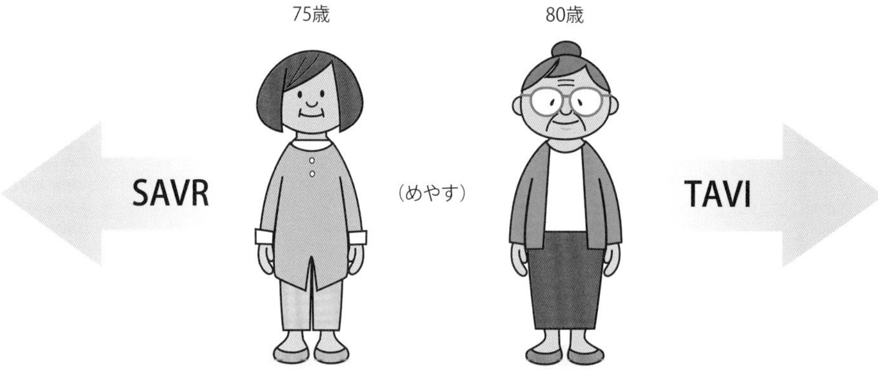

※P.7表2の内容をチームで検討し、患者の希望も考慮して選択される。

TAVIは2002年にフランスで始まり、日本では2013年10月から保険適用となり、広がった治療法である。カテーテルによって、開胸せずに大動脈弁の人工弁を埋め込むため、SAVRに比べ低侵襲で治療を行うことができる。

TAVIのアプローチ方法は4種類あり、おもなものは、経大腿動脈アプローチ（transfemoral approach）と経心尖部アプローチ（transapical approach）の2種類である（**図3**）。

SAVR後とTAVI後に共通して起こり得る合併症として脳卒中、大動脈弁逆流、心房細動、ペースメーカ留置、急性腎機能障害がある。TAVI後に起こり得る合併症として特徴的なものに、大動脈基部の破裂、冠動脈の閉塞、人工弁の脱落、カテーテル操作による腸骨動脈や大腿動脈の血管の合併症、僧帽弁機能不全、心タンポナーデが挙げられる（**表3**[5]）。

▶TAVIは全身麻酔下で行われるため、術直後は覚醒状況や呼吸状態、腸蠕動などに注意を払い、飲水や食事が可能であるか判断していく必要がある。他にも、心タンポナーデの徴候である胸部圧迫感や血圧低下、頻脈に注意する。止血不十分で創部から出血する場合もあるが、体表ではなく腹腔内に出血が及ぶこともあり血圧変動に注意する。さらに、大動脈弁付近には刺激伝導系が通過しているため房室伝導障害が起こる可能性があり、心電図モニター上で房室ブロックなど異常な心電図変化がないか観察が必要である。術後48〜72時間は心電図モニタリングを行い、一時的にペースメーカを予防的に留置することもある。

▶大動脈弁狭窄症の場合、心拍出量を保つために降圧薬は使用せずに経過している場合が多い。したがって、治療によって大動脈弁狭窄が解除されると、心拍出量が回復し血圧が高値を示す場合がある。そのような場合、医師と相談しながら、降圧薬の検討が必要である。

▶侵襲により、血糖値の上昇や尿量の減少が起こりやすくなることから血糖値や尿量および腎機能、呼吸困難、浮腫、体重変化などにも注意が必要である。

図3 TAVIのアプローチ方法

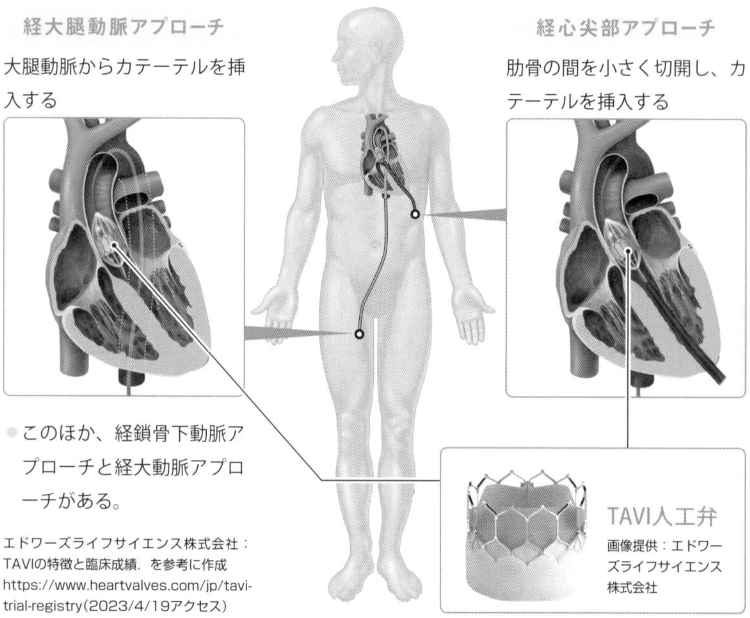

●このほか、経鎖骨下動脈アプローチと経大動脈アプローチがある。

エドワーズライフサイエンス株式会社：TAVIの特徴と臨床成績．を参考に作成 https://www.heartvalves.com/jp/tavi-trial-registry(2023/4/19アクセス)

表3 TAVIに伴う合併症（n=1613）

合併症	症例数（%）
急性冠動脈閉塞	13（0.8）
脳卒中	27（1.7）
急性腎障害	150（9.3）
重度血管合併症	89（5.5）
軽度血管合併症	84（5.2）
大出血	222（13.8）
心タンポナーデ	26（1.6）
ペースメーカ留置	128（8.5）
外科手術移行	20（1.2）
大動脈弁輪破裂	16（1.0）
術後30日の死亡率	28（1.7）

文献5より作成

Part 2

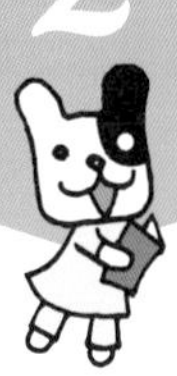

アセスメント力がつく ヘルスアセスメント

高齢者と家族の身体面・生活面・心理面・社会面のアセスメント項目と根拠を解説します。

1 現在に至るまでの経過

- 今回の治療に至るまでの経過、入院歴や他疾患の治療歴
- 並存疾患（糖尿病、高血圧、冠動脈疾患や脳血管障害の有無、がんなどの既往歴の有無）とその治療内容、使用薬剤
- 今回の治療についてどのような説明を受けて、意思決定を行ったのか
- 本人の現状の認識や治療に関する知識
- これまでの入院歴やそこで指導された内容など

アセスメントの根拠

手術を行う場合、並存疾患やそれに対する使用薬剤によって合併症のリスクが高まることがあり、情報として整理しておく必要がある。例えば、糖尿病が並存疾患としてある場合、手術の侵襲によって血糖変動が起こりやすく、血糖コントロールに注意する必要がある。Aさんの場合、心臓の機能障害により心不全を発症しており、手術の侵襲や輸液療法によって心不全が増悪する可能性がある。また、今回の治療に至った経緯や本人がどのような説明を受けて意思決定を行ったか、あるいは治療への思いを把握しておくことで、術後のリハビリへの意欲の支援や、退院後のセルフケア（服薬継続や症状モニタリング）支援に役立つ。

2 これまでの症状の出現状況やADL

- 日常生活におけるADL*
- 呼吸困難の出現頻度やその場面
- 下肢や顔面の浮腫の有無
- 倦怠感の有無
- 入院する前までの生活の様子、何か変わったことはなかったか

アセスメントの根拠

これまでのADL状況を知っておき、今後日常生活を送るためにどの程度のADL回復が必要かを検討する。呼吸困難や浮腫、倦怠感といった症状は意外に気づいていない人も多い。「歩きにくかった」「しんどいなぁと思っていた」といった生活上の実感として語られることが多いため、入院する前までの生活の様子や変化について尋ねることで、本人がどの程度、症状について知覚し解釈できているのかをアセスメントすることができる。

3 身体状況（バイタルサイン、体重変化、創部、心電図変化、採血データなど）

- バイタルサイン
- 呼吸困難や胸部症状など自覚症状の有無や程度
- 心電図モニターの様子
- 体重変化
- 創部の状況（出血の有無や疼痛、感染徴候の有無）

アセスメントの根拠

術後合併症が起こった際に早期発見できるように、術直後から自覚症状やバイタルサインに注意を払う必要がある。安全に離床、リハビリを進めていくためにも、負荷を上げても大丈夫かどうかをバイタルサインや自覚症状、疼痛の程度などを確認しアセスメントしていく。

心エコー図検査やBNPの値によって、心機能や心不全の程度について評価す

- 採血データ（血糖、血球や腎機能など［eGFR*、Cr*、CRP*、BNP］）
- 心エコー図検査によるデータ（左室の形態や大きさ、左室収縮能、左室拡張能、大動脈弁逆流の程度など）

ることができる。治療によってASが解除されたとしても、Aさんは心臓のリモデリングによって心臓の構造が変化しているため、心不全の急性増悪のリスクは残存すると考え、退院を見据えた発症予防のためのセルフケア支援をしていく必要がある。

Column 心エコー図検査で参考となる値

- **左室の形態や大きさ**：左室拡張末期径（left ventricular end-diastolic diameter：LVDd）、左室収縮末期径（left ventricular end-systolic diameter：LVDs）から左室の形態や大きさが検討できる。心臓への負担がかかると、心拍出量を維持するために左室が拡大して代償される。
- **左室収縮能**：左室駆出率（left ventricular ejection fraction：LVEF）によって評価できる。
- **左室拡張能**：左室収縮能よりも先に左室拡張能が障害されることがある。左室拡張能の指標として最もよく使われるのは、左房から左室への流入血流の速度波形である。拡張早期に左室の拡張により吸引される血流をE波といい、その後に心房の収縮で左室内へ送り込む血流をA波という。E波とA波の最大速度比E/Aは1以上が正常であるが、拡張能が低下してくるとE/Aは低下し、さらに拡張能が低下すると再び1以上になり、偽正常化することが知られている。
- **左室や肺への負荷の程度**：E波と僧帽弁輪移動速度波形（e'）の比 E/e'は左室拡張末期圧すなわち肺動脈圧楔入圧（せつにゅうあつ）と相関することが知られているため、左室や肺への負荷の程度として評価できる。正常はE/e'は8以下だが、8～12となると上昇を疑い、12以上であれば左室拡張末期圧も上昇し22mmHg以上あると判断できる。
- **循環血漿量**：下大静脈径（inferior vena cava：IVC）によって循環血漿量を検討することができる。正常では呼吸性変動がみられ、1.0～2.0cm程度である。IVCが拡大し、呼吸性変動が小さい場合、静脈圧が上昇しうっ滞していると考えられる。

4 生活習慣や生活状況（介護保険の使用の有無、サポート体制）

- 1日の生活の流れ
- 買い物や掃除など家事は誰が担っているのか、日常生活での労作の状況
- サポートを得られる家族や知人の有無
- 介護保険認定の有無、使用しているサービス内容
- 食事内容、食事は誰が準備をしているか
- 運動習慣の有無、内容
- 服薬管理状況
- 認知機能

アセスメントの根拠

術後の経過やADLによっては、退院後にサポートが必要になる場合があるため、生活状況を確認しておき、必要時は介護保険の導入やサービス内容の変更を検討する。高齢者の場合、これまで実はサポートが不足していたという場合も考えられるため、本人がどのような生活を送っていたのか、家事は誰が行っていたのか、困っていたことはないか入院中に確認する。

食事や運動、服薬管理に関しても情報を整理しておき、退院後も心不全発症を防ぐための療養支援に役立てる必要がある。本人がどの程度のセルフケアが行えるのか認知機能を確認し、必要があれば家族や地域担当者に支援を依頼する。食事に関しては塩分の摂りすぎは水分貯留や血圧上昇につながり、心不全増悪の原因になり得るため減塩を心がけてもらう。しかし一方で、過度な塩分制限は食欲を下げ、エネルギー不足やタンパク質の不足はフレイルにつながるため、注意する。退院後も体調に合わせながら、家事からでもよいので運動機会を得ることで、血管機能や運動耐用能の回復、向上につながり、生活レベルの維持につながる。

5 心臓リハビリ状況

- 心臓リハビリ内容や運動処方
- 心臓リハビリ時の息切れや自覚的運動強度（Borg）の程度
- 心臓リハビリ時のバイタルサインや心電図変化の有無
- ADL状況
- 握力や下肢筋力など身体能力

アセスメントの根拠

早期に離床を進め、心臓リハビリを安全に進めていくためにも、心臓リハビリ時の自覚症状やバイタルサイン、心電図変化に逐次注意する必要がある。心負荷をかけすぎず、安全に運動を行えるのは有酸素運動であり、それを確認する簡便な方法として自覚的運動強度（Borg指数）が用いられる。Borg指数13が嫌気性代謝閾値（いきち）に相当するといわれており、Borg指数が13の範囲内でプログラムが行われることが1つの簡便な指標となる（**図4**）。

また、自宅での生活状況に合わせて、退院時までの心臓リハビリの到達目標についても理学療法士や医師などの他職種と共有して、自宅退院に必要な日常生活動作のリハビリを盛り込みながら心臓リハビリを進めていくことが重要である。

図4 Borg指数と運動強度

指数	自覚的運動強度	運動強度	
20	もう限界	100%	
19	とてもつらい	95%	
18			
17	かなりつらい	85%	
16			
15	つらい	70%	
14			
13	ややつらい	55%	（嫌気性代謝閾値に相当）
12			
11	楽である	40%	
10			
9	かなり楽である	20%	
8			
7	とても楽である	5%	
6			

Column 運動処方とは

安全に運動を行えるように運動の内容を患者に指示すること。心疾患患者に推奨される運動レベルは有酸素運動であり、その最大運動強度における酸素摂取量を嫌気性代謝閾値（anaerobic threshold：AT）と呼ぶ。運動処方は心肺運動試験（cardiopulmonary exercise testing：CPX）によって特定されたATレベルを超えないように指示される。CPXができないときは、Borg指数や心拍数に基づく処方や、Talk Testによって処方される（P.19**表5**参照）。

患者のADLや状況に合わせながら、エルゴメーターやトレッドミルを利用して有酸素運動を行う。また、レジスタンストレーニングも組み合わせて筋力の維持増強を図る。

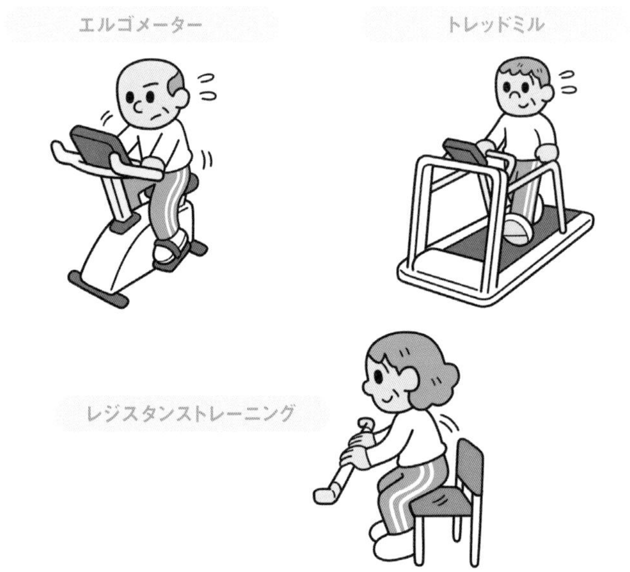
エルゴメーター
トレッドミル
レジスタンストレーニング

Column 心臓リハビリで看護の専門性を活かす

心疾患に対するリハビリテーションは心臓リハビリテーション（心臓リハビリと略す）と呼ばれ、施設基準を満たせば保険償還が得られる。保険償還が得られる期間はリハビリ開始時から150日間である。適応となる疾患は、冠動脈疾患、心不全や心臓手術後、不整脈やデバイス埋め込み後、植込み型補助人工心臓装着後、心臓移植後、肺高血圧症、大動脈解離などの大血管疾患、末梢動脈閉塞性疾患である。2018年からTAVI後も心臓リハビリの対象になった。TAVIを実施される患者は高齢でフレイル状態にある患者が多いため、フレイルや生活機能評価を行い術後の経過もみながら、多職種で本人の状況に合ったプログラムを検討する必要がある。

これまでの運動生理学の発展により、運動療法が心疾患に対して効果をもたらすことが明らかになり、心臓リハビリは発展してきた。日本心臓リハビリテーション学会では「心臓リハビリテーションとは、心血管疾患患者の身体的・心理的・社会的・職業的状態を改善し、基礎にある動脈硬化や心不全の病態の進行を抑制あるいは軽減し、再発・再入院・死亡を減少させ、快適で活動的な生活を実現することをめざして、個々の患者の『医学的評価・運動処方に基づく運動療法・冠危険因子是正・患者教育およびカウンセリング・最適薬物治療』を多職種チームが協調して実践する長期にわたる多面的・包括的プログラムをさす」としている[6]。したがって、心臓リハビリは単なる運動機能の回復だけにとどまらず、生活習慣の改善やカウンセリング、疾病管理、フレイル予防にも及ぶ包括的で長期の介入プログラムであり、外来でも継続することが重要である（**図5**）。このような包括的なプログラムであることから、看護師は心臓リハビリに積極的に参画して、その専門性を発揮することが期待される。実際に、心臓リハビリが行える施設基準として、専任医師に加え「心臓リハビリテーションの経験を有する理学療法士・看護師」の条件がある。

図5 心臓リハビリテーションの時期的区分

入院 ↓	病状安定 ↓	退院 ↓	安定期 ↓
急性期（Phase I）	**前期回復期（Early Phase II）**	**後期回復期（Late Phase II）**	**維持期（Phase III）**
入院監視下 CCU/ICU/病棟	**入院監視下 リハビリ室**	**外来監視下～ 在宅非監視下**	**地域施設監視下～ 在宅非監視下**
●急性期合併症の監視・治療 ●段階的身体動作負荷 ●心理サポート ●動機づけ	●運動療法 （運動負荷試験・運動処方） ●服薬指導 ●食事指導 ●禁煙指導 ●疾病教育 ●カウンセリング ●冠危険因子評価 ●急性増悪因子同定	●運動療法 （運動負荷試験・運動処方） ●服薬指導 ●食事指導 ●禁煙指導 ●生活活動指導 ●カウンセリング ●冠危険因子是正 ●急性増悪因子管理	●運動療法 ●自己管理支援 ●カウンセリング ●冠危険因子是正 ●急性増悪因子管理
日常生活復帰	**退院 家庭復帰**	**社会復帰・復職 新たな生活習慣**	**快適な生活の維持 再発予防**
離床プログラム	包括的心臓リハビリテーション（疾病管理プログラム）		

（Izawa H, et al.2019より改変）
日本循環器学会 他 編：心血管疾患におけるリハビリテーションに関する ガイドライン（2021年改訂版）．より引用
https://www.j-circ.or.jp/cms/wp-content/uploads/2021/03/JCS2021_Makita.pdf（2022/10/11アクセス）

Part 3

アセスメント時点での患者さんの全体像

アセスメント時点（現時点）での高齢者の全体像を、イラスト中心にまとめます。

1 患者さんの思っていること

TAVIは以前受けたPCIより少し大変だったと感じている。術後は思ったよりも動けているが、創部の疼痛が出現するため、体幹をねじるといった動作には注意深くなっている。

2 患者さんの生活に関すること

半年くらい前から階段をのぼることがつらいと感じるようになり、買い物も近くのスーパーに10分歩いて行っていたが、行くのがおっくうになっていた。60歳の頃から、月に1～2回書道教室に通っていたが、4か月前から咳嗽や労作時呼吸困難の悪化で行けなくなっていた。次女には何か困ったときには相談するようにしているが、Aさん自身は「迷惑をかけたくない」と思っている。

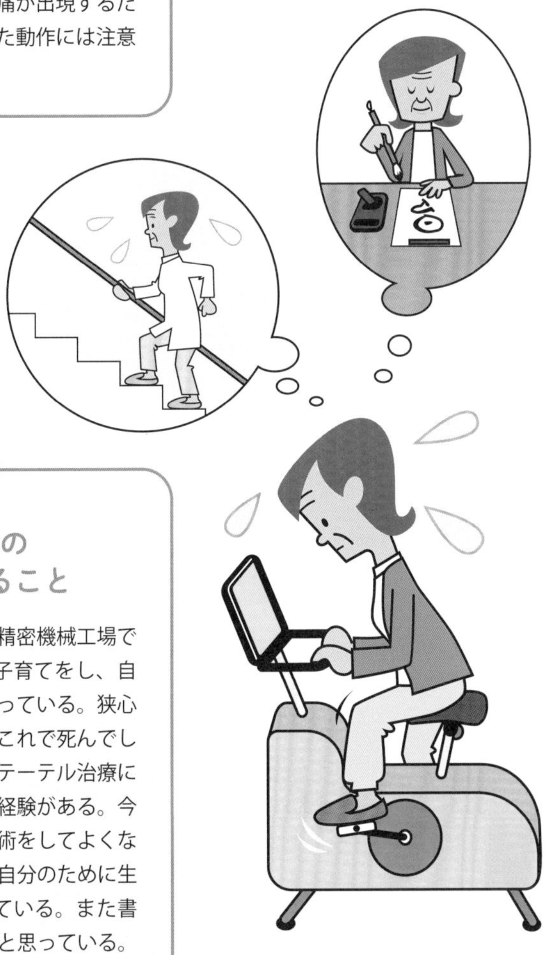

3 患者さんの人生に関すること

夫が亡くなってから、精密機械工場で働きながら独りで3人の子育てをし、自分の親の介護もして看取っている。狭心症の胸痛のため、自分もこれで死んでしまうと思っていたが、カテーテル治療によってよくなったという経験がある。今回の治療に関しては、「手術をしてよくなったら、今度はもう少し自分のために生きようと思った」と語っている。また書道の作品展に出品したいと思っている。

4 病気に関すること

Aさんは、大動脈弁狭窄症に対してはTAVIによる治療がされたが、心不全ステージでいえばCに該当するため、今後も心不全の急性増悪に注意する必要がある。しかし、Aさんの心不全に関する療養への理解は進んでおらず、みそ汁や漬物など塩分の多い食事を摂取し、タンパク質やエネルギー摂取量が不足している。この背景には、67歳のときに2型糖尿病と診断され、食事療法にAさんなりに真面目に取り組み、カロリーをなるべく減らすことが重要と捉えていることがある。また、今回のTAVIによって「心臓はこの手術でよくなったから、お薬を飲んでいたら大丈夫」と思っており、体重や血圧は測定していないため、心不全に関する療養支援をしていく必要がある。

現在利用している社会資源

要介護認定なし、申請を検討中。

Part 4

看護診断につなげる関連図

関連図を書くことで、アセスメントした内容を整理し、看護診断を明らかにします。

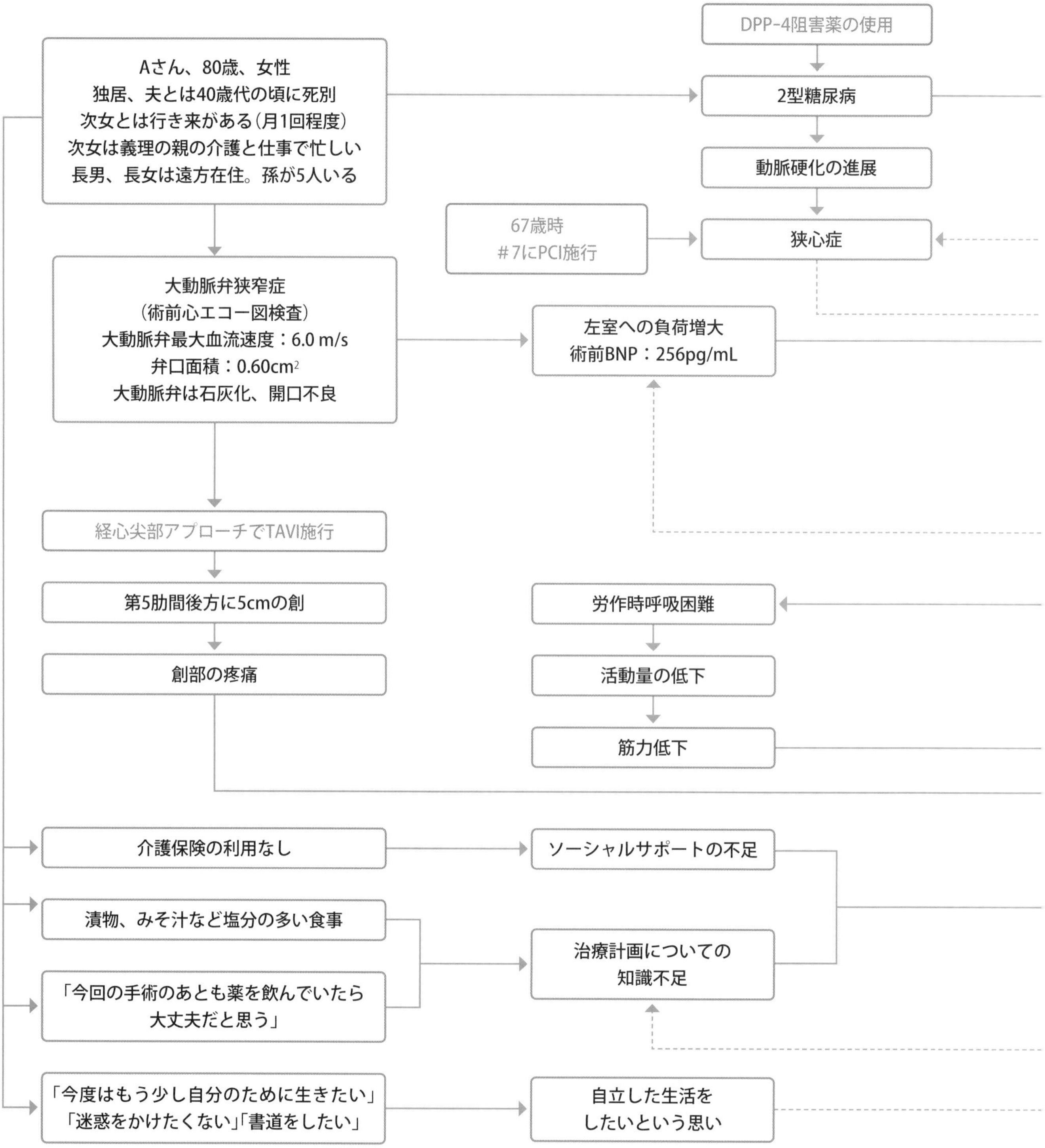

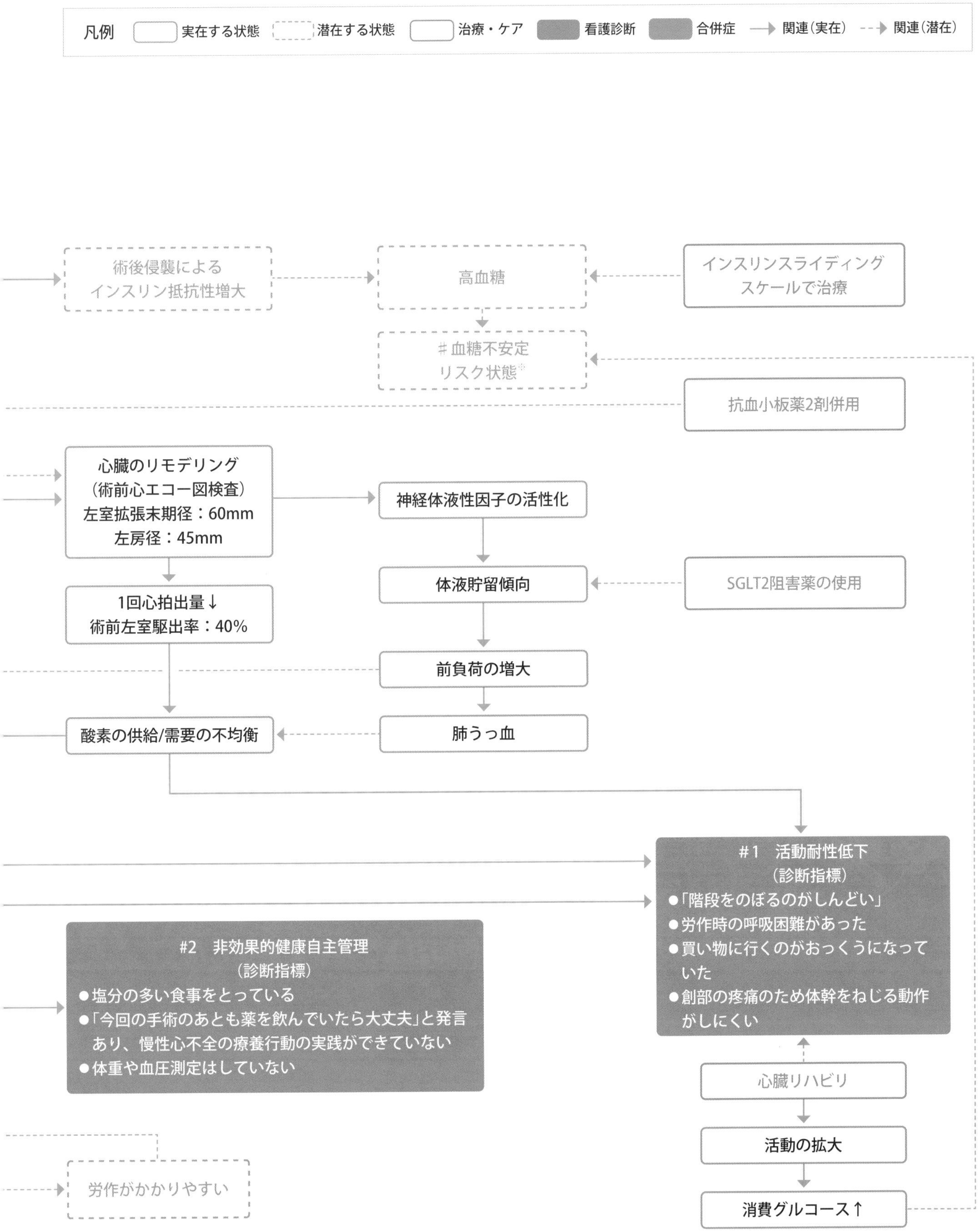
凡例
実在する状態
潜在する状態
治療・ケア
看護診断
合併症
関連（実在）
関連（潜在）
術後侵襲による
インスリン抵抗性増大
高血糖
インスリンスライディング
スケールで治療
＃血糖不安定
リスク状態※
抗血小板薬2剤併用
心臓のリモデリング
（術前心エコー図検査）
左室拡張末期径：60mm
左房径：45mm
神経体液性因子の活性化
体液貯留傾向
SGLT2阻害薬の使用
1回心拍出量↓
術前左室駆出率：40%
前負荷の増大
酸素の供給/需要の不均衡
肺うっ血
#1　活動耐性低下
（診断指標）
●「階段をのぼるのがしんどい」
●労作時の呼吸困難があった
●買い物に行くのがおっくうになっていた
●創部の疼痛のため体幹をねじる動作がしにくい
#2　非効果的健康自主管理
（診断指標）
●塩分の多い食事をとっている
●「今回の手術のあとも薬を飲んでいたら大丈夫」と発言あり、慢性心不全の療養行動の実践ができていない
●体重や血圧測定はしていない
心臓リハビリ
活動の拡大
労作がかかりやすい
消費グルコース↑

※定義　血糖値が正常範囲から変動しやすく、健康を損なうおそれのある状態[7]

Part 5

看護診断と根拠

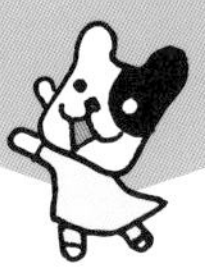

明らかになった看護診断に優先順位をつけて根拠を示します。

No	看護診断	根拠
#1	筋力低下、酸素の供給/需要の不均衡および疼痛に関連した**活動耐性低下**※1	Aさんはこれまでの心不全症状や今回の入院手術によって活動量が制限され、筋力低下がある。また、ASによる心臓の機能障害によって活動量に見合った血流が供給されない状況（酸素の供給/需要の不均衡）にあると考えられる。さらに、心尖部の創部の疼痛によっても活動が制限され得るため、疼痛管理をしながらリハビリを進める。自宅退院をめざしているため、退院までに自宅の階段を昇降できるようにしていく。
#2	治療計画についての知識不足とソーシャルサポートの不足に関連した**非効果的健康自主管理**※2	Aさんは大動脈弁狭窄症による心臓の機能障害によって慢性心不全の状態にあり、今後も心不全の急性増悪に注意する必要がある。しかし、Aさんの心不全に関する知識は不足していると考えられ、療養支援を行う必要がある。Aさんの次女が主な支援者だが、次女自身忙しく、またAさん自身も次女に「迷惑をかけたくない」と感じている。このような状態では、退院後にAさんは自ら家事などを多く行い、労作がかかりやすくなり、心不全の急性増悪のリスクになり得る。介護保険の利用など退院後のソーシャルサポートを検討していく必要がある。

※1　定義：必要な、あるいは希望する日常生活を完了するには、持久力が不十分な状態[7]

※2　定義：慢性疾患を抱えた生活に固有の、症状や治療計画の管理、身体・心理社会・スピリチュアル面への影響の管理、ライフスタイル変化の管理が不十分な状態[7]

Part 6

根拠に基づいた看護計画

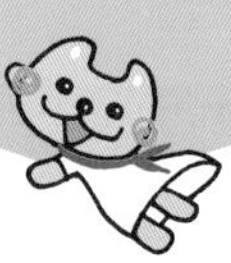

看護診断の優先度の高い＃1〜2の期待される成果、看護計画と根拠を示します。

#1 筋力低下、酸素の供給/需要の不均衡および疼痛に関連した活動耐性低下

期待される成果（長期目標）

- 退院後も運動療法に取り組みながら日常生活を送ることができる。

期待される成果（短期目標）

- 心臓リハビリの必要性を理解し、積極的に取り組むことができる。
- 創部の疼痛の程度をモニタリングし、必要時に鎮痛薬を内服して日常生活動作や心臓リハビリを積極的に行うことができる。

期待される成果（短期目標）	●退院時まで心不全の徴候がなく心臓リハビリを実施・継続することができる。 ●退院時までに自身の調子に合わせ階段13段の昇降ができる。

	看護計画	根拠・留意点
観察計画 O-P	❶ADLや活動範囲、ふらつきの有無 ❷下肢筋力の状況 ❸心臓リハビリ実施中あるいは前後の自覚症状の変化（胸痛や呼吸困難、疲労感など） ❹Aさんの何らかの訴え（「今日はリハビリをしたくない」「今日は寝不足だ」など） ❺心臓リハビリ実施前後のバイタルサインや心電図モニターの変化 ❻体重や採血データ ❼心尖部の創部の状態（出血や感染徴候はないか）や疼痛の程度 ❽自覚的運動強度（Borg指数） ❾食事摂取状況 ❿服薬状況 ⓫低血糖症状の有無 ⓬心臓リハビリの必要性についての理解度や言動	●心臓リハビリ実施前に必ず体重や採血データ、バイタルサイン、患者の状況からアセスメントを行い、心臓リハビリを実施してよいか判断する。 ●心臓リハビリ実施中も患者の訴えやバイタルサイン、自覚的運動強度（Borg指数）、心電図モニターなどに注意しながら、心臓リハビリを継続できるかを逐次確認する。運動療法の中止基準は一般的に示されているが（P.18**表4**）、運動療法の開始、継続の可否には、患者の疾患背景や重症度、状況などを加味し、専門家（心臓リハビリテーション認定医や心臓リハビリテーション指導士ら）の客観的視点によって個別に判断されるべきである。 ●Aさんは2型糖尿病をもっているため、その日の摂食量や服薬状況などにも注意を払い、運動による低血糖に注意する。 ●「今度はもう少し自分のために生きたい」という治療への積極的な姿勢があったが、術後はその実現のために心臓リハビリに取り組む必要性を理解しているのか確認する。
ケア計画 C-P	❶医師の指示に従い、他のスタッフと相談しながら、本人の状況も併せてリハビリ内容を進める。 ●ストレッチング ●有酸素運動（エルゴメーターやトレッドミルなど） ●レジスタンストレーニング ●シャワー浴の実施 ●階段昇降の練習 ❷ADL状況と心負荷に配慮しながら清潔援助を行う。本人のスケジュールに合わせて清拭や足浴を行う。 ❸心臓リハビリ担当のスタッフや担当看護師とともにAさんの心臓リハビリの目標を共有する。 ❹創部の疼痛の程度に応じ、リハビリ前に鎮痛薬の内服を勧める。	●安全に運動を実施できるように、その人に合わせて運動プログラムが作成されるが、これを運動処方という（P.11コラム参照）。心臓リハビリにおける運動処方は有酸素運動、レジスタンストレーニング、ストレッチングが基本になる。運動処方は頻度、強度、時間、種類、運動量、漸増（ぜんぞう）/改訂の観点から決定される。運動強度は運動負荷試験によって決定されるが、Aさんの場合、現時点では運動負荷試験が実施できていない。したがって、心拍数や自覚的運動強度、Talk Testを参考に心臓リハビリテーション認定医や心臓リハビリテーション指導士らの判断のもと、運動強度を決定する（**表4**）。 ●心臓リハビリはチームで行うものである。医師、看護師、理学療法士、栄養士、薬剤師など多職種で患者の療養を支える。患者の目標を本人を含めたチームで共有することで、より質の高い治療やケアを提供することができる。 ●シャワーや入浴といった清潔行動は心負荷がかかる行動である。ある程度の歩行練習や心臓リハビリを行って循環動態に問題がないことを確認してから、シャワー負荷を行う。それまでは、本人のADLや運動耐用能を考慮しながら、清拭や足浴などの清潔援助を行う。シャワー負荷実施中やその前後もバイタルサインや自覚症状に注意する。必要に応じて介助や見守りを行う。

	看護計画	根拠・留意点
教育計画 E-P	❶心臓リハビリの目的や必要性について説明する。運動療法を行うことで身体機能の回復や予後改善、精神的にもリラックスができることを伝える。心負荷をかけすぎないよう身体の状況に注意しながら、リハビリを進める必要性について説明する。 ❷鎮痛薬を使用することで疼痛管理ができ、心臓リハビリや日常生活動作に積極的に取り組めることを説明する。 ❸自覚症状の悪化(呼吸困難や倦怠感の増悪)などがあれば、遠慮なく報告するように伝える。 ❹安全な運動療法は有酸素運動であり、めやすとしてBorg指数11〜13(話しながら実施できる、ややきついと感じる程度)であることを伝える。 ❺運動療法実施前後は検脈を行い、脈拍数を確認する。ふだんの脈拍数がどのくらいか把握するように伝え、110回/分を超える場合は危険であるため、運動を中止するように伝える。 ❻自宅でできそうな運動療法について本人と一緒に考える。	●安全に運動療法を行うためには、自覚症状やバイタルサインを確認していくことの重要性を伝える。本人の自覚と、バイタルサインや心電図モニターの変化といった客観的指標とが乖離する場合があるため、注意が必要である。乖離している際は、本人にフィードバックして、自覚できるようにしていくことも必要である。 ●Aさんの望む自立した生活には心臓リハビリを行っていくことが必要であることを伝える。また、創部の疼痛によって心臓リハビリに取り組みにくいときは、鎮痛薬を使用することも必要であると伝える。

表4 運動療法実施中の中止基準

絶対的中止基準

- 患者が運動の中止を希望
- 運動中の危険な症状を察知できないと判断される場合や意識状態の悪化
- 心停止、高度徐脈、致死的不整脈(心室頻拍・心室細動)の出現またはそれらを否定できない場合
- バイタルサインの急激な悪化や自覚症状の出現(強い胸痛・腹痛・背部痛、てんかん発作、意識消失、血圧低下、強い関節痛・筋肉痛など)を認める
- 心電図上、Q波のない誘導に1mm以上のST上昇を認める($_aV_R$、$_aV_L$、V_1誘導以外)
- 事故(転倒・転落、打撲・外傷、機器の故障など)が発生

相対的中止基準

- 同一運動強度または運動強度を弱めても胸部自覚症状やその他の症状(低血糖発作、不整脈、めまい、頭痛、下肢痛、強い疲労感、気分不良、関節痛や筋肉痛など)が悪化
- 経皮的動脈血酸素飽和度が90%未満へ低下または安静時から5%以上の低下
- 心電図上、新たな不整脈の出現や1 mm以上のST低下
- 血圧の低下(収縮期血圧<80 mmHg)や上昇(収縮期血圧≧250 mmHg、拡張期血圧≧115 mmHg)
- 徐脈の出現(心拍数≦40/min)
- 運動中の指示を守れない、転倒の危険性が生じるなど運動療法継続が困難と判断される場合

日本循環器学会/日本心臓リハビリテーション学会.
2021年改訂版 心血管疾患におけるリハビリテーションに関するガイドライン.
https://www.j-circ.or.jp/cms/wp-content/uploads/2021/03/JCS2021_Makita.pdf. 2023年6月閲覧

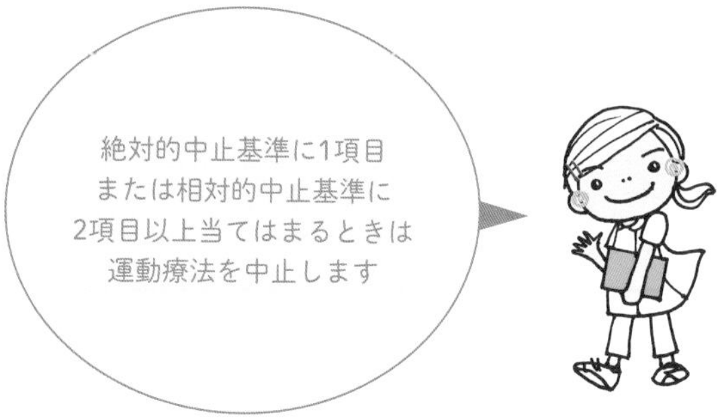
絶対的中止基準に1項目
または相対的中止基準に
2項目以上当てはまるときは
運動療法を中止します

表5 運動負荷試験を実施できない場合の運動強度の設定方法

	簡易心拍処方	自覚的運動強度(RPE)	Talk Test
方法	安静時心拍数+30/min(β遮断薬投与患者では20/min)の強度	Borg 指数12〜13、ただし心不全例では11〜13	快適に会話しながら行える運動強度
注意点	最大120/min以下を許容範囲とする	運動中頻回に問診が必要	
適応外	変時性応答不全を認める患者、心房細動患者、ペースメーカ植込み患者	無症候性心筋虚血など症状の乏しい患者、認知症などコミュニケーションに問題のある患者	

注)簡易心拍処方については本文を参照。

日本循環器学会/日本心臓リハビリテーション学会. 2021年改訂版 心血管疾患におけるリハビリテーションに関するガイドライン. https://www.j-circ.or.jp/cms/wp-content/uploads/2021/03/JCS2021_Makita.pdf. 2023年6月閲覧

※変時性応答不全とは運動に対する心拍の応答が低下していることを指す。高齢者に多い。
※表下部の注における「本文」は上記ガイドライン本文を指す。

#2 治療計画についての知識不足とソーシャルサポートの不足に関連した非効果的健康自主管理

期待される成果(長期目標)	・サポートを受けながら、今までのセルフケア行動に加え心不全のセルフケア行動を実践できる。
期待される成果(短期目標)	・Aさんと次女が退院までに大動脈弁狭窄症と心不全についての基本的知識を理解し、緊急受診および早期受診が必要な状況を判断することができる。 ・退院までに自宅でできそうな行動変容を計画することができる。 ・次女と一緒に退院までに介護保険の利用とサービス内容の導入を検討することができる。

	看護計画	根拠・留意点
観察計画 O-P	❶Aさんの心不全や大動脈弁狭窄症、2型糖尿病など疾病に関する理解度や言動(可能であれば、次女にも聴取する) ❷心不全や2型糖尿病などこれまで罹患した疾病に関する指導歴や、Aさんの思い(可能であれば次女にも聴取する)	・心不全や大動脈弁狭窄症、またこれまで罹患してきた疾病に関する理解度を確認しておく。 ・医療者の視点ではなく、これまでのAさんの病いについての文脈を整理し、それを考慮し支援に役立てることが重要である。
	❸自宅の状況。段差の有無やトイレ、風呂場などの構造	・自宅の状況などをくわしく聞くことで、Aさんにとって本当に必要なサポートを検討することができる。
	❹介護保険を利用することに関する本人および次女の意向 ❺近所づきあいや友人など家族以外に頼りにしている人や組織はあるか。	・フォーマルなサポート(例:介護保険や障害者自立支援制度など)だけではなく、プライベートなサポート(近所の人や友人など)にも目を向ける。
	❻食事について入院中と自宅での味に差はあるか。	・入院中の食事は減塩食とされることが多く、自宅での食事よりも味が薄いと感じる患者が多い。

	看護計画	根拠・留意点
ケア計画 C-P	❶今回の心不全症状が出現した際のことを振り返り、Aさんの症状のとらえかたや解釈を確認する。可能であれば、その場で適切な解釈へ移行できるように説明する。	●とくに初発の心不全の場合、呼吸困難や浮腫といった症状に気がつかない場合や、「動きにくいのは体力が落ちたからだ」といった認識である場合もある。Aさんと一緒にそのときの体験を振り返ることで、心不全の症状の解釈ができるよう支援する。以前の疾患の体験も振り返ることで、患者の生活行動の理由が明らかになる場合もある。
	❷介護保険のシステムやAさんの利用できそうな具体的なサービスを紹介する。そのうえで、実際に利用するかどうかAさんおよび次女の意向を確認する。必要時は地域包括支援センターや事業所と連携する。	●入院中に要介護認定を申請してもらうようにする場合もあるが、ADL状況が確定した退院時あるいは退院後に地域包括支援センターに相談してもらうことも選択肢の1つである。病院の地域連携の部署と協働するのもよい。
教育計画 E-P	❶Aさんの心臓の状況について伝え、大動脈弁狭窄症は今回の手術によって改善されたが、これまでの大動脈弁狭窄症による心臓のリモデリングによって慢性心不全の状態であり、今後も予防のための療養が必要であることを伝える。	●心不全の進展ステージの図（**図6**）を見せながら伝えるとわかりやすい。Aさんの位置を示すことと今後の予測される経過を共有することは、アドバンス・ケア・プランニング（advance care planning：ACP）の第1歩であるといえる。ACPとは、人生の最終段階の医療・ケアについて、本人が家族等や医療・ケアチームと事前に繰り返し話し合うプロセスのことである。ACPを行うときは死を想像させることがあるため、Aさんの表情や言動に注意しながら、心理的に負担にならないように話す。Aさんの希望や発言を医療スタッフや地域の担当者に伝えたり、必要時に家族にも伝え記録をしていくことで、今後の急変時や再入院の際の話し合いのための情報として役立つ。
	❷塩分の摂りすぎは水分貯留や血圧上昇につながりうるため、塩分制限の必要性を伝える。	●おおよそ梅干し1個には2g、みそ汁1杯には1.2gの塩分が含まれる。
	❸適切な運動療法を行うことにより、運動耐用能を改善でき、予後の改善につながることを伝える。過負荷を防ぎながら、可能であれば運動療法も続けていく必要性を伝え、Aさんが実践できそうなことを一緒に考える。	
	❹Aさんの食事には塩分が多く含まれていることを具体的な量で示し、心不全では、6g/日までが目標であることを伝える。減塩につながる実際の行動について例を示し、Aさんにできそうな減塩のための行動を一緒に考える（例：減塩のインスタントみそ汁を選ぶ、みそ汁は1日1回にする、など）。 ❺Aさんの自宅での摂取カロリーやタンパク質摂取量の概算について具体的な量と実際に必要な量を示し、十分な摂取カロリーやタンパク質摂取を促す。	●Aさんの場合、これまで受けてきた2型糖尿病の栄養指導によって減量のための食事を継続している可能性があり、カロリーやタンパク質が不足していることが考えられる。心不全の場合、低心拍出による腸管虚血によって栄養吸収が悪くなったり、食欲低下につながったりする。また、炎症性サイトカインの増加により、異化亢進をきたしていることも考えられる。したがって、十分なカロリーおよびタンパク質摂取が必要である。具体的には22～24kcal/kg/日×活動係数（活動係数：座っていることが多い＝1.0～1.4、低活動＝1.4～1.6、活動的＝1.6～1.9、非常に活動的＝1.9～2.5）で算出し参考とする。タンパク質摂取量は1.1～1.4g/kgで算出し、慢性腎臓病がある場合は慎重に検討する[7]。
	❻できれば毎日血圧と体重測定を行い、息苦しさがないか、下肢や顔面などに浮腫がないかの体調確認を行う必要性を伝える。受診の必要な状況について伝え、迷った場合は医療機関に連絡するように促す。	●看護師や心臓リハビリ担当者らは、心臓リハビリ手帳や心不全手帳など疾患の情報やセルフモニタリングのための記録用紙が付いた手帳を用いて療養支援を行うことが多い。こうしたツールを用いて支援することでAさんが自宅に帰って情報を見返したり、セルフモニタリングに使ったりすることができる。

	看護計画	根拠・留意点
教育計画 E-P	〈早めに受診が必要な場合〉 ● 3日で2kg 以上の体重増加 ● 浮腫の増強 ● 労作時の呼吸困難など心不全の徴候があるとき 〈すぐに受診が必要な場合〉 ● 安静にしていても息苦しい ● 夜間に咳が出る ● 臥位での呼吸困難がある ● 血圧がいつもより20〜30以上高い、あるいは低く、めまいやふらつきなど症状を伴う	
	❼服薬は今までもできており、そのことを称賛し、引き続き服薬を医師の指示どおり服薬するように伝える。	● Aさんは今まで服薬は継続できており、そのことを成功体験としてフィードバックすることでセルフケアの自己効力感を高めるようにはたらきかけることができる。
	❽手洗い、うがいなど感染症予防に努め、インフルエンザのワクチン接種も行うように勧める。	● 感染症によって心不全は容易に急性増悪し得るため、予防が重要である。
	❾ふだんの入浴方法について確認し、大きな負荷にならない入浴方法を伝える。 ● お湯の温度は40〜41℃ ● 湯船につかるのはみぞおちあたりまで ● 10分以内にする	
	❿便秘によるいきみは心負荷になり得ることを伝え、その対策を相談する。	

図6 心不全リスクと進展ステージ

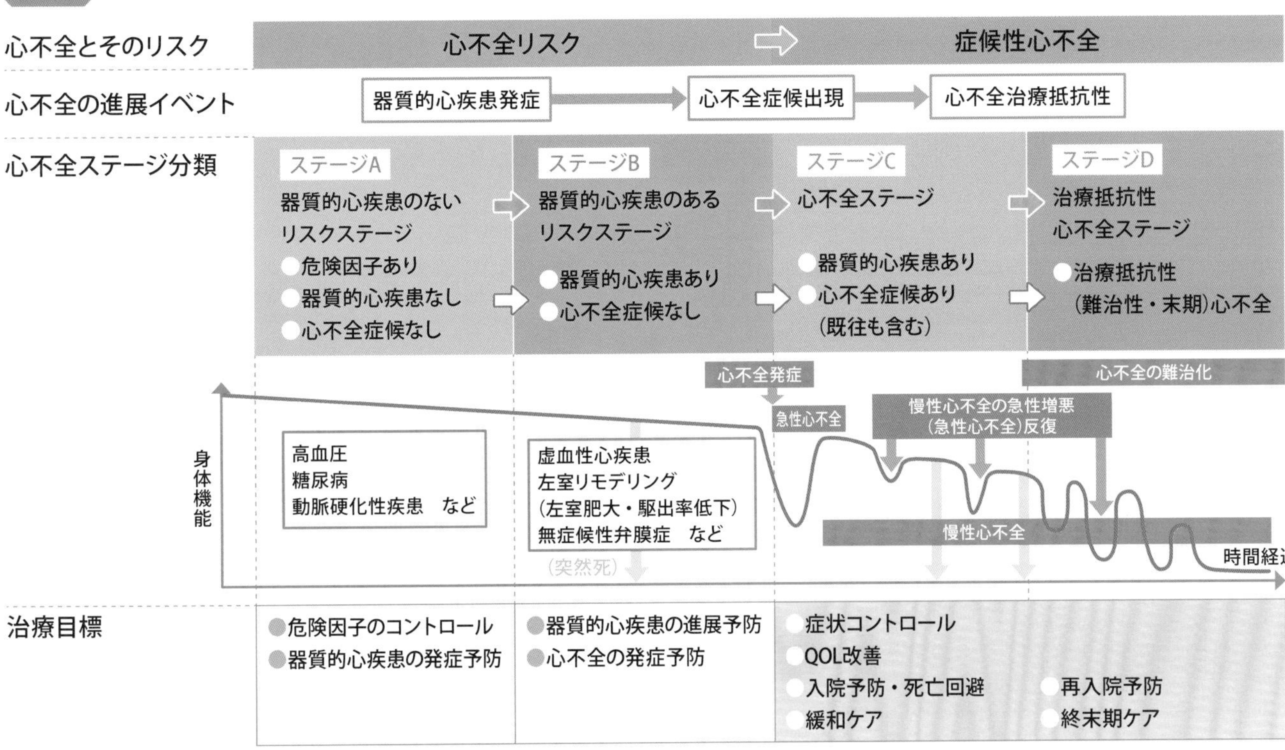

厚生労働省：脳卒中、心臓病その他の循環器病に係る診療提供体制の在り方に関する検討会．脳卒中、心臓病その他の循環器病に係る診療提供体制の在り方について(平成29年7月)．を参考に作成
http://www.mhlw.go.jp/file/05-Shingikai-10901000-Kenkoukyoku-Soumuka/0000173149.pdf(2023/4/19アクセス)

Part 7

評価

実施した看護計画を評価する際の視点を解説します。

TAVIは低侵襲で比較的早く退院することができるため、TAVI後の合併症に注意しながら、退院に向けての支援を早期に行っていく必要がある。

Aさんはこれまで手術を受けたり内服を継続したり、食事療法や運動療法にも取り組むことで、何とかなってきたという認識がある。しかし、大動脈弁狭窄症や心不全についての知識は乏しいため、Aさんのこれまでの努力や思いを尊重しつつ、心不全に関する知識も伝えながら理解してもらい、Aさんができる療養行動を一緒に考えることが重要である。

Aさんの希望のためには、心臓リハビリに積極的に取り組み、退院後に療養行動をしていくことが必要である。Aさんの負担が大きくないか表情や言動をよく見て評価する。負担が大きい場合、Aさん自身が行うことを限定し、地域の担当者や家族に支援を依頼したり、外来看護師に継続看護として伝えたりする。心臓リハビリは外来通院もできるため、Aさんの希望があり通院が可能であれば心臓リハビリ通院も有効な支援となる。

評価の視点

- **Aさんは疼痛管理の必要性を理解し、心臓リハビリに取り組むことに意味を見出せているか。**
- **Aさんは心不全に関する知識を得て、今後の療養行動の継続が必要なことを理解しているか。**
- **Aさんは退院後にこれまでの療養行動を修正し、慢性心不全に関する療養行動をできると自信をもてているか。**
- **Aさんの退院後の支援に関して、Aさんの家族や地域の担当者、外来へつなぐことができたか。**

〈略語〉

＊【BMI】body mass index：体格指数
＊【PCI】percutaneous coronary intervention
＊【DPP-4】dipeptidyl peptidase-4
＊【HbA1c】hemoglobin A1c：ヘモグロビンエーワンシー
＊【TAVI】transcatheter aortic valve implantation
＊【BNP】brain natriuretic peptide：脳性ナトリウム利尿ペプチド
＊【CCU】coronary care unit：冠疾患集中治療室
＊【AS】aortic stenosis
＊【LDL】low-density lipoprotein：低比重リポタンパク
＊【LVEF】left ventricular ejection fraction
＊【RAA】renin-angiotensin-aldosterone：レニン－アンジオテンシン－アルドステロン
＊【ACE】angiotensin converting enzyme
＊【ARB】angiotensin II receptor blocker
＊【CT】computed tomography：コンピューター断層撮影
＊【AVA】aortic valve area
＊【SAVR】surgical aortic valve replacement
＊【IE】infectious endocarditis：感染性心内膜炎
＊【ADL】activities of daily living
＊【eGRF】estimated glomerular filtration rate：推定糸球体濾過量
＊【Cr】creatinine：クレアチニン
＊【CRP】C-reactive protein：C 反応性タンパク

〈引用・参考文献〉

1. 日本循環器学会 他 編：弁膜症治療のガイドライン(2020年改訂版). https://www.j-circ.or.jp/cms/wp-content/uploads/2020/04/JCS2020_Izumi_Eishi.pdf (2022/10/3アクセス、以下文献5まで同)
2. De Sciscio P, Brubert J, De Sciscio M, Serrani M, Stasiak J, Moggridge GD：Quantifying the Shift Toward Transcatheter Aortic Valve Replacement in Low-Risk Patients：A Meta-Analysis. Circ Cardiovasc Qual Outcomes. 2017 Jun;10(6). http://dx.doi.org/10.1161/CIRCOUTCOMES.116.003287
3. Iung B, Baron G, Butchart EG, Delahaye F, Gohlke-Bärwolf C, Levang OW, et al.：A prospective survey of patients with valvular heart disease in Europe：The Euro Heart Survey on Valvular Heart Disease.Eur Heart J. 2003 Jul;24(13):1231-43. http://dx.doi.org/10.1016/s0195-668x(03)00201-x
4. Ito S, Miranda WR, Nkomo VT, Connolly HM, Pislaru SV, Greason KL, et al.：Reduced Left Ventricular Ejection Fraction in Patients With Aortic Stenosis. J Am Coll Cardiol. 2018 Mar 27;71(12):1313-21. http://dx.doi.org/10.1016/j.jacc.2018.01.045
5. Yamamoto M, Watanabe Y, Tada N, Naganuma T, Araki M, Yamanaka F, et al.：Transcatheter aortic valve replacement outcomes in Japan：Optimized CathEter vAlvular iNtervention (OCEAN) Japanese multicenter registry.Cardiovasc Revasc Med. 2019 Oct;20(10):843-51. http://dx.doi.org/10.1016/j.carrev.2018.11.024
6. 日本心臓リハビリテーション学会：日本心臓リハビリテーション学会ステートメント：心臓リハビリテーションの定義. http://www.jacr.jp/web/about/statement/(2023/6/21アクセス)
7. 日本循環器学会 他 編：心血管疾患におけるリハビリテーションに関するガイドライン(2021年改訂版. https://www.j-circ.or.jp/cms/wp-content/uploads/2021/03/JCS2021_Makita.pdf (2022/10/11アクセス)
8. T.ヘザー・ハードマン, 上鶴重美　原書編集：NANDA-I 看護診断　定義と分類　2021-2023. 医学書院. 東京, 2021：169, 205, 255.
9. 日本循環器学会 他 編：急性・慢性心不全ガイドライン(2017年改訂版). Available from: https://www.j-circ.or.jp/cms/wp-content/uploads/2017/06/JCS2017_tsutsui_h.pdf (2022/10/22アクセス)
10. 中島恵美子, 山﨑智子, 竹内佐智恵 編：ナーシング・グラフィカ 成人看護学(4)周術期看護 第4版. メディカ出版, 大阪, 2022.
11. 山本一博 編：循環器診療ザ・ベーシック 弁膜症.メジカルレビュー社, 東京, 2017.
12. 伊藤浩, 山下武志 編：循環器疾患最新の治療2022-2023.南江堂, 東京, 2022.
13. エドワーズライフサイエンス株式会社：TAVIの特徴と臨床成績. https://www.heartvalves.com/jp/tavi-trial-registry(2023/4/19アクセス)

硬膜下血腫

こうまくかけっしゅ

執筆
近田 藍

患者紹介・学生の受け持ち

患者紹介

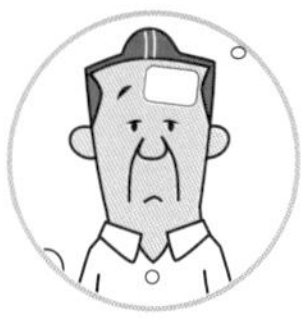

【氏名・年齢・性別】
Bさん、76歳、男性
【身長・体重】
168cm、70kg、BMI 24.8
【役割・職業】
無職。地元の猟友会で活躍。
【家族背景】
妻（74歳、専業主婦）と同居、長男（48歳、遠方に在住）。
【主訴】
もの忘れ、つじつまの合わない言動、歩行困難
【主要症状】
認知機能障害、片麻痺
【主病名】
左慢性硬膜下血腫
【現病歴】
約1か月半前に地元の猟友会メンバーとの懇親会からの帰り道に自転車で転倒した。受診2、3日前からもの忘れや家族との会話がかみ合わないなど認知症のような症状が出現した。同時に右半身の脱力を自覚し、歩行時にふらつきがあり、数回自宅で転倒したため、外出時は杖を使用するようになった。家族に連れられてかかりつけ医を受診し、精査加療目的でA病院を紹介受診した。頭部CT*検査で左慢性硬膜下血腫を認め、緊急入院・手術となった。
【既往歴】
高血圧、脂質異常症、心筋梗塞（67歳、これを機に禁煙）
【治療方針】
外科的治療による血腫除去
【治療内容】
薬物療法、外科的治療、リハビリテーション
【看護方針】
周術期の全身管理、退院調整、再発予防に向け健康的な生活習慣や転倒予防を指導し、Bさんの生活様式や生活環境に合わせたセルフマネジメント支援を行う。

学生の受け持ち

入院2日目から受け持ち、4日目に計画を立案した。
【受け持ち時の状況】
前日の入院（術後）1日目に血腫腔ドレーンなどの留置物は抜去済み、安静度制限なし（要付き添い）、食事再開となっている。Bさんは、依然として上記の主要症状が残存しており、看護師の付き添いが必要であるが、術後せん妄も相まって1人で動こうとする。

Part 1

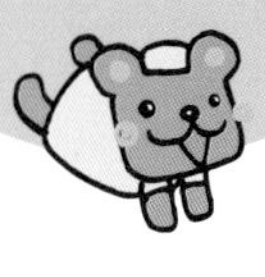

看護に必要な疾患の基礎知識

疾患の定義、分類、病態、症状、検査・診断、治療、合併症などについて解説します。

定義・疫学

硬膜下血腫（SDH*）は、頭部外傷などにより、硬膜下腔（硬膜とクモ膜の間）に出血が生じ、その血液が固まって血腫を形成し脳を圧迫する、外傷性頭蓋内血腫の一種である。

急激な出血により急速に血腫が増大する急性硬膜下血腫（ASDH*）と、微量な出血が原因で被膜を伴う血腫が比較的ゆっくりと増大する慢性硬膜下血腫（CSDH*）に分類される。

本邦における高齢者頭部外傷は年々増加しており、重症頭部外傷の約25～30%を占め、急性硬膜下血腫・脳挫傷・外傷性脳出血などの局所性脳損傷の頻度が高い[1]。

急性硬膜下血腫は、頭部外傷の機会の多い男性に多く[2]、高齢者の転倒による発症が増えている。若年者では、頭部打撲のリスクの多いボクシングなどのスポーツで生じ[2]、小児では、揺さぶられっ子症候群で生じることがあり、児童虐待の死因第1位である[3]。

高齢化に伴い慢性硬膜下血腫の発生頻度は顕著に増加しており[4]、脳神経外科医にとっては接することの最も多い疾患の1つである[5]。

原因・病態

外傷受傷時の回旋力による脳表の動脈もしくは上矢状静脈洞に開口する架橋静脈の破綻や、脳実質の直接損傷部からの出血が原因で起こる（**図1**）。

急性硬膜下血腫では、約半数が外傷を受けた側と反対側に脳挫傷や、外傷性クモ膜下出血、急性硬膜外出血などの頭部外傷を併発している。

慢性硬膜下血腫は、ごく軽微な頭部外傷後の数週間から数か月後に頭痛、片麻痺、意識障害などで発症することが多いが、その発生機序は完全には解明されていない。

高齢者は、加齢に伴う身体能力の低下により転倒などの軽微な外傷を起こしやすく、加えて、脳萎縮に伴い硬膜下腔が拡大する解剖学的特徴により慢性硬膜下血腫が発生しやすい[6]。

多飲酒歴、肝機能障害、腎機能障害（透析治療）、血液疾患や担癌状態（がんを体内にもっている状態）などによる凝固線溶系異常、抗凝固・抗血小板薬内服などの既往のある患者は慢性硬膜下血腫のリスクが増大する。

高齢者の頭部外傷のおもな受傷の原因は転倒・転落である。リスク因子は**表1**のとおりである。

図1 硬膜下出血の病態

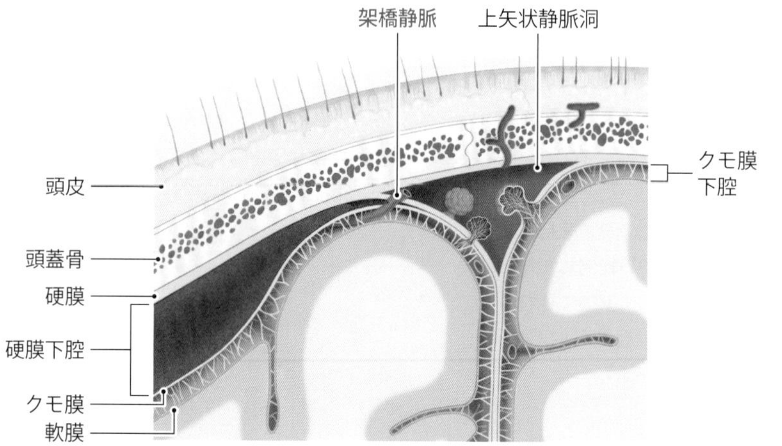

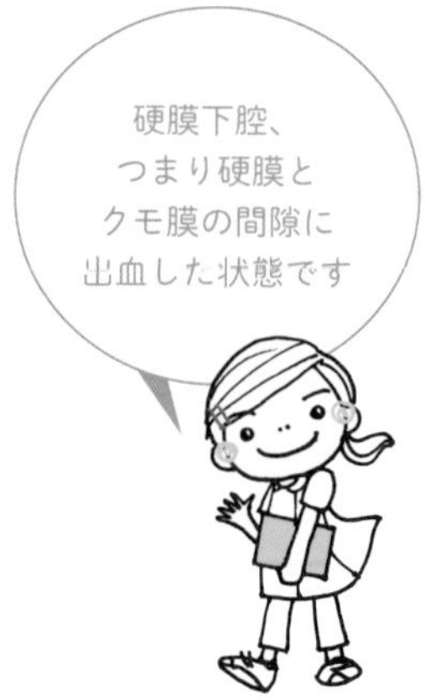
硬膜下腔、つまり硬膜とクモ膜の間隙に出血した状態です

表1 高齢者の転倒・転落のリスク因子

- 加齢に伴う身体能力の低下(視力、聴力、平衡感覚、筋力低下・関節疾患、認知機能低下による判断力の低下)
- 血管調節能の低下(失神や心機能低下、起立性低血圧)
- 脳梗塞や脳出血などの脳血管障害の後遺症(片麻痺、高次脳機能障害)
- 内服薬(睡眠導入薬、向精神薬の内服)
- その他(貧血、低血糖、脱水、感染症による発熱など)

症状

- 症状は急性硬膜下血腫と慢性硬膜下血腫で異なる(**表2**)。

表2 硬膜下血腫の症状

	急性硬膜下血腫	慢性硬膜下血腫
症状出現時期	受傷後すぐ(急性期:一般的に受傷後48〜72時間以内)	受傷後3週間以降(多くは2〜3か月)
症状	・受傷直後から意識消失が約2/3にみられる。 ・出血量が軽度、または初期では頭痛、嘔気、嘔吐などの頭蓋内圧亢進症状、失語、けいれんを生じる。 ・血腫側の瞳孔散大(どうこうさんだい)、片麻痺を生じることが多い。 ・重篤な脳浮腫・脳腫脹により、急性の頭蓋内圧亢進症状[※1]を引き起こす。 ・血腫の増大とともに意識レベルが低下し、悪化が速い。	・軽微な外傷により経時的に血腫が増大し、やがて慢性の頭蓋内圧亢進症状(頭痛・嘔気・嘔吐・うっ血乳頭)、変動する意識障害、巣症状(そうしょうじょう)[※2]などの症状が組み合わさって出現する。 ・高齢者では、前述した硬膜下腔の拡大により脳圧亢進が緩衝され、頭蓋内圧亢進症状が目立たず、認知機能障害、記銘力(きめいりょく)障害、ふらつき、尿失禁、活動性の低下や意識障害で発症することが多い。 ・認知症、正常圧水頭症、脳卒中、脳腫瘍などとの鑑別が必要である。

※1 急性の頭蓋内圧亢進症状:意識障害、異常呼吸、血圧上昇、徐脈、瞳孔異常。頭部外傷や脳卒中などにより、頭蓋内圧が急激かつ高度に上昇することで、脳灌流圧が低下し脳血流量が減少し脳虚血を引き起こす。脳血流量を維持するために生体の代償反応がはたらき、血圧を上昇させ徐脈となる(クッシング現象)。さらに進行すると脳ヘルニアを生じ、生命の危機となる。
※2 巣症状:脳の特定の部位が障害されることによって現れるさまざまな症状を指す。具体的には片麻痺や言語障害、失行、失認などがある。

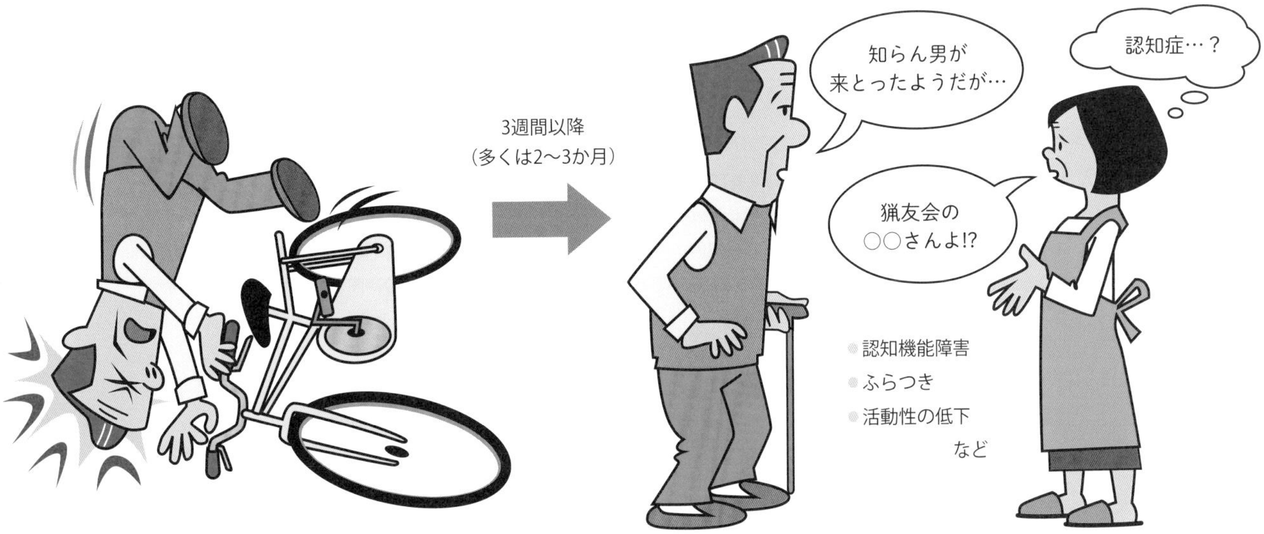

検査・診断

脳の出血性病変や外傷をスピーディーかつより有用（頭部MRI*検査と比較し描出良好）に診断できる頭部単純CT検査により診断される（**表3**）。硬膜下血腫は三日月型の高吸収域を呈することが特徴である（**図2**）。

頭部MRI検査では、T1・T2強調像とも高信号（白い色調）を呈することが多い。

表3 硬膜下血腫の頭部CT所見

急性硬膜下血腫	慢性硬膜下血腫
・受傷部位と反対側の硬膜下腔に、三日月型の高吸収域[※3]（血腫の貯留）を認める。 ・脳表の血腫により脳実質・脳室は圧排（あっぱい）され側脳室はほぼ消失する。 ・出血量が多く、脳の圧排が強い場合は正中偏位（せいちゅうへんい）（midline shift）を伴う。 ・脳挫傷、脳内血腫を合併していることが多い。	・硬膜下腔に三日月型の低〜高吸収域を認める。 ・血腫の像が高吸収域から低吸収域に経時的に変化するため、多様な像を認める。 ・血腫により脳が圧排され、正中偏位や側脳室の狭小化、脳溝の消失を認める。 ・両側に血腫を認めることもある（両側慢性硬膜下血腫）。

※3 高吸収域（新しい血腫、脳白質より白い色調が強い）、等吸収域（血流中の血液、脳白質と同等の色）、低吸収域（古い血腫、脳白質より黒い色調が強い）

図2 硬膜下血腫のCT像（乳児の例）

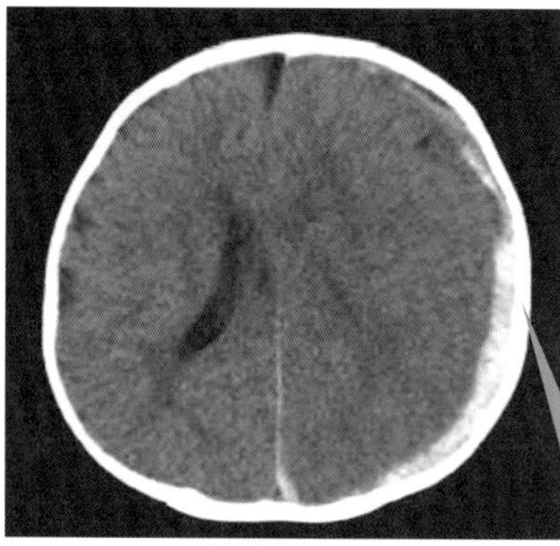

第107回看護師国家試験より引用

急性硬膜下血腫のCT像。三日月型の高吸収域と側脳室の消失を認める

治療

血腫量や症状により、保存的治療もしくは手術が選択される。

	急性硬膜下血腫	慢性硬膜下血腫
保存的治療	・血腫量が少なく、意識障害を認めていない場合は保存的治療（降圧療法、安静療法）を行う。 ・ただし、急激な意識レベルの低下を認めることがあるため、継続してモニタリングする必要がある。	・血腫量が少なく、無症状もしくは神経症状がごく軽度の場合は、血腫が自然に吸収され消退することもあるため保存的治療とする。 ・薬物療法には、カルバゾクロムスルホン酸・トラネキサム酸（止血薬）、五苓散（ごれいさん）[※4]、ステロイドなどが使用される。 ・内服や既往により血液凝固異常をきたしている場合は、止血薬の投与や抗凝固療法の一時中止が選択される。
外科的治療（手術）	・全身麻酔下で開頭し、ゼリー状に凝固した血腫を除去するとともに出血点の止血を行う、開頭血腫除去術を行う。 ・血腫除去後に脳損傷が激しく脳浮腫の悪化が予測される場合は、圧を逃がす目的で頭蓋骨の一部（骨弁）を戻さず外した状態で筋肉・皮下組織・皮膚を縫合する、外減圧術を選択する。 ・外減圧術で対応困難な、より重度の脳浮腫が予測される場合は、損傷した脳の一部を切除し頭蓋内の減圧を図る内減圧術を行う。	・神経症状がみられる場合、頭皮を4cm切開して頭蓋骨に10円玉ほどの穴をあけ（穿頭）、血腫内容を吸引するとともに生理食塩水を使用し洗浄する、穿頭（せんとう）血腫ドレナージ術が最も多く施行されている（**図3**）。 ・翌日まで血腫腔に閉鎖式ドレーンを留置することが多い。 ・局所麻酔下で行われることが多く、手術時間は、20〜30分程度である。 ・血腫の内容物は急性硬膜下血腫のゼリー状とは異なり、機序は未解明であるが血腫内で線溶系活性が亢進しているため凝固しにくく流動的である。

	急性硬膜下血腫	慢性硬膜下血腫
治療後の経過	● 予後はきわめて不良であり、一命をとりとめても意識障害などの後遺症が残存することが多い。	● 治療すれば症状は改善するが、再発を10〜15%に認める[4]。 ● 脳萎縮の程度の強い高齢者などは、圧迫を受けた脳の戻りが悪く術後も症状がなかなか改善しないことがある。
術後合併症	● ドレーンチューブによる脳実質の損傷によるけいれん発作 ● 緊張性気脳症※5 ● 急性頭蓋内血腫 ● 止血不十分による再貯留 ● 対側にも血腫がある場合、頭蓋内圧減圧に伴う対側の血腫の拡大 ● 低髄圧症候群※6 ● 創部感染、血腫腔内膿瘍、髄膜炎 ● 特に高齢者は、術後せん妄や廃用症候群	

※4　五苓散：漢方薬。身体の水の分布異常を調節する利水作用をもち、血腫を消退させる効果があると考えられている。
※5　緊張性気脳症：開頭術後、頭蓋内に残存・流入した大量の空気が貯留し、頭蓋内圧上昇をきたす病態。
※6　低髄圧症候群：髄液が大量に排出されることで（起立性）頭痛や嘔気などの症状が生じる。ドレーンから髄液漏出があり、クモ膜下腔との交通が予測される場合は、ドレーンを早期にクランプする。

図3 穿頭血腫ドレナージ術

● 頭蓋骨に1〜2個の穴をあけ、そこから血腫内容液を吸引し除去する。被膜からの出血を止める処置はしない。洗浄後、血腫腔にドレーンを留置する。

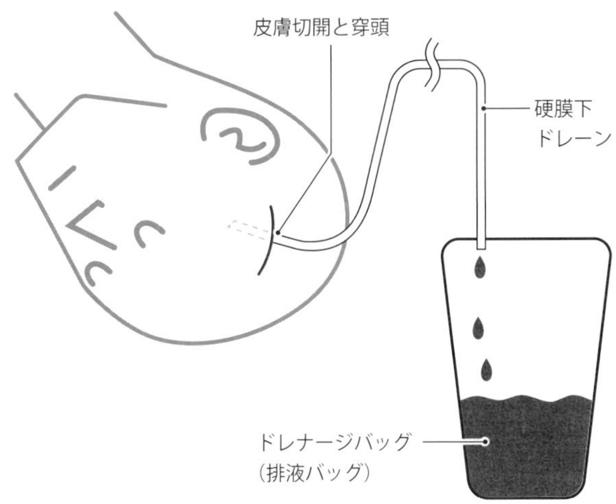

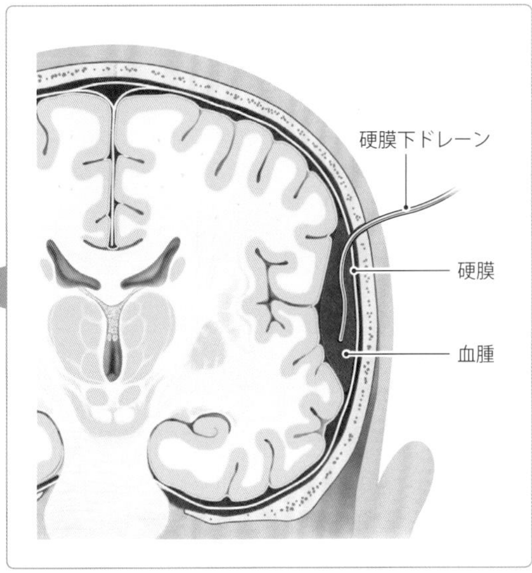

図4 閉鎖式排液バッグの例

● 閉鎖式ドレナージは、頭蓋内圧のコントロールを必要としないため、回路内にサイフォンなどの圧設定をする部分は存在しない。それぞれの部位に挿入されたドレナージチューブが、排液バッグや陰圧バッグに接続され、血液などを排出する。

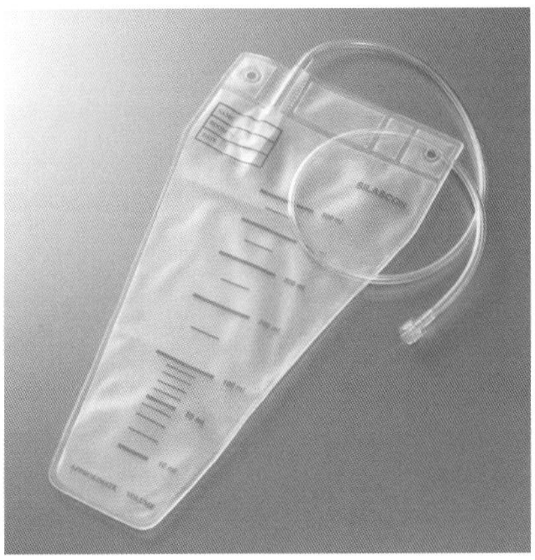

画像提供：株式会社カネカメディックス

硬膜下血腫
疾患の基礎知識

Part 2

アセスメント力がつく ヘルスアセスメント

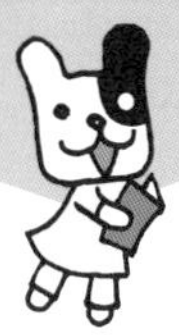

高齢者と家族の身体面・生活面・心理面・社会面のアセスメント項目と根拠を解説します。

ここでは、おもに慢性硬膜下血腫の術後回復期について説明します。

1 病態および現在の身体状態の把握

- バイタルサイン（体温、脈拍、血圧、呼吸数）
- 神経系のフィジカルアセスメント
  - ▶意識状態：JCS*、GCS*
  - ▶瞳孔所見：瞳孔の大きさ・左右差、直接/間接対光反射の有無・速さ
  - ▶運動機能：運動麻痺の有無・部位・程度（バレー徴候、ミンガッツィーニ徴候［**図5**］）、姿勢の保持と変換、移動方法、補助具の使用
  - ▶認知機能：せん妄、記憶力・理解力・判断力、危険行動、失行・失認、情緒障害
  - ▶言語機能：失語、つじつまの合わない言動
  - ▶精神状態：活動量低下、意欲低下の有無
  - ▶けいれんの有無
- 安静度
- 現病歴、受傷歴、既往歴
- 内服状況
- 創部の状態
  - ▶創部の治癒の状態
  - ▶感染徴候：発赤、腫脹、熱感、疼痛
- 各種検査結果
  - ▶頭部画像検査：CT、MRI
  - ▶血液データ：感染徴候（CRP*、WBC*）、栄養状態（TP*、Alb*）、貧血（RBC*、Hb*、Ht*）、血液の凝固能（Plt*、PT-INR*、APTT*）、肝機能（AST*、ALT*、γ-GTP*）、腎機能（血清クレアチニン［Cr*］、血清尿素窒素［BUN*］）、脂質（TG*、T-Cho*、LDL-Cho*、HDL-Cho*）
- 身長・体重
- 睡眠状況
- 排便排尿の状態

アセスメントの根拠

看護師は常に患者の状態が変化する可能性があることを念頭に置いて観察し、日常の些細な変化を見逃さず、患者の異常の早期発見に努める必要がある。

せん妄は高齢者に多く、せん妄を発症すると治療の中断や回復を遅らせる可能性がある。

術後であり、創部感染のリスクがある。高齢者やせん妄、認知機能障害がある場合、創部に触れてしまうことで創部の清潔が保てないことがある。また、患者本人が創部の異常にすぐに気づけないことがある。高齢者が感染を起こすと生理的予備能が低下しているため、病状が悪化しやすい。さらに、感染により基礎代謝が亢進し、栄養状態が悪化することにより、回復に時間がかかるため、感染徴候をしっかりと観察していく必要がある。

図5 バレー徴候、ミンガッツィーニ徴候の観察

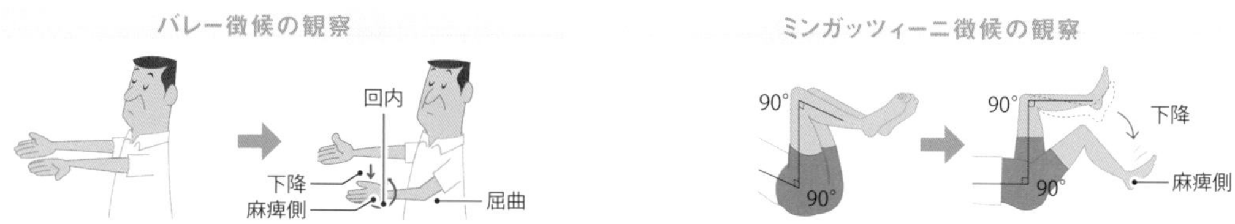

バレー徴候の観察
- 両手を前に伸ばし、指をそろえて手掌を上に向けてもらう。
- 両眼を閉じてもらい、20秒ほど観察する。
- 正常な場合は姿勢を維持することができるが、運動麻痺がある場合は、麻痺側に「上肢の下降」「前腕の回内」「肘関節の屈曲」がみられる。

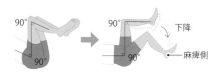

ミンガッツィーニ徴候の観察
- 股関節と膝関節がどちらも90°に屈曲する姿勢をとってもらい、20秒ほど観察する。
- 正常な場合は姿勢を維持することができるが、運動麻痺がある場合は、麻痺側の下肢が下降する。

小田正枝 編著：アセスメント・看護計画がわかる 症状別看護過程 第2版．照林社，東京，2021：123．より引用

2 転倒・転落のリスクの把握

入院前のADL*

現在のADL、運動機能レベル

▶歩行状態：めまい、ふらつき、跛行、麻痺側の引きずり、小刻み歩行、膝折れの有無

▶姿勢異常

▶下肢の筋力

▶ADL、セルフケア遂行能力

バイタルサイン（起立性低血圧の有無）

認知機能

▶記憶力、理解力、判断能力、せん妄・危険行動の有無

感覚・知覚

▶視覚、聴覚

▶白内障、老人性難聴の有無

健康知覚・自己知覚

▶歩行に対する不安、恐怖

▶他者の支援を受けることに対する受け入れ

▶病状認識

▶身体機能に対する認識

▶気分・情動

休息・睡眠状態

▶睡眠パターン、熟睡感・入眠困難・中途覚醒の有無、睡眠薬内服の有無

▶午睡の有無、昼間の眠気

病室の環境

▶不眠やせん妄につながる環境要因はないか

▶床頭台、ベッド、オーバーテーブル、ごみ箱、椅子の配置やストッパー設置に問題がないか

▶ナースコールの位置は患者に認識され、手の届く位置か

▶患者の移動動作の動線に障害物がないか、濡れていないか

▶夜間の照明は適切か

▶トイレまでの動線は適切か

寝衣、履物の状況

▶ズボンのすその丈は長すぎないか

▶足の甲やかかとを覆う靴を適切に（かかとを踏まず）装着しているか

排泄状況

▶尿意、便意の切迫や頻尿、失禁、便秘はないか

▶夜間の排尿状況

▶排泄動作の自立度：ドアの開閉、衣服の着脱、トイレ内での移動・移乗、後始末、体位保持、姿勢

転倒・転落アセスメントツールでの評価

リハビリテーションの状況、意欲

アセスメントの根拠

転倒により慢性硬膜下血腫が再発したり、骨折などの新たな外傷を負うおそれがある。外傷の治療により、長期間の安静度制限を強いられることで、とくに高齢者は、早期に廃用が進行し、寝たきりのリスクが高まる。

過剰な介助を避けるために、患者のできること、できないことを評価し、残存機能の維持向上に努める。また、「できることはしたい」という患者の思いを汲み取り、自尊感情を保持する。

転倒歴のある高齢者は、また転倒するのではないかという恐怖心をもつことがあり、歩行やリハビリテーションへの意欲低下につながることがある。

疼痛や今後の不安、自分の現在おかれている状況が理解できない不安などにより、身体的・精神的苦痛があると、不眠やせん妄を引き起こすおそれがある。不眠により睡眠薬を使用することになったり、せん妄を引き起こすと、さらに転倒のリスクが高まる。

尿意や便意の切迫があると、看護師が訪室する前に焦ってトイレに動いてしまったり、まわりの環境に注意を払わずに（点滴棒などの動くものに手をつくなど）動いてしまうことで転倒する事故が多い。

3 入院前の健康管理行動、生活習慣、社会的役割の把握

- 日常の生活様式、1日の過ごしかた
- 生活環境
- 趣味、余暇の過ごしかた、興味関心のあるもの
  - ▶今までしてきた活動、現在行っているもの
  - ▶散歩、ウォーキング、園芸などの活動
- 役割・他者との関係、交流
- 人生で大切にしていること(信念、価値観、生きがい、信仰)
- 家族内での役割
- ライフヒストリー(これまで過ごしてこられた人生史)、人生観
- 現在の自分の身体についてどう考えているか
- 既往歴(これまでの病歴、入院歴、内服薬の有無、既往の疾患のコントロール状況およびセルフマネジメント状況)
- 入院前の健康状態、健康観、生活習慣(喫煙・飲酒歴、運動習慣)
- 患者、家族の考える患者の性格
- 困難の乗り越えかた(ストレス対処の方法)
- 相談する相手がいるか
- 将来の計画や目標
- 外見や身だしなみへのこだわり

アセスメントの根拠

患者の背景を知り、生活援助や退院後の生活様式に得意なことや興味のあることを取り入れていくことで、患者が楽しみを見出しながらセルフケア活動や社会活動を継続できるよう工夫する。

外傷による慢性硬膜下血腫の再発や新たな疾患を予防するため、また既往疾患の悪化を防ぐため、生活に関する情報収集を行い適切にアセスメントして、改善に向けた指導を進めていく必要がある。

身体機能が障害されたことで、Bさんと家族間や地域での役割に変化が起こる可能性がある。Bさんのこれまで歩んでこられた人生史や大切にしていることなどとともに、希望、目標を聴取しながら、役割の変化に対するBさんのストレス耐性や対処能力を評価する。役割の変化が必要となる際は、将来の見通しとともに、現状での代替案を患者・家族・多職種で協議し、具体的な対応策を提示する。

4 退院後の生活に向けた情報収集(家族・在宅介護の状況)

- 家族構成、家族関係、これまでの家族関係、同居の有無
- キーパーソン、退院後の主介護者
- 家族の支援は受けられるか、家族の病状の理解度、介護力
- 家族の思い
- 介護保険など社会資源の活用・申請状況
- 経済的な問題の有無
- 患者、家族が各々相談できる相手がいるか
- サポートに対する要望
- 患者の自宅の家屋評価
- 必要な社会資源や社会制度

アセスメントの根拠

家族の支援が受けられれば、日常生活で外傷や健康悪化のリスクを回避しやすい。患者の思いを傾聴し、家族の介護負担や介護力を評価しながら退院後の療養・生活環境を整備する支援を行う。

患者のADLや家族の介護力に応じた社会資源や社会制度の活用により退院後の療養・生活環境を調整するとともに、患者が社会復帰できるような支援を同時に行っていく。

5 リハビリテーションの実施状況

- 安静度
- 理学療法士(PT*)、作業療法士(OT*)によるリハビリテーションの状況、内容
- 看護師によるリハビリテーションの状況、内容
- MMT*、下肢筋力、患者のADL自立度やセルフケア能力(Barthel index、FIM*評価)
- リハビリテーションに対する意欲、参加度

アセスメントの根拠

Bさんは硬膜下血腫除去後も軽度麻痺および認知機能障害が残存しており、セルフケアに介助が必要な状況である。安静解除後は適切なリハビリテーションにより、機能回復および残存機能の維持を支援する必要がある。

高齢者は、転倒歴による恐怖心や入院のストレスにより、リハビリテーションに消極的な場合もある。安心して歩行できるように援助し、PT、OTと調整する。

アセスメント時点での 患者さんの全体像

アセスメント時点(現時点)での高齢者の全体像を、イラスト中心にまとめます。

1 患者さんの思っていること

「なぜ自分がここにいるのかわからない。頭も痛いし不快だ。それに、狩猟のことが心配だ。害獣駆除に行かなければ、イノシシが畑を荒らしてしまうし、自分の足腰も弱るし猟の勘も鈍ってしまう」と焦りを感じている。血腫による記銘力障害に術後せん妄(ドレーンなどの留置物を触る、安静度を守らず起き上がろうとするなど)も加わって自分のおかれている状況を理解できていない。また、自分の役割(害獣駆除)を果たせないことに不安を感じている。

2 患者さんの生活に関すること

毎朝5時に起床し、犬の散歩、自宅の畑の手入れ、猟銃の点検整備を日課としていた。67歳で心筋梗塞を発症したことを契機に禁煙し、食生活も酒のつまみになる塩分と脂質が高いものが好みであったが、妻の支援で減塩/低脂質を意識するようになった。しかし、お酒は好きで、猟友会との付き合いもあるので、飲酒の機会は多かった。自宅ではお昼から1日350mL缶ビール2本、日本酒1合程度飲酒し、宴会ではそれ以上に飲酒していた。

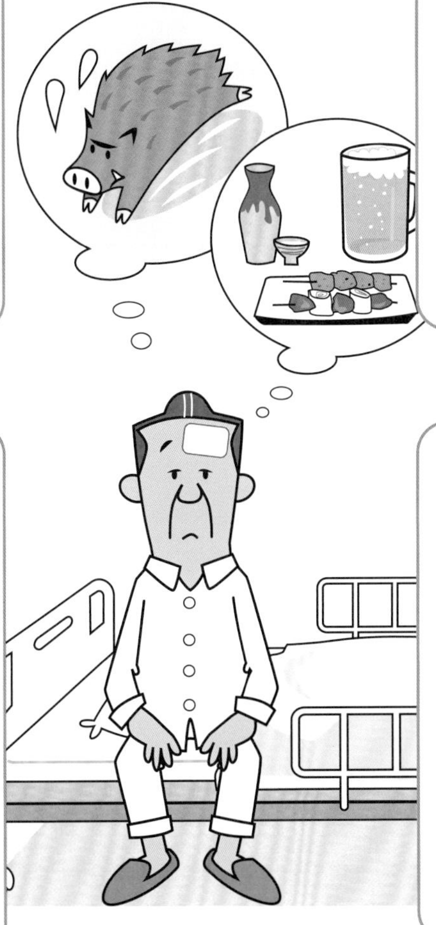

3 患者さんの人生に関すること

76歳男性で、定年退職するまでは、町役場に勤務し社会的・家庭内的役割を果たしてきた。おおらかで責任感が強い性格である。67歳で心筋梗塞を発症した際に、いつ何があるかわからないと思い、両親から受け継いだ田舎の土地を売却するなど家族のことを考えて少しずつ身辺整理を行っているが、人生の最終段階に受ける医療については深く考えたことはなく、そのときの病状で医師の判断に任せるしかないと思っている。現在は、地元の猟友会に属して、狩猟の時期になるとおもに害獣駆除が目的の狩猟をして積極的に活躍している。猟友会のメンバーとも定期的な寄り合いがあり、よい関係を築いている。

4 病気に関すること

55歳時の職場の健康診断で、高血圧と脂質異常症を指摘され、内服治療をしている。67歳時に急性心筋梗塞を発症しPCI*(経皮的冠動脈インターベンション)を受けた。以降、抗血小板薬を内服している。

現在の症状(術後せん妄、右片麻痺、認知機能障害)は、術後徐々に回復し退院までには症状が軽快することが予測されている。

現在利用している社会資源

何も利用していない。あと数日で症状が改善する見込みのため、要介護認定申請は不要と考えられている。

Part 4

看護診断につなげる関連図

関連図を書くことで、アセスメントした内容を整理し、看護診断を明らかにします。

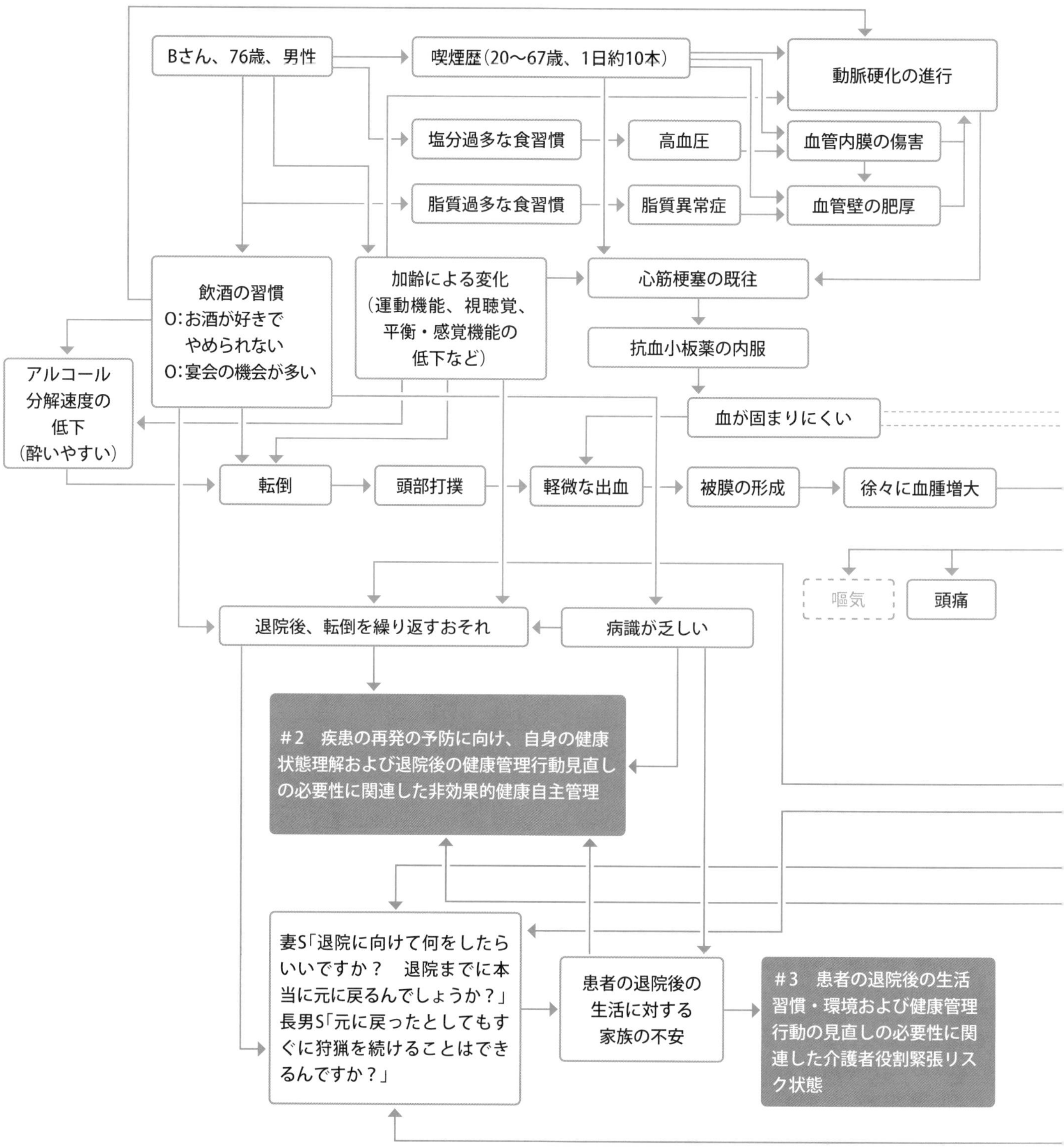

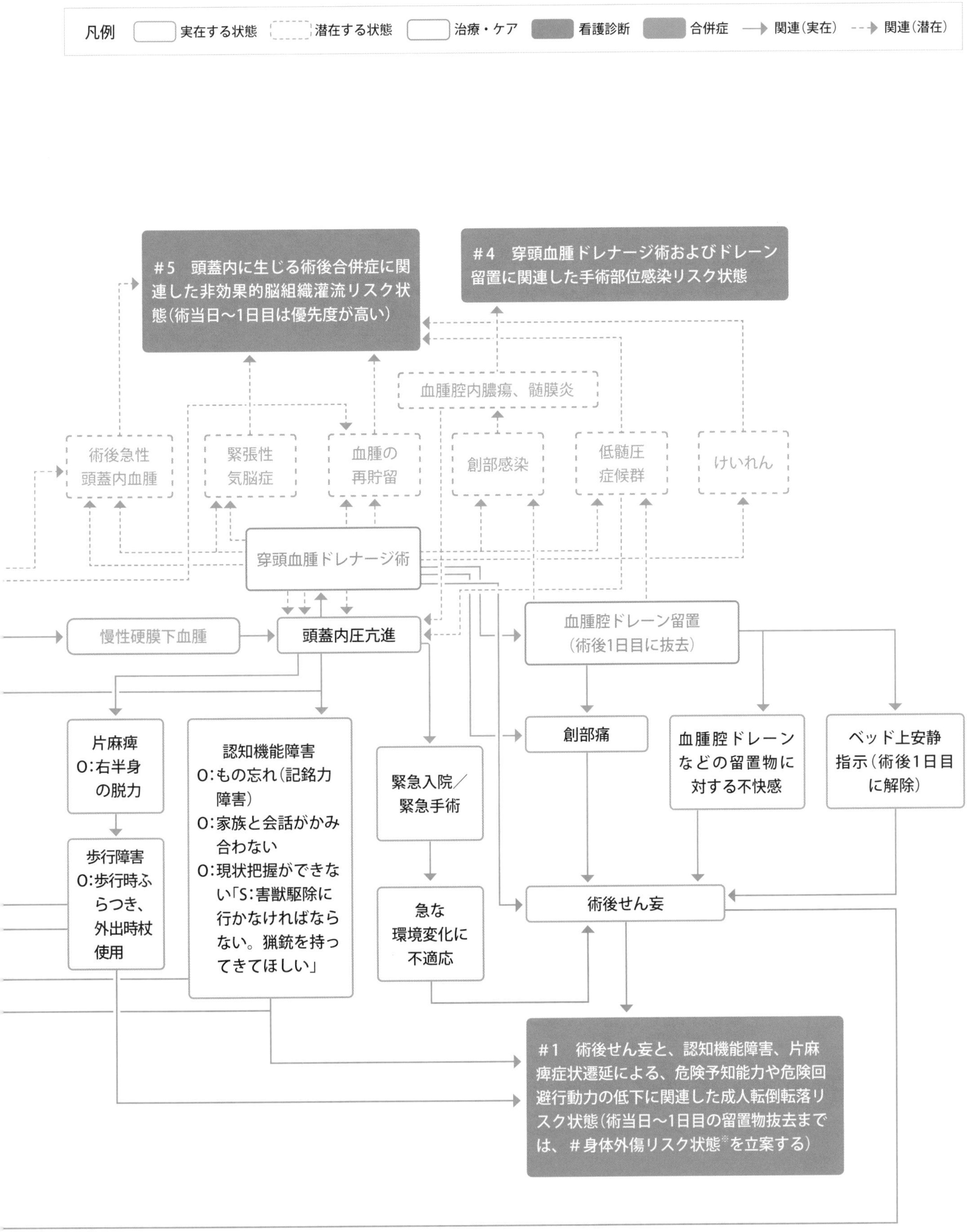

凡例
実在する状態
潜在する状態
治療・ケア
看護診断
合併症
関連(実在)
関連(潜在)
#5 頭蓋内に生じる術後合併症に関連した非効果的脳組織灌流リスク状態(術当日〜1日目は優先度が高い)
#4 穿頭血腫ドレナージ術およびドレーン留置に関連した手術部位感染リスク状態
血腫腔内膿瘍、髄膜炎
術後急性頭蓋内血腫
緊張性気脳症
血腫の再貯留
創部感染
低髄圧症候群
けいれん
穿頭血腫ドレナージ術
慢性硬膜下血腫
頭蓋内圧亢進
血腫腔ドレーン留置(術後1日目に抜去)
片麻痺 O:右半身の脱力
認知機能障害 O:もの忘れ(記銘力障害) O:家族と会話がかみ合わない O:現状把握ができない「S:害獣駆除に行かなければならない。猟銃を持ってきてほしい」
緊急入院/緊急手術
創部痛
血腫腔ドレーンなどの留置物に対する不快感
ベッド上安静指示(術後1日目に解除)
歩行障害 O:歩行時ふらつき、外出時杖使用
急な環境変化に不適応
術後せん妄
#1 術後せん妄と、認知機能障害、片麻痺症状遷延による、危険予知能力や危険回避行動力の低下に関連した成人転倒転落リスク状態(術当日〜1日目の留置物抜去までは、#身体外傷リスク状態※を立案する)

※定義:突然の発症および重症度で、早急な対応を必要とする身体損傷が起こりやすい状態[7]

Part 5

看護診断と根拠

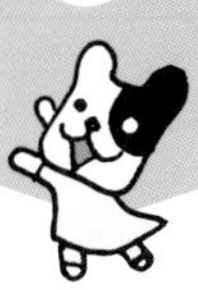

明らかになった看護診断に優先順位をつけて根拠を示します。

No	看護診断	根拠
#1	術後せん妄と、認知機能障害、片麻痺症状遷延による、危険予知能力や危険回避行動力の低下に関連した**成人転倒転落リスク状態**	Bさんは、術前からの認知機能障害、片麻痺の症状が残存している。また、治療や環境変化のストレスにより術後せん妄状態も伴っていると考えられ、転倒リスクが高い。術後間もないが、入院期間は1週間弱程度であり、約5～7日後の自宅退院に向けて離床を拡大していく時期でもある。離床拡大により症状改善も期待されるため、スタッフ付き添い下でのリハビリテーションにより、安全に離床の拡大を支援するとともに、安全な入院環境を整え、転倒転落の防止に努めることが重要な支援となる。
#2	疾患の再発の予防に向け、自身の健康状態理解および退院後の健康管理行動見直しの必要性に関連した**非効果的健康自主管理**	上述のとおり、慢性硬膜下血腫は入院期間が短い。退院後の生活を見据えて、患者と家族の患者の健康状態に対する理解や認識や、日常生活でのリスクを把握し、患者の生活習慣や健康管理行動を見直し、必要に応じて情報提供したり指導することが急務である。
#3	患者の退院後の生活習慣・環境および健康管理行動の見直しの必要性に関連した**介護者役割緊張リスク状態**	上記＃2非効果的健康自主管理と同様に、退院後の生活を見据えた計画となるため、＃2に＃3介護者役割緊張リスク状態を統合し、家族も含めて必要な支援を提供し、退院後の療養生活の整備や適切な健康管理行動の獲得をめざす。
#4	穿頭血腫ドレナージ術およびドレーン留置に関連した**手術部位感染リスク状態**	術後早期であり、未抜鉤（みばっこう）である。創部感染のリスクは高いが、創部の管理や感染徴候の観察は毎日の看護師のフィジカルアセスメントの観察項目にも必ず含まれているため＃1、2を優先した。
#5	頭蓋内に生じる術後合併症に関連した**非効果的脳組織灌流リスク状態**	術翌日の頭部CTで術後出血など頭蓋内の合併症は認めず、血腫腔ドレーンは抜去され、術後超急性期のリスクは回避されたと考える。現在、認知機能障害や片麻痺が残存しているが、数日内の改善が予想されている。また、神経学的所見の観察は＃4と同様、看護師の日々の観察に含まれているため、＃1の安全対策と＃2の退院後の生活習慣見直しに関する計画を上位とした。

※1定義：成人がうっかりして、地面や床などの低い高さのところに着地する事故を経験しやすく、健康を損なうおそれのある状態[7]
※2定義：慢性疾患を抱えた生活に固有の、症状や治療計画の管理、身体・心理社会・スピリチュアル面への影響の管理、ライフスタイル変化の管理が不十分な状態[7]
※3定義：家族や大切な人のために、ケアの責任を果たすこと、期待に応えること、あるいは行動することが困難になりやすく、健康を損なうおそれのある状態[7]
※4定義：手術部位に病原体が侵入しやすく、健康を損なうおそれのある状態[7]
※5定義：脳組織の血液循環が減少しやすく、健康を損なうおそれのある状態[7]

Part 6

根拠に基づいた看護計画

看護診断の優先度の高い＃1〜2の期待される成果、看護計画と根拠を示します。

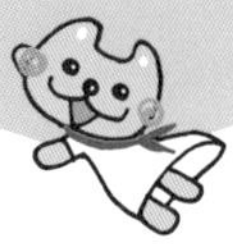

#1 術後せん妄と、認知機能障害、片麻痺症状遷延による、危険予知能力や危険回避行動力の低下に関連した成人転倒転落リスク状態

期待される成果 （長期目標）	●看護師を頼ったり、自分のもてる力を適切に使って安全に離床し、移動・移乗ができる。
期待される成果 （短期目標）	●看護師見守りのもと、安全に離床し、移動できる。 ●入院環境の整備不足による転倒・転落が起こらない。 ●看護師の援助により、自らの身体状況を踏まえた転倒のリスクを理解し、日常生活動作における注意点に配慮し、ADL拡大およびセルフケアに取り組める。

	看護計画	根拠・留意点
観察計画 O-P	❶神経学的所見 ●意識レベル（JCS） ●運動機能（MMT、バレー徴候［P.28**図5**］） ●認知機能（記憶障害、見当識障害、失行・失認・失語、理解状況）	●高齢者は加齢変化による深部感覚の低下などにより、めまいやふらつきがみられることがある。さらに薬剤の副作用や起立性低血圧により、そのリスクは一層高まる。
	❷バイタルサイン・全身状態 ●血圧（臥位、座位、立位時の変化、起立性低血圧の有無）、体温、脈拍、呼吸数	
	❸服薬状況	
	❹臥床状態からの移動、移乗の一連の患者の動作状況	●移動・移乗動作は、上下・回旋運動を伴う複雑動作である。細分化して確認し、動作全体が不安定なのか、あるいは一部が不安定なのか評価する。
	❺歩行状態（めまい、ふらつき、跛行、麻痺側の引きずり、小刻み歩行、膝折れの有無）	●加齢や障害により、足を床面からわずかしか上げられず、障害物を回避できないことがある。 ●加齢に伴う瞳孔の縮小、暗順応の遅延、白内障などにより視野が悪化していることが多い。
	❻ADL、セルフケアの状況 ●排泄の状況や排泄行為に伴う動作（起立姿勢でズボンの上げ下ろしができるかなど） ●患者の行動パターン ●リハビリテーション状況	●患者の些細な変化を見逃さないように、会話中の表情や発言内容、行動（セルフケアの程度）など、日常生活のなかで患者の反応を観察する。
	❼歩行時の恐怖心の有無	
	❽睡眠状況、眠剤使用の有無	
	❾せん妄の有無・程度、危険行動、危険行動につながる発言の有無	

	看護計画	根拠・留意点
観察計画 O-P	⑩患者の言動、ケア時の反応 ● 表情、行動、発言内容	
	⑪ベッド周囲の環境 ● ベッド柵の種類、位置 ● ベッドの配置や高さ ● ベッド、床頭台、オーバーテーブルのストッパーがかかっているか ● 床が濡れていたり、行動の妨げになる障害物がないか ● トイレや洗面所までの動線、距離 ● 夜間の照明の状況	● 可動性のある備品は、移乗や移動の際に手をついて転倒を招くおそれがある。
	⑫衣類、履物の種類、装着状況	● 丈の長いズボンは踏みつけて転倒するおそれがある。
	⑬ナースコールの位置、有無	● ナースコールを患者の手の届く場所に配置したり、必要時は固定する。
	⑭センサーマットの設置状況、センサー作動状況	● 患者がナースコールの使いかたがわからない、必要性を理解できない場合は、センサーマットを配置することで患者の離床を早期に把握できる。
ケア計画 C-P	❶衣類、履物の調整 ● ズボンの丈をくるぶし丈程度に調整する。 ● 足の甲やかかとを覆える、サイズの合った靴の使用を勧める。 ● 家族の協力が得られる場合は、患者の好みに合わせた衣類や履物を準備する。	● スリッパやかかとのない靴、サイズの大きい靴を履いたり、靴のかかとを踏みつけて歩くことで歩行中に脱げてしまい、つまずくおそれがある。 ● 患者の好みを取り入れることでその人らしさを尊重でき、活動意欲向上が期待できる。
	❷転倒転落リスクの把握 ● ADLや安静度などに変化があったときに定期的に評価する。 ● 結果に従い、院内の標準対策にある必要な策を講じる。	
	❸ベッド環境の調整、整備 ● 患者の体型に応じたベッドの高さに調整する。 ● 健側のベッド柵にL字柵を設置する。 ● 毎日環境整備を行い、障害物を動線に配置しない。 ● 必要時はセンサーマットを設置し、作動を確認する。 ● センサー作動時やナースコールがあった際には、可能な限り速く患者のもとへ駆けつける。	● 環境整備により、転倒要因を除去する。 ● 患者の体型に応じて立ち上がる際はベッドの高さを調整する。端座位の際に足底が床面に接地すると、支持基底面が広くなる。適切なベッド柵の使用は、麻痺側や車椅子の設置位置によって異なる。 ● 高齢者は入院や手術により安静を強いられることにより、筋萎縮や廃用症候群が起こる。筋力の低下速度は、1日に3～5%、1週間に20%ともいわれており[7]、特に下半身の筋力低下を起こしやすい。下半身の筋力が低下すると膝の挙上が困難となり、歩幅の狭小、姿勢不良(前傾姿勢)につながる。
	❹起立、移乗、移動動作の援助 ● 起立前に下肢の状態(下肢筋力、下腿浮腫)を評価する。 ● 起立時の起立性低血圧に注意する。 ● 移動・移乗時に付き添う。恐怖や不安を受け止め、可能な限り歩行を見守る。 ● 棟外出棟時や長距離移動時は、車椅子搬送する。 ● 必要時、杖やシルバーカーなど自助具の使用を勧める。 ● 移動、移乗動作の伴うセルフケアを援助する(例:トイレ時付き添い歩行、ズボン上げ下げの介助、食事セッティング・下膳介助、入浴介助など)。	● 高齢者は、予備力、回復力が低下しているため、手術後の安静臥床によって全身の機能が低下し、セルフケア能力までも低下しやすい。 ● (Bさんの場合)慢性硬膜下血腫除去後も軽度麻痺および認知機能障害が残存しており、セルフケアに介助が必要な状況である。過度な介助は、患者の残存機能を低下させるだけでなく、自尊心をも脅かすおそれがあるため、できる部分と介助が必要な部分を見きわめて援助する必要がある。
	❺下肢筋力・身体活動性維持の援助	
	❻OT、PTとの連携 ● 日常生活中にある生活動作を、身体活動性を維持する機会と捉え、意識的に行う。 ● 足踏みや起立練習など病棟で行えるリハビリメニューを考え、下肢筋力の維持を図る。	● OT、PTと患者のリハビリ状況を情報共有し、同じ患者のゴールを設定し、リハビリプログラムが作成される。

	看護計画	根拠・留意点
教育計画 E-P	❶移動希望時、ナースコールするように説明する。 ❷患者といっしょに行動範囲を実際に確認し、随所でリスクを回避する対処行動について検討する。 ❸起立性低血圧がある場合は、臥位から急に身体を起こしたり、端座位からすぐに立ち上がったりしないように説明する。 ❹家族へ患者の転倒転落のリスクを説明する。	●必要な見守りや介助を求めることができるように、ベッドサイドやトイレでのナースコールの位置や使用方法、ナースコールを押すタイミングなどを患者といっしょに確認する。 ●一方的な指導ではなく、高齢患者なりの行動の理由や意図を確認しながら、転倒転落リスクへの気づきを促し安全予防対策を考える。

#2 疾患の再発の予防に向け、自身の健康状態理解および退院後の健康管理行動見直しの必要性に関連した非効果的健康自主管理

期待される成果（長期目標）	●健康管理行動を見直し生活様式を再構築することで、外傷の危険性を回避できる。
期待される成果（短期目標）	●日常生活における転倒の要因を理解し、転倒予防に注意を向けることができる。 ●飲酒習慣を見直し、節度のある飲酒習慣を理解できる。

	看護計画	根拠・留意点
観察計画 O-P	❶神経学的所見 ●意識レベル（JCS） ●運動機能（MMT、バレー徴候） ●認知機能（記憶障害、見当識障害、失行・失認・失語、理解状況） ❷術後せん妄の有無・程度 ❸全身状態、バイタルサイン ❹治療状況・治療方針（現在の治療状況、今後の治療方針、入院期間、退院先、退院後のフォロー計画） ❺併存疾患の有無、重症度、服薬状況 ❻患者・家族の疾患や障害に対する理解と受容状況 ❼入院前の生活様式（生活リズム、日課、趣味、役割、社会参加状況） ❽入院前の食事・飲酒・喫煙習慣、嗜好品（しこうひん） ❾入院前の健康管理行動（セルフマネジメント行動） ❿生活環境（自宅の構造：階段、段差、手すりの有無など、日中過ごす場所、寝室からトイレへの動線、就寝方法：ベッドか和式布団かなど） ⓫家族との関係（キーパーソン、介護者、家族成員との親しさ） ⓬患者のリハビリテーションへの意欲、実施状況 ⓭患者・家族の目標、希望 ⓮患者の価値観、生活史、生きがい ⓯患者の説明や指導時の反応	●徐々に症状の改善がみられる場合が多いため、日々の患者の状態を観察し、退院調整や退院指導の内容を検討する際にアセスメント材料として、その都度新しいO情報を反映させる。 ●患者の希望や目標の真意を理解するために、価値観、生活史、生きがいなどの情報も含めて収集する。 ●高齢者は複数の慢性疾患を抱えている場合が多い。今回の入院を機に他の既往疾患を悪化させる生活習慣の評価を行い、退院後に健康的で安全な生活を送れるようにセルフマネジメント支援を行う。

	看護計画	根拠・留意点
ケア計画 C-P	❶退院後の日常生活の注意点をアセスメントする。 ❷患者、家族の思いを傾聴する。 ❸医師に患者の退院後の生活における目標や希望を伝える。 ❹多職種で患者の希望を共有し、希望が実現可能か、どのように支援すれば実現可能か、実現が難しい場合の代替案は何かを話し合う。 ❺退院後に転倒転落や外傷の予防行動がとれるように、生活様式や生活環境を聴取し患者、家族とともに考える。	●これまで行ってきた日課や趣味などの活動や社会的役割を、今回の入院をきっかけに変更せざるを得ない場合がある。今まで自分でできていたことができなくなってしまったことに対し、自らの価値が見出せなくなり、喪失感を感じるおそれがあるため、多職種で話し合い、患者の望む暮らしの実現に向けて支援する。 ●高齢者は転倒しやすい。屋外より屋内で転倒することが多く、転倒・骨折は高齢者の寝たきりの原因になりやすいので、住宅環境を尋ねながらいっしょに転倒予防策を考え生活環境を整える。 ●（Bさんの場合）今回の回復状況によっては、猟銃所持の許可が取り消されたり、再度認知機能検査を受けたうえで申請が必要となる可能性がある。 ●抗血小板薬や抗凝固薬を内服している患者は、慢性硬膜下血腫が再発しやすいといわれている。出血リスクも踏まえ、PCI後の抗血栓療法の見直しを医師と相談したり、再発予防に向けて転倒などによる外傷予防について、Bさんの生活習慣に応じた指導を行う。
教育計画 E-P	❶退院後の日常生活の注意点を指導する。 ❷退院に向けて生活様式の変更や社会資源の説明を、患者、家族へ説明する。 ❸節度ある飲酒習慣に関して患者、家族へ指導する。	●患者と家族に日常生活を過ごすうえでの注意点をよく理解してもらい、新しい生活環境に適応できるよう支援していく。 ●（Bさんの場合）今回、飲酒による転倒を契機に慢性硬膜下血腫を発症している。飲酒は転倒の大きなリスク要因である。今回治療による症状の改善が期待されるが、多量飲酒により再度転倒し同じことを繰り返したり、新たに他の臓器の健康を損なうおそれがあるため、Bさんや家族とともに飲酒習慣を見直したり、減酒や宴会などで飲酒する際の注意事項について指導を行う必要がある。

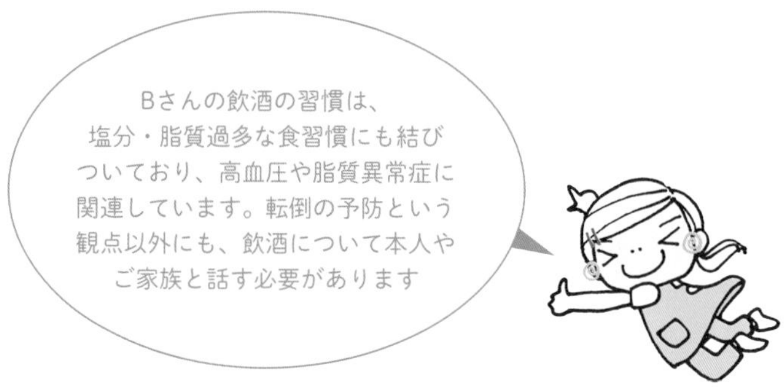

Bさんの飲酒の習慣は、
塩分・脂質過多な食習慣にも結び
ついており、高血圧や脂質異常症に
関連しています。転倒の予防という
観点以外にも、飲酒について本人や
ご家族と話す必要があります

Part 7

評価

実施した看護計画を評価する際の視点を解説します。

- Bさんの理解度は、本人への説明時の反応とともに、神経学的所見や日常生活での行動・言動、表情から総合的に評価する。
- これまでの役割が変化することになっても、代替策を本人・家族、医療者でいっしょに考えるなど、Bさんが役割の変化を受け入れ安全・安寧に過ごせるよう支援する。
- 室内の段差を解消する、廊下・階段に手すりをつける、床を滑りにくくする、廊下や階段にものを置かないような工夫をする、家族や友人が付き添える際にのみ飲酒する、飲酒する際は自転車に乗らないなど※、具体的な対策を本人・家族へ示しながら、退院後の転倒対策をいっしょに検討する。
- 適切な飲酒や健康習慣に関する指導の際には、Bさんの嗜好品や生活習慣を詳細に把握し、その嗜好品を例に具体的な飲酒の量を提示するなど、本人・家族が実際に行動を変容できるよう工夫する。

※酒気帯びで自転車に乗ることは道路交通法で禁じられている。

評価の視点

- **安全に移動、移乗動作を行っているか。**
- **社会的役割の変化の可能性について受け入れる兆しがあるか。**
- **日常生活における転倒の原因を理解し転倒予防に取り組む兆しがあるか。**
- **飲酒習慣や飲酒時の行動の見直しの必要性を理解できているか。**

〈略語〉

＊【CT】computed tomography：コンピュータ断層撮影
＊【SDH】subdural hematoma
＊【ASDH】acute subdural hematoma
＊【CSDH】chronic subdural hematoma
＊【MRI】magnetic resonance imaging：磁気共鳴画像診断
＊【JCS】Japan Coma Scale：ジャパン・コーマ・スケール
＊【GCS】Glasgow Coma Scale：グラスゴー・コーマ・スケール
＊【CRP】C-reactive protein：C反応性タンパク
＊【WBC】white blood cell：白血球数
＊【TP】total serum protein：血清総タンパク
＊【Alb】albumin：アルブミン
＊【RBC】red blood cell：赤血球数
＊【Hb】hemoglobin：ヘモグロビン
＊【Ht】hematocrit：ヘマトクリット
＊【Plt】platelet：血小板数
＊【PT-INR】prothrombin time-International Normalized Ratio：プロトロンビン時間国際標準化比
＊【APTT】activated partial thromboplastin time：活性化部分トロンボプラスチン時間
＊【AST】aspartate aminotransferase：アスパラギン酸アミノトランスフェラーゼ
＊【ALT】alanine aminotransferase：アラニンアミノトランスフェラーゼ
＊【γ-GTP】γ-glutamyl transpeptidase：ガンマ-グルタミル・トランスペプチダーゼ
＊【Cr】creatinine
＊【BUN】blood urea nitrogen
＊【TG】triglyceride：トリグリセリド
＊【T-Cho】total cholesterol：総コレステロール
＊【LDL-Cho】low density lipoprotein-cholesterol：LDLコレステロール
＊【HDL-Cho】high density lipoprotein-cholesterol：HDLコレステロール
＊【ADL】activities of daily living：日常生活動作
＊【PT】physiotherapist
＊【OT】occupational therapist
＊【MMT】manual muscle test：徒手筋力テスト
＊【FIM】functional independence measure：機能的自立度評価表
＊【PCI】percutaneous coronary intervention

〈引用文献〉

1. 頭部外傷治療・管理のガイドライン 作成委員会 編：頭部外傷治療・管理のガイドライン　第4版．医学書院，東京，2019．
2. 古川健太郎：慢性硬膜下血腫．BRAIN NURSING 2022；38(1)：100-103．
3. 医療情報科学研究所 編：病気がみえるvol.7 脳・神経 第2版．メディックメディア，東京，2017．
4. 村上陳訓：高齢者の慢性硬膜下血腫の特徴．京二赤医誌 2018；39：2-8．
5. 大賀優：慢性硬膜下血腫の治療ポイント．日本医事新報 2015；4745：24-27．
6. 刈部博：高齢化社会における慢性硬膜下血腫の位置づけ．日本医事新報 2015：4745：28-31．
7. T.ヘザー・ハードマン，上鶴重美，カミラ・タカオ・ロペス原書編集，上鶴重美 訳：NANDA-I看護診断 定義と分類 2021-2023 原書第12版．医学書院，東京，2021：169,290,350,462,474．
8. 貝塚みどり：低活動状態と看護：貝塚みどり編：QOLを高めるリハビリテーション看護(第1版)．医歯薬出版，東京，1995：53-57．

〈参考文献〉

1. 任和子 編著：発達段階の視点でみる疾患別看護過程．照林社，東京，2020．
2. 山田律子，内ケ島伸也 編著：生活機能からみた老年看護過程 第4版＋病態・生活機能関連図．医学書院，東京，2020．

【食道がん】

しょくどうがん

執筆
藤澤早也香・岩本萌花

患者紹介・学生の受け持ち

患者紹介

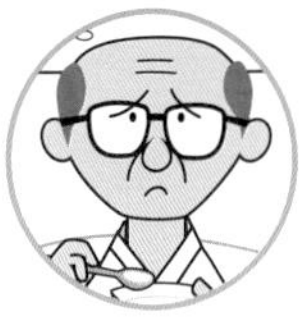

【氏名・年齢・性別】
Cさん、80歳、男性

【身長・体重】
175cm、55kg、BMI 18.0

【役割・職業】
無職

【家族背景】
妻(74歳)と2人暮らし、近くに息子(45歳、会社員)夫婦在住。他県に長女(40歳、主婦)夫婦在住。

【主要症状】
喉のつかえ感、嚥下困難、体重減少(半年で−3kg)

【主病名】
食道がん

【現病歴】
8か月前、喉に違和感を覚えた。5か月前、初めて食事が喉に詰まり、4か月前からつかえ感が増悪してきたため、病院を受診し上部消化管内視鏡検査で潰瘍を指摘された。CT*や内視鏡の精査の結果、術前化学療法の方針となり、2か月前から、DCF療法(DTX*＋CDDP*＋5-FU*)を2クール施行。

今回、ロボット支援下胸腔鏡下食道亜全摘術、腹腔鏡下胃管作成、3領域リンパ節郭清、後縦隔経路胃管再建、腸瘻造設術目的で入院となった。

【既往歴】
高血圧、人工股関節置換術後

【家族歴】
父：咽頭がんで手術歴あり、母：肺がんで死亡

【生活歴】
喫煙歴あり(診断時まで、40本/日)。飲酒習慣あり(定年までは日本酒1.5合/日、以降はビール350mL/日)。

【治療方針】
ロボット支援下胸腔鏡下食道亜全摘術、腹腔鏡下胃管作成、3領域リンパ節郭清、後縦隔経路胃管再建、腸瘻造設術を施行。術後1日目、初回離床を実施。腸瘻からの栄養剤投与開始。6日目、右胸腔ドレーン・頸部皮下ドレーンを抜去。8日目、胸腹部CT、内視鏡検査の結果は異常なく、増粘剤を加えた水(以降「とろみ水」と表記)も問題なく摂取できた。9日目、全粥・ペースト菜の開始。15日目、全粥・とろみ菜に食上げ。

【看護方針】
退院後も腸瘻からの栄養剤投与を継続し、栄養状態を維持できるように指導を行う。

学生の受け持ち

術後15日目から受け持ち、術後18日目に計画を立案した。

【受け持ち時の状況】食事形態が最終形態(全粥・軟菜)まで上がれば退院予定。

Part 1

看護に必要な疾患の基礎知識

疾患の定義、分類、病態、症状、検査・診断、治療、合併症などについて解説します。

定義・疫学

- 食道がんとは、食道に発生した上皮性悪性腫瘍である。
- 日本食道学会の全国調査（2013年）によると、性別では男女比が5.4：1と男性に多く、年齢は60～70歳代に好発し、全体の約70%を占める[1]。
- 占拠部位は胸部中部食道が約47%と最も多く、次いで胸部下部食道（約28%）、腹部食道（約8%）、頸部食道（約5%）である[1]。
- 組織型は扁平上皮がんが約86%と圧倒的に多く、腺がんがバレット食道がんを含めて約7%であった[1]。

原因・病態

- 喫煙、飲酒、野菜や果物の摂取不足、バレット食道＊1、食道アカラシア＊2などが危険因子として挙げられる。
- 食道は咽頭と胃を連絡する管状の臓器であり、後縦隔に位置し、その全長は約25cmである（**図1**）[2]。
- 食道は、起始部（第1狭窄部）、気管分岐部（第2狭窄部）、横隔膜貫通部（第3狭窄部）の3か所に生理的狭窄部位がある。この部位は食塊が通りにくく、食道がんの好発部位となっている。
- 食道壁は粘膜、固有筋層、外層の3層からなり（P.42**図2**）、漿膜（腹膜、胸膜、心膜のように体腔の内面や内臓器官の表面を覆う薄い膜）を欠く。そのため、食道がんは早期に周囲に転移しやすいと考えられている[3]。

＊1【バレット食道】食道下部の粘膜が扁平上皮から胃と同じ円柱上皮に置き換わった状態。胃酸の逆流が繰り返されることで生じる。　＊2【食道アカラシア】下部食道括約筋が弛緩せず食物が胃に降りていかない状態。

図1 食道の構造と生理的狭窄部

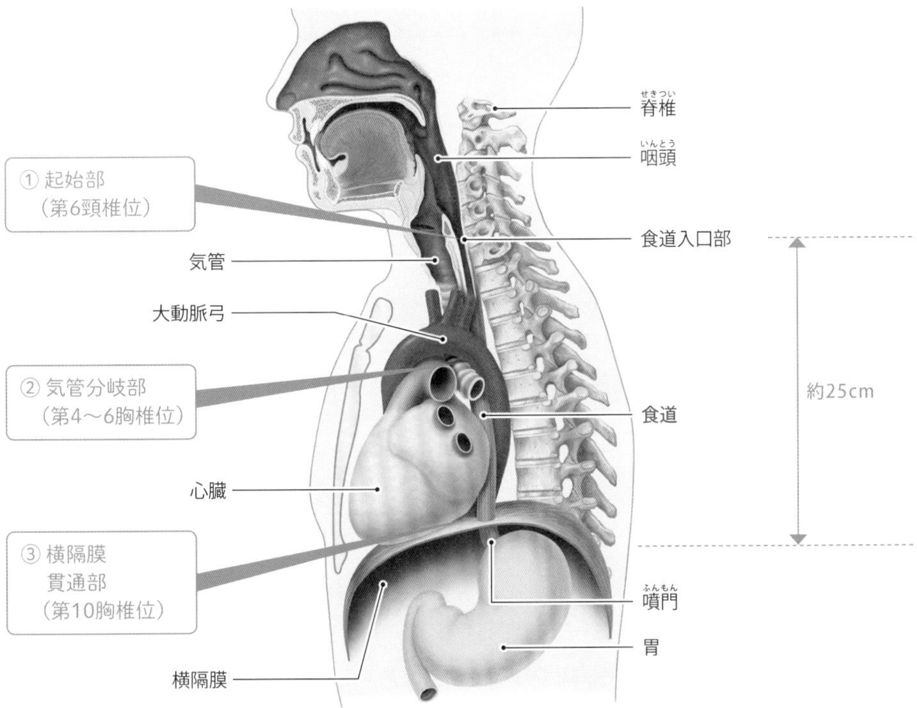

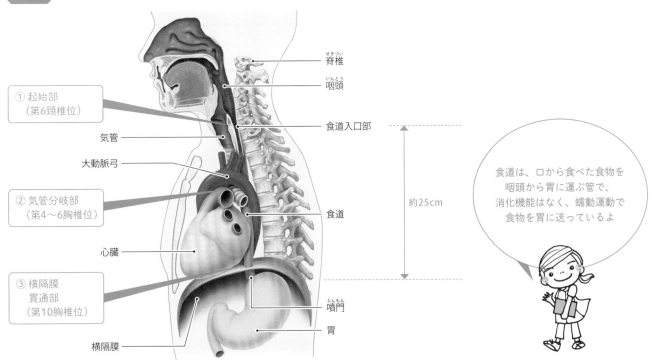

図2 食道壁の構造

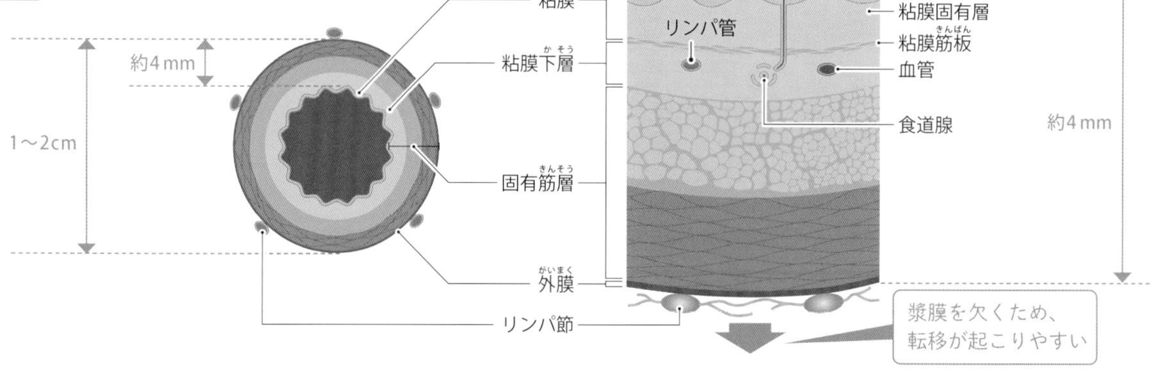

症状

- 発症初期は無症状であることが多い。
- 進行するに従い、嚥下障害、嗄声、咳嗽、体重減少、胸部痛などの自覚症状が出現する。

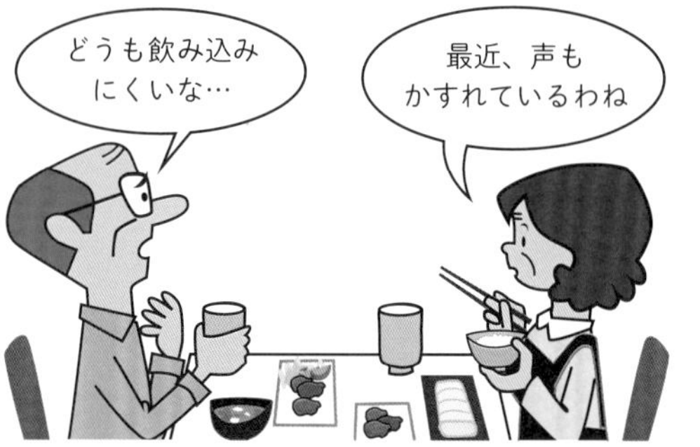

どうも飲み込み
にくいな…
最近、声も
かすれているわね

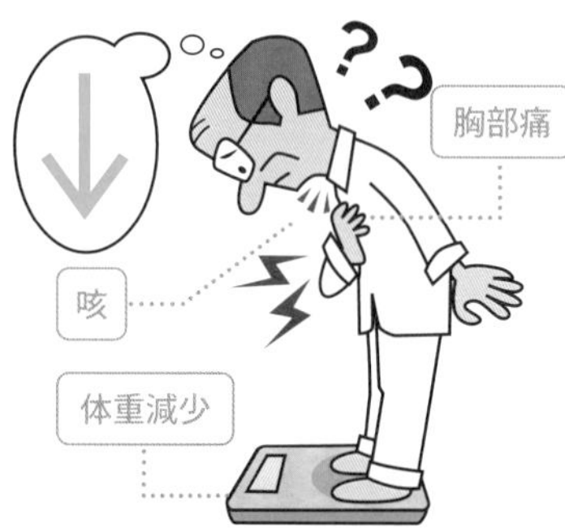

胸部痛
咳
体重減少

検査・診断

- 上部消化管内視鏡検査：内視鏡検査では、粘膜の色や凹凸などを直接観察する。異常な部分の組織を採取し、顕微鏡でがん細胞の有無を確認する（病理検査）。
- 上部消化管造影検査：がんの占拠部位、大きさ、壁在、隆起性などを診断する。
- CT検査・MRI＊検査・PET＊検査：がんの周辺の臓器への浸潤やリンパ節・肺・肝臓などへの転移の有無を調べる[4]。

重症度分類

- 食道がんは、がんが食道壁のどの深さまで広がっているかを示す壁深達度（T）、リンパ節転移の程度（N）、他臓器への遠隔転移の有無（M）の3つから病期（ステージ）を決定する（**表1**）。
- 食道がんの壁深達度はT1a（粘膜筋板まで）、T1b（粘膜下層まで）、T2（筋層まで）、T3（外膜まで）、T4（周囲臓器に浸潤）に分類される（**表2**、**図3**）。
- 食道は縦長の臓器であり、食道がんのリンパ節転移の場合、反回神経周囲リンパ節、傍食道リンパ節、胃周囲リンパ節、頸部リンパ節などの広い範囲に転移を認める[5]。

表1 食道がん（扁平上皮癌）の進行度（stage）［病理学的進行度］

転移 / 壁深達度	N0	N1	N2	N3 M1a	M1b
T0	0	ⅡA	ⅡA	ⅢA	ⅣB
T1a	0	ⅡA	ⅡB	ⅢA	ⅣB
T1b	Ⅰ	ⅡA	ⅢA	ⅢA	ⅣB
T2	ⅡA	ⅡB	ⅢA	ⅢB	ⅣB
T3	ⅡB	ⅢA	ⅢB	ⅣA	ⅣB
T4a	ⅢB	ⅢB	ⅣA	ⅣA	ⅣB
T4b	ⅣA	ⅣA	ⅣA	ⅣA	ⅣB

T4a：胸膜、心膜、横隔膜、肺、胸管、奇静脈、神経　T4b：大動脈（大血管）、気管、気管支、肺静脈、肺動脈、椎体
日本食道学会 編：臨床・病理　食道癌取扱い規約　第12版．金原出版，東京，2022：31．より転載

表2 食道がんの壁深達度

TX	原発巣の壁深達度が判定不可能	
T0	原発巣としての癌腫を認めない	
T1	表在癌（原発巣が粘膜内もしくは粘膜下層にとどまる病変）[註1)]	
T1a	原発巣が粘膜内にとどまる病変[註2)]	
	T1a-EP	癌腫が粘膜上皮内にとどまる病変（Tis）
	T1a-LPM	癌腫が粘膜固有層にとどまる病変
	T1a-MM	癌腫が粘膜筋板に達する病変
T1b	原発巣が粘膜下層にとどまる病変（SM）[註3)]	
	T1b-SM1	粘膜下層を3等分し、上1/3にとどまる病変
	T1b-SM2	粘膜下層を3等分し、中1/3にとどまる病変
	T1b-SM3	粘膜下層を3等分し、下1/3に達する病変
T2	原発巣が固有筋層にとどまる病変（MP）	
T3	原発巣が食道外膜に浸潤している病変（AD）[註4)]	
T4	原発巣が食道周囲臓器に浸潤している病変（AI）[註5,6,7)]	

註1）表在癌：癌腫の壁深達度が粘膜下層までにとどまるものを表在癌 superficial carcinoma と呼ぶ。リンパ節転移の有無を問わない。
　例：表在癌：T1aNXMX、T1bN1M0
註2）早期癌：原発巣の壁深達度が粘膜内にとどまる食道癌を早期食道癌 early carcinoma of the esophagusと呼ぶ。リンパ節転移の有無を問わない。
　例：早期癌：T1aNXMX
註3）内視鏡的に切除された標本では粘膜下層を3等分することが困難であるため、粘膜筋板から200μm以内の粘膜下層にとどまる病変を T1b-SM1 とし、粘膜筋板から200μmを超える粘膜下層に浸潤する病変をすべてT1b-SM2とする（SM3は定義されない）。
食道ないし食道胃接合部に発生する腺癌においては、粘膜筋板から500μmを超える粘膜下層に浸潤する病変をすべてT1b-SM2とする。
pT1b癌では粘膜筋板下端からの浸潤距離を測定する。
ただし、浸潤距離の記載は内視鏡切除検体のみに適用する。
　例：pT1b-SM2（600μm）
註4）T3の亜分類は臨床診断のみで記載する。（規約 15頁参照）
T3r：切除可能（画像上、他臓器浸潤が否定的なもの）
T3br：切除可能境界（画像上、他臓器浸潤が否定できないもの）
浸潤が疑わしい臓器を記載する。
＊合併切除可能なpT4aに該当する隣接臓器に対しては、cT3rもしくは cT4のどちらかとなりcT3br は用いない。
心膜、胸管、奇静脈、神経、腹膜など画像にて浸潤診断が困難な場合はcT3r とする。
　例：cT3br（気管）
註5）T4の亜分類は病理診断でのみ使用し、臨床診断では記載しない。（規約15頁参照）
pT4a　心膜、横隔膜、肺、胸管、奇静脈、神経、胸膜、腹膜、甲状腺
pT4b　大動脈（大血管）、気管、気管支、肺静脈、肺動脈、椎体
註6）原発巣が浸潤した臓器を明記する。
　例：cT4（肺）、cT4（大動脈）、pT4a（肺）、pT4b（気管）
註7）リンパ節転移巣が食道以外の臓器に浸潤した場合は T4扱いとし、「T4（転移リンパ節番号-浸潤臓器）」の順に記載する。
　例：T4b（No.112aoA-大動脈）
※註8〜11は割愛
日本食道学会 編：臨床・病理　食道癌取扱い規約　第12版．金原出版，東京，2022：9-11．より一部改変して転載

図3 壁深達度亜分類

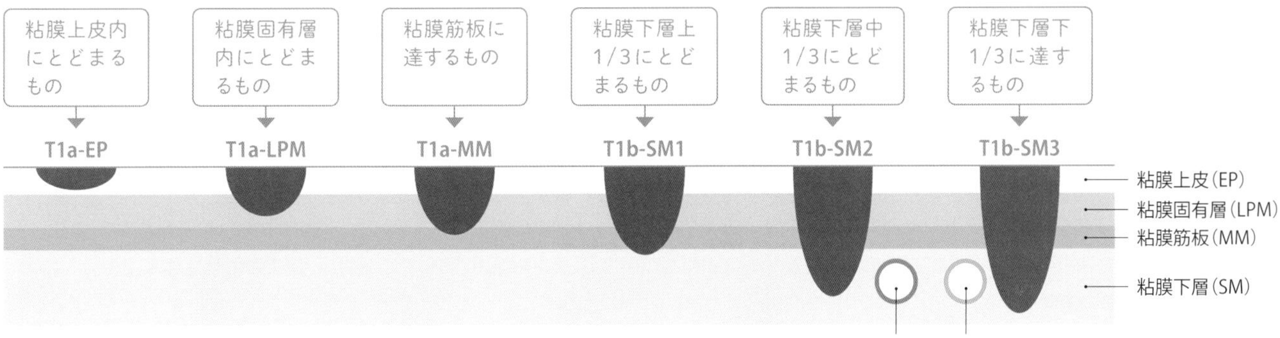

日本食道学会 編：臨床・病理　食道癌取扱い規約　第12版．金原出版，東京，2022：10より一部改変して転載

治療

がんの治療は大きく分けて、内視鏡的切除、手術、化学療法、放射線療法の4つが挙げられる。治療方針は、病期分類に加え、全身状態や患者の意向などを考慮して決定する。

内視鏡治療

早期がんに対しては、EMR*（内視鏡的粘膜切除術）やESD*（内視鏡的粘膜下層剥離術）が適応となる。合併症として、出血・食道裂孔・術後狭窄などが挙げられる[3]。

手術

早期がんや切除不能例以外は、手術が第一選択であり、化学療法や放射線療法を合わせた集学的治療が行われる[3]。

1. 胸部食道がん

食道切除、頸部・胸部・腹部の3領域リンパ節郭清が標準術式である。

最近は、胸腔鏡・腹腔鏡下で胸部および腹部操作が行われている。

再建臓器としては、胃・結腸・小腸が用いられる。

再建経路としては、胸壁前経路、胸骨後経路、胸腔内（後縦隔）経路がある（**図4**）[3]。

2. 頸部食道がん

がんが限局している場合は頸部食道切除、浸潤型や胸部食道にかかる例では食道全摘や喉頭合併切除を要する場合もある[3]。喉頭合併切除では永久気管孔が造設され、術後は発声法の習得や電気式人工喉頭の使用により会話を行う。

3. バイパス手術

- 経口摂取の回復だけを目的とする姑息手術である。
- 再建臓器にはおもに胃が用いられる。
- バイパス手術に代わって、食道ステント挿入を行う場合もある。

化学療法・放射線療法

- 遠隔転移や広範囲の他臓器への浸潤がある場合などの切除不能な進行がんでは、化学療法や放射線療法が行われる。
- フルオロウラシル（5-FU）とシスプラチンを併用するFP療法が一般的である[3]。

図4 食道再建経路

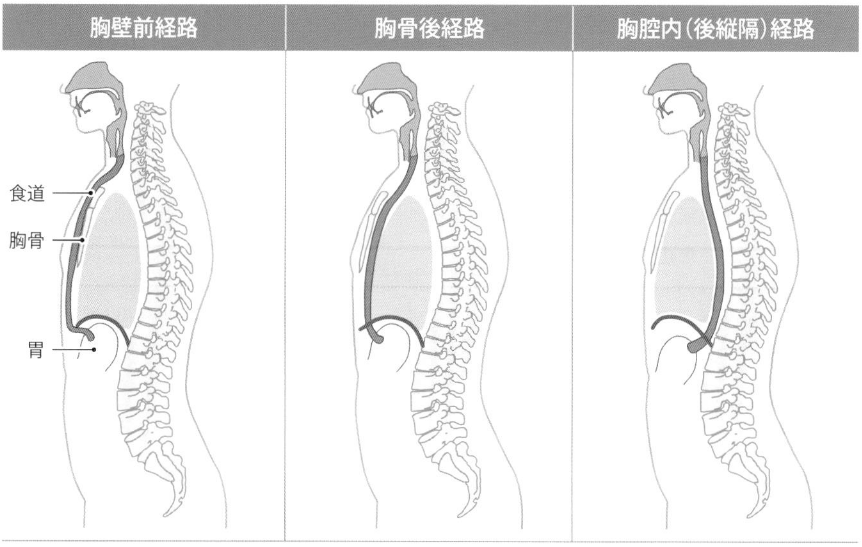

合併症

- 以下に食道がん術後にとくに注意が必要な合併症を挙げる。

縫合不全

- 手術において、食道を切除したあと、再建臓器と残った食道を吻合するが、吻合部の一部に不完全な部分が生じる場合があり、それを縫合不全という。
- 通常、術後7日目前後に造影検査や内視鏡検査を行い吻合部の確認を行い、問題がなければ飲水や食事が開始されるが、縫合不全が生じた場合は絶飲食期間が延長され吻合部の安静を保つ。縫合不全の程度が大きい場合は、再手術を行い、食道瘻（食道を頸部から外に出す）を造設し、全身状態が改善してから再建を行う。
- 縫合不全を起こす要因には、全身要因と局所要因とがある（**表3**）。

術後肺炎

- 術後合併症として一番多いのが肺炎である。原因としては、声帯の運動をつかさどる反回神経の損傷による誤嚥や、術後の痛みなどにより喀痰排出困難となり肺に痰が貯留することが挙げられる。
- 肺炎が悪化した場合は、一時的に気管切開や気管内チューブを挿入して人工呼吸器をつける場合もある。

嗄声

- 術中の機械的刺激や損傷、また腫瘍による浸潤により神経を切断せざるを得なかった場合、挿管チューブによる神経圧迫や損傷が原因として挙げられる。
- 術後、気管内チューブの抜去時に両側反回神経麻痺の有無を確認する（喉頭ファイバーで声帯を観察する）。
- 両側反回神経麻痺が確認され、そのうえ呼吸困難や血液ガス分析でPaO_2*の低下がみられたときは気管切開が必要になる可能性がある。
- 左反回神経は大動脈弓の前面を回るため、右側に比べ走行距離が長く反回神経麻痺になる確率が高い。

表3 縫合不全を起こす要因

全身要因	局所要因
●低栄養	❶手術手技、縫合部の血流障害がある場合
●呼吸機能・循環機能の低下による組織への酸素供給不足	❷縫合部が組織の癒着などによって物理的に牽引されて緊張が高い場合
●糖尿病や肝機能障害などの代謝障害	❸チューブ・ドレーンにより縫合部が圧迫されている場合
●膠原病	❹消化管内容物が停滞することにより内圧が亢進している場合　など[6]
●ステロイド薬の投与　など	

Part 2

アセスメント力がつく ヘルスアセスメント

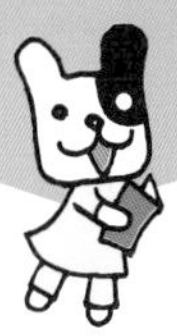

高齢者と家族の身体面・生活面・心理面・社会面のアセスメント項目と根拠を解説します。

1 全身状態

- バイタルサイン
- 不整脈の有無
- SpO_2*
- 血糖値
- ドレーン排液の性状・量
- 創部の状態
- 創痛の程度
- 尿量
- 腸瘻刺入部の状態
- 薬剤の使用状況

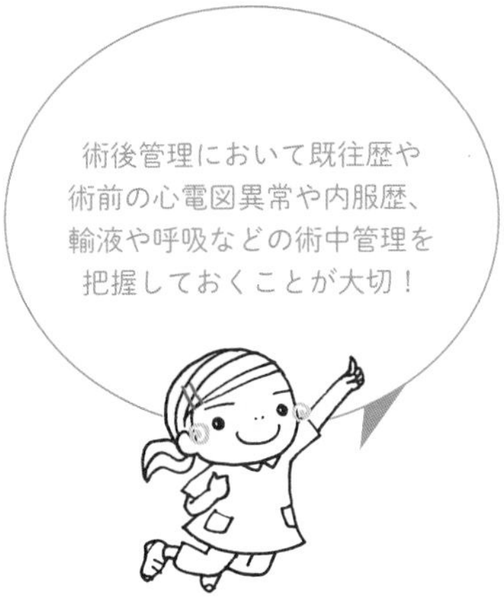
術後管理において既往歴や
術前の心電図異常や内服歴、
輸液や呼吸などの術中管理を
把握しておくことが大切！

アセスメントの根拠

術後合併症の早期発見のためには、全身状態の観察が重要である。食道がんの手術は長時間かつ高度な侵襲を伴うため、とくに頻脈性不整脈を発症しやすい。術前の心電図異常の有無や循環器系疾患の既往や内服歴を把握したうえで、また術中および術後の水分出納や炎症反応上昇に伴う血管内脱水の影響を理解しておく必要がある。

酸素供給不足や血糖値が不安定であると、縫合不全のリスクが高まるため、SpO_2や血糖値の推移に注意していく。術後は痰の喀出が困難なため、気管支拡張剤（ホクナリンテープ）や去痰薬の使用、ネブライザー吸入の実施、喀痰吸引の援助により気道の清浄化を図る。

胸腔ドレーンの留置は肺の拡張を促す目的だけでなく、排液の量・性状の推移から術後出血の早期発見につながることもある。

創部痛に対して、術直後はPCA*ポンプやシリンジポンプから持続的に鎮痛薬を投与し、増強時は静脈内注射で補助的に除痛を図ることが多い。離床時に効果的に痛みを抑えられるように、鎮痛薬の最高血中濃度到達時間を考慮して投与を行うことが大切である。また、リハビリテーションを積極的に実施することは早期回復につながることを患者に説明すること、安楽なポジショニングの実施も有効なケアの1つである。

2 症状の出現状況

- 嚥下障害
  - ▶食物の通過障害、停滞感、摂取時のむせ、しみる感じ
- 消化器症状
  - ▶食欲不振、嘔気、嘔吐、胃部不快感

アセスメントの根拠

症状の進行具合によっては経口摂取が難しいため、術前から食事形態の検討や栄養剤の内服、経管栄養を実施する。

入院時に嚥下スクリーニングを実施し、嚥下障害の予防的な介入を行うことで手術を安全に迎えることができる。

3 栄養状態

- 食事摂取状況
  - ▶経口摂取の内容・量・回数・摂取可能なかたさ、嚥下時のむせの有無、嚥下困難感の有無、食事摂取時の姿勢
- 栄養剤の種類、量、カロリー、タンパク質含有量
- InBody測定（体水分・タンパク質・ミネラル・体脂肪を定量的に分析することができる装置）
- 体重、採血データ（総タンパク、アルブミン、プレアルブミン、コリンエステラーゼ）、脱水状態の有無
- NST*（栄養サポートチーム）による介入内容

アセスメントの根拠

低栄養は術後の早期回復を遅延させる要因となるだけでなく、縫合不全などの合併症の原因ともなりうる。そのため、術前に栄養状態の改善を図る必要がある。

嚥下機能や食事摂取量、食事内容を把握し、患者の状態や嗜好に合わせた食事内容を検討する。高タンパク食、高エネルギー食、低残渣食、流動食など個別に食事を検討し、摂取量を記録する。

経口摂取が困難な場合は、術前は経鼻栄養や中心静脈栄養、術後は経腸栄養や輸液などで補充する。

体重測定や食事摂取量の記録は、栄養状態の指標となるだけでなく、患者の治療参加意識の向上にもつながる。

経管栄養により栄養剤を投与するときは、注入時の腹部膨満感、便秘、下痢などの症状に注意が必要である。術後は、経口からの水分補給が難しい場合が多いため、脱水にも注意が必要であり、適宜、腸瘻から白湯の注入や経静脈による補液で調整していく。

術前・術後のInBody測定とその比較により栄養状態を把握することができ、また筋肉・脂肪量の計測は運動の指標にもなる。

4 生活習慣・生活状況

- 嗜好品（タバコ、アルコール飲料、香辛料など）
- 食事は誰がつくっているか、誰と食べているか
- 飲酒の有無と量・回数
- 喫煙の有無と喫煙歴（何歳から吸い始めたか）、1日の本数
- 現在の家族構成と生活状態

アセスメントの根拠

食道がんの発症要因として、食生活や患者のライフスタイルが挙げられる。喫煙は術後の呼吸器合併症や手術部位感染の発症因子、また、飲酒はせん妄の発症因子になりうる。よって、術前の禁煙および禁酒は非常に重要である。

飲酒や喫煙でストレスを解消していた患者にとっては、術後のストレス発散が行えない状況に陥ることも考えられる。健康的なストレスコーピングを援助していくうえでも、患者の生活習慣を把握することは重要である。

退院後は、腸瘻の管理が必要となるため、本人の手技獲得状況によっては支援者が必要となる。本人だけでなく、家族の生活状況も知っておく必要がある。

5 活動・休息状態

- 職業の種類、就業時間、休日の有無、活動量
- 就寝・起床時間、熟睡感の有無、睡眠薬の使用状況

アセスメントの根拠

術後は、酸素投与、ドレーンの留置、経腸ポンプや輸液ポンプを用いて24時間持続投与を行うため、日常生活における制限や拘束感を感じやすく、患者に不満やストレスが募りやすい。

ベッド上で過ごす時間が長くなることで昼夜逆転したり、鎮痛効果のため医療用麻薬を使用する患者も多く、せん妄を発症するリスクが高い。そのため、せん妄発症のリスクの低い睡眠薬を使用したり、日中の覚醒を促すなどのケアにより、夜間の入眠を促すことが大切である。

6 ADL*

- 歩行状態、補助具の使用の有無
- PT*やST*によるリハビリテーション内容
  - ▶嚥下リハビリテーション
  - ▶呼吸リハビリテーション
  - ▶歩行訓練

アセスメントの根拠

通常、術後1日目からリハビリテーションを開始する。心肺機能と全身の筋力の回復を促すことは、合併症を防ぐことにつながる。

食道がんの手術後は嚥下機能が低下することが多く、嚥下リハビリテーションにも介入する。

また術後は喀痰の排出が難しく、肺炎の発症は命にかかわることもあるため、呼吸リハビリテーションも行われる。術前から、手術後の気道内分泌物の除去の必要性、術前術後の呼吸訓練の有効性を説明し、深呼吸や痰の喀出方法、咳嗽のしかたを指導することが有効である。

歩行訓練は四肢の廃用予防になるだけでなく、立位・歩行などの運動により局所の換気が増大し血流・呼吸流量が増え、運動による気管支の拡張、排痰の促進が期待できる。

これらの嚥下リハビリテーション・呼吸リハビリテーション・歩行訓練においては、術前から介入し患者に合わせて個別性のある内容とすることが大切である。

7 自己管理

- 腸瘻管理に対する理解度、医療者による指導に対する姿勢、意欲
- 家族や支援者の治療に対する理解度、協力体制
- 要介護認定申請状況
- 体重、食事摂取量などのセルフモニタリングの状況

アセスメントの根拠

術後は反回神経麻痺の影響で嚥下機能が低下することが多い。そのため、経口摂取のみでは必要カロリーを摂取することが難しく、退院後も腸瘻からの栄養剤投与を併用することがほとんどである。

患者本人が腸瘻の手技獲得をすることが難しい場合は、家族への指導や訪問看護の導入等、他者からの協力を得る必要がある。退院後も管理が継続できるように、術前から要介護認定の申請を進め、必要なサービスを使用できるように手配し、患者が退院後の生活にスムーズに移行できるように支援することも看護師の役割である。

入院中から食事摂取量を用紙に記載し、毎日体重を測定することでセルフモニタリングの指標とすることができ、また習慣づけることで退院後も継続することが期待できる。

8 口腔内の状態

- 歯や歯肉の状態、入れ歯の状態、口腔粘膜の状態
- 口腔衛生の状態

アセスメントの根拠

術後の肺炎の予防、術創の感染予防、全身麻酔時の気管への挿管で歯が折れたり抜けたりしないような準備、術前からよく噛める状態にして術後の全身の回復を助けること、これらのために口腔機能管理が必要である[8]。

術前・術後の定期的な歯石除去や歯のクリーニングの実施、歯の磨きかたや義歯清掃法、保湿法などの口腔清掃指導は、肺炎の発症や感染予防につながる。

Part 3

アセスメント時点での 患者さんの全体像

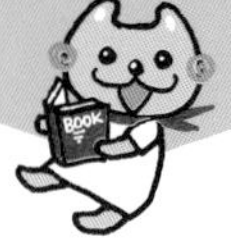

アセスメント時点（現時点）での高齢者の全体像を、イラスト中心にまとめます。

1 患者さんの思っていること

「食道がんという診断にはかなり驚いたが、まだ手術ができる段階でよかった。大きな手術だったが、無事終わってほっとした。先生方にはとても感謝している」

「最近食事も再開してうれしいが、飲み込みにくさや満腹感があって思うように食べられない。栄養剤の投与も正直わずらわしく、手術前に想像していたより、状況的につらい。しかし早く退院したい気持ちはあるので、がんばって慣れていきたいと思う」

「栄養剤の投与は看護師さんに教わっているが、年のせいかなかなか覚えられない。妻にも手伝ってもらわないといけないと思っている」

2 患者さんの生活に関すること

「仕事は定年で辞めた。趣味は妻との散歩。朝にいっしょに歩くのが日課になっている。足は手術（人工股関節置換術）をしてから杖を使って問題なく歩けている」

「その他の時間はだいたいテレビを見たり本を読んだりして過ごしている。妻との仲はよいと思う。毎日おいしいご飯をつくってくれている」

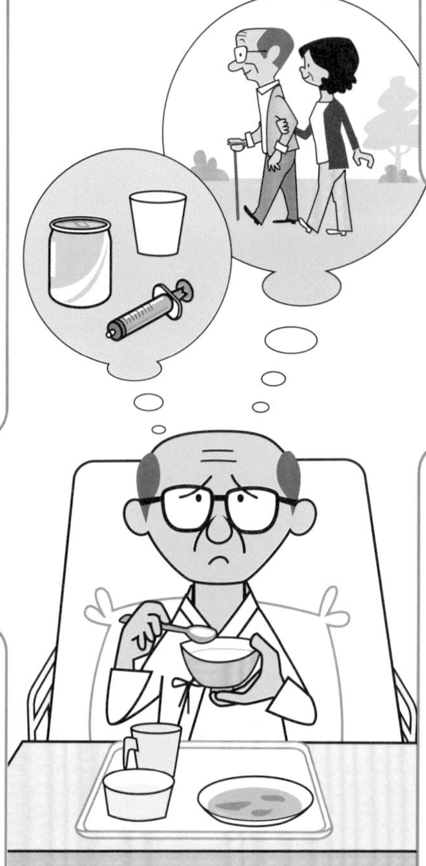

3 患者さんの人生に関すること

「若いころは大企業に勤めて多忙な日々を送っていた。仕事のストレスも多く、もともと喫煙していたが、忙しくなってからかなりタバコの本数が増えた。また仕事の付き合いでお酒を飲む機会も多かった。我ながらよくがんばって働いていたと思う」

「子どもはもうとっくに就職して巣立っていったし、今は妻と気楽な生活をしている。残りの人生は妻と旅行でもしてゆっくりと過ごしたいと思っている」

4 病気に関すること

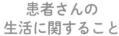

「食道がんと診断されてからはきっぱり禁煙した。定年退職してからはお酒の量も減ったが、今もときどき夜の晩酌はしている。父親が咽頭がんだったし、がんになるリスクはあると思っていたが、仕事のせいもあってとくに気をつけてはいなかった。タバコをたくさん吸っていたことが食道がんになってしまった原因だと自分では思っている。老後のためにも、これからは少し生活に気をつけないといけないと思っている」

現在利用している社会資源

要介護認定なし、申請を検討中。

Part 4

看護診断につなげる関連図

関連図を書くことで、アセスメントした内容を整理し、看護診断を明らかにします。

凡例　実在する状態　潜在する状態　治療・ケア　看護診断　合併症　→関連（実在）　→関連（潜在）

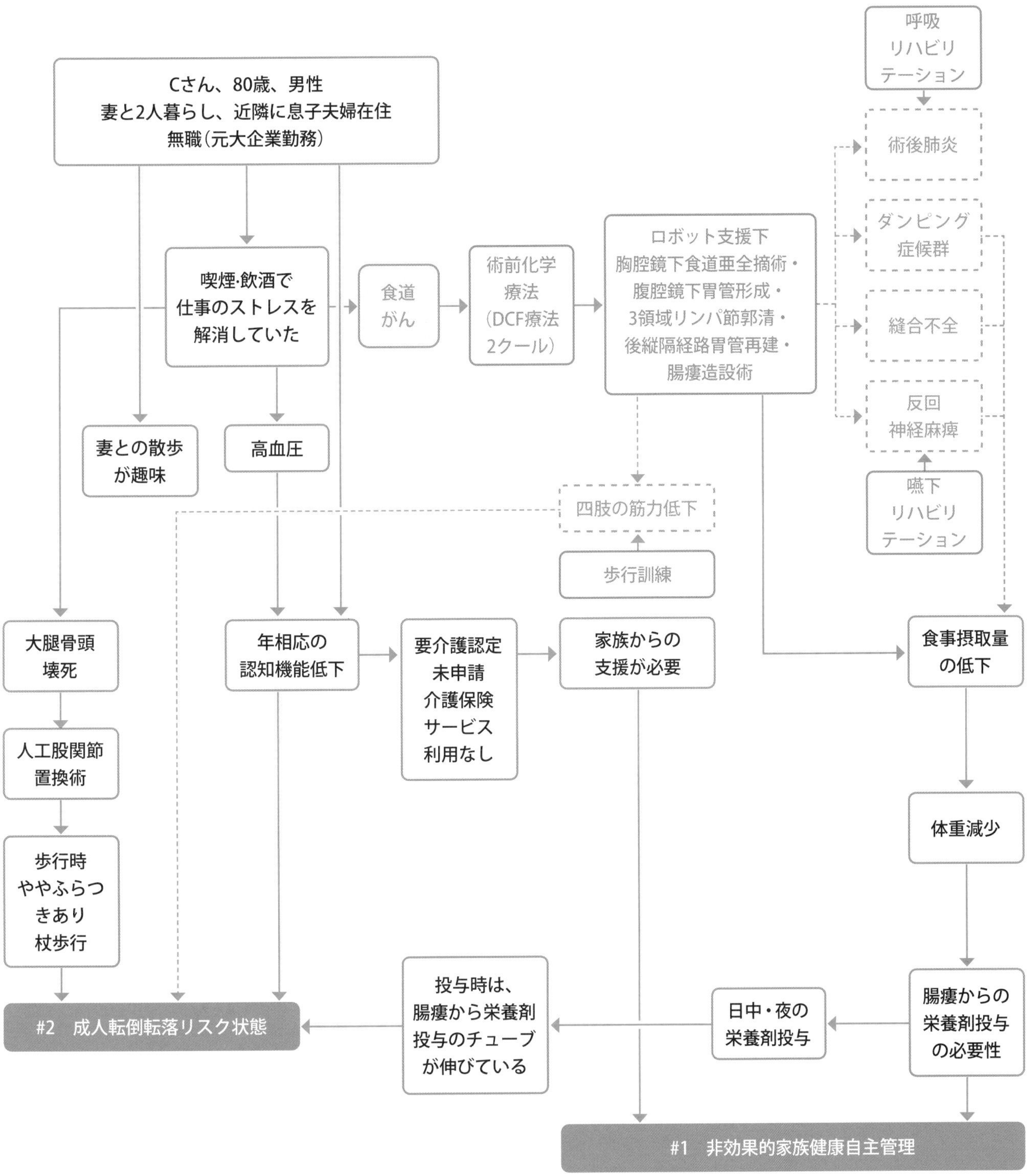

Part 5

看護診断と根拠

明らかになった看護診断に優先順位をつけて根拠を示します。

No	看護診断	根拠
#1	腸瘻管理が難しく、退院後の生活が不安なことに関連した非効果的家族健康自主管理※1	経口摂取のみでは必要なエネルギー量を補うことは難しく、退院後も腸瘻から栄養剤を投与することが必要となる。Cさんは今後自宅退院を見据え、腸瘻管理を習得していく必要がある。入院時の問診票には「最近もの忘れが進んでいる気がする」と記載があり、Cさんの認知機能をアセスメントし、必要であれば家族にも手技指導を行っていく。#1として問題を挙げ、本人・家族が手技獲得できるよう援助していく。
#2	人工股関節置換術後・高齢による筋力低下に関連した成人転倒転落リスク状態※2	Cさんは人工股関節置換術後であり、ふだんは杖歩行をしている。高齢であり体幹筋力の低下・認知機能の低下がみられる。腸瘻からの栄養剤投与時は腸瘻から栄養剤投与ルートのチューブが伸びている状態であり、チューブを踏んで転倒しないように注意を払う必要がある。転倒転落リスクが高く#2とした。

※1 定義：慢性疾患を抱えた1人または複数の家族メンバーとの生活に固有の、症状や治療計画の管理、身体・心理社会・スピリチュアル面への影響の管理、ライフスタイル変化の管理が不十分な状態[9]
※2 定義：成人がうっかりして、地面や床などの低い高さのところに着地する事故を経験しやすく、健康を損なうおそれのある状態[9]

Part 6

根拠に基づいた看護計画

看護診断＃1〜2の期待される成果、看護計画と根拠を示します。

#1 腸瘻管理が難しく、退院後の生活が不安なことに関連した非効果的家族健康自主管理

期待される成果（長期目標）	●退院後も適切な腸瘻管理を行うことができる。
期待される成果（短期目標）	●腸瘻管理の手技（酢水注入・栄養剤投与・腸瘻固定テープの交換）が獲得できる。 ●腸瘻管理の注意事項を本人・家族が説明できる。 ●退院後の生活スケジュール（栄養剤投与を含めた）を計画できる。

	看護計画	根拠・留意点
観察計画 O-P	❶認知機能障害や感覚器障害・運動機能障害の有無・程度	●認知機能の低下や視力障害がないか、また手指の巧緻性を確認し、本人が腸瘻管理を行うことができるか、もしくは他者からの援助が必要であるかをアセスメントする。
	❷栄養状態 ●食事摂取量 ●血液データ ●体重の推移 ●必要摂取エネルギー量（経口摂取量・栄養剤投与量）	●経口摂取のみで不足するエネルギー量を栄養剤投与で補っていく。食事摂取量と体重の推移を確認し、必要エネルギー量を得られているか確認する。
	❸腸瘻管理に関する理解度	●手技獲得への理解度や積極性を知ることで教育プランに活かすことができる。
	❹栄養剤投与による症状の有無（下痢・腹部膨満感・低血糖）	●栄養剤の投与速度によっては下痢や低血糖、腹部膨満感が発生する場合がある。
	❺家族関係・支援状況 ❻要介護認定申請状況・介護保険サービス利用の有無	●本人の手技獲得が難しい場合、家族からの支援や介護保険サービスの利用が必要となる。早期から支援状況について情報収集を行い、スムーズに支援を行えるようにしていく。
	❼退院後の生活スケジュール	●本人の趣味や生活習慣・活動習慣を確認し、スケジュール立案につなげる。
ケア計画 C-P	❶入院前の生活を振り返り、退院後の栄養剤投与スケジュールをいっしょに検討する。	●酢水注入や栄養剤投与手技を1日のうちどの時間帯に実施していくか、本人の生活習慣・活動時間を考慮しながらスケジュールを立てていく。
	❷食事摂取量記載表に日々の食事摂取量を記載してもらう。 ❸毎日の体重測定を指標にする。	●自身の食事摂取量や体重の推移を記載することで、セルフマネジメントにつなげることが期待できる。
教育計画 E-P	❶腸瘻管理について、パンフレット（P.52**図5**）を用いて指導を行う。	●指導時の理解度や積極性など患者の反応を確認し、指導状況を記録して統一した対応ができるようにする。
	●酢水注入手技（**図5-**①）：10倍希釈した酢水を1回/日投与する。	●酢水を注入することで、ルートの閉塞予防・殺菌効果が期待できる。
	●栄養剤投与手技（**図5-**②）：栄養状態によって、栄養剤を2～3回/日投与する。 夜間投与する場合は経腸栄養用ポンプの使用を検討する。	●栄養剤の投与量が多く、日中の活動が制限される場合は、夜間の投与を検討する。夜間に投与する場合は、睡眠の阻害や流量の変動を防ぐため、経腸栄養ポンプの使用が望ましい。
	●腸瘻固定テープの交換手技（**図5-**③）：入浴後等、固定テープが剥がれた際に交換する。	●腸瘻刺入部の発赤や排膿がないか等、固定テープ交換時に腸瘻刺入部の観察も指導する。
	●経腸栄養物品（栄養ボトル・滴下チューブ・シリンジ・固定テープ・経腸栄養ポンプ・点滴台）の必要性について検討し、入手方法を本人へ説明する。	●物品のうち、栄養ボトル・滴下チューブ・シリンジは全員必須で必要となる。栄養剤の投与量が多く投与時間が長い場合や、経腸栄養ポンプを使用する場合は点滴台の使用が望ましい。物品の購入やレンタル方法を説明し、退院日までに物品を準備できるよう援助する。
	❷腸瘻が閉塞・抜けてしまった場合の対処法について説明する。	●腸瘻が閉塞した場合、微温湯や酢水を通し、閉塞が解除できるか試してもらう。それでも閉塞が解除できない場合や、腸瘻が抜けてしまった場合は、すぐに来院し医師の診察を受けるよう説明する。
	❸腸瘻刺入部の洗浄方法について説明する（**図5-**④）。	●腸瘻刺入部を洗浄することで感染のリスクが低下する。自宅での入浴時は優しくていねいに刺入部を洗浄し、清潔を保つよう説明する。

	看護計画	根拠・留意点
教育計画 E-P	❹退院前に管理栄養士から食事指導を行う。 ❺ダンピング症候群（血糖値の変動によるめまい、動悸、発汗、頭痛、手指の震えなどの症状）が出現した際の対処法や予防方法を説明する。	●退院後の食事摂取時の注意点や調理方法の工夫について説明してもらう。自宅での調理者が家族の場合は、指導に同席してもらうよう依頼する。 ●手術により胃管が作成され、食物が短時間に小腸に流れ込むことでダンピング症候群が起こりやすくなる。1回の食事量を減らし、補食を取り入れることや、症状出現時は飴などの糖分を摂取し安静にすることを説明する。

図5 腸瘻管理指導パンフレットの例

①酢水注入方法

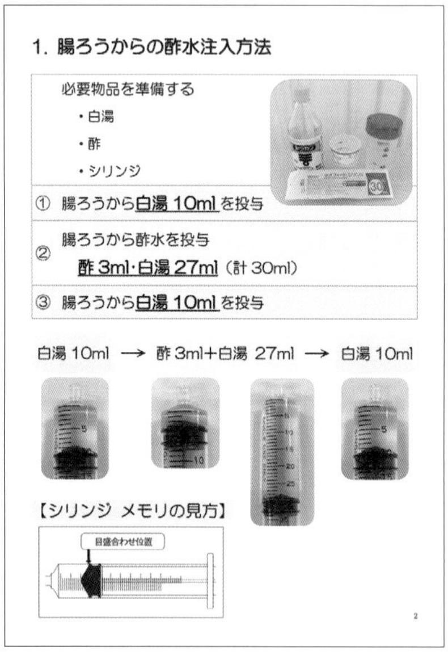
1. 腸ろうからの酢水注入方法

必要物品を準備する
・白湯
・酢
・シリンジ

① 腸ろうから白湯 10ml を投与

② 腸ろうから酢水を投与
酢 3ml・白湯 27ml（計 30ml）

③ 腸ろうから白湯 10ml を投与

白湯 10ml → 酢 3ml+白湯 27ml → 白湯 10ml

【シリンジ メモリの見方】

目盛合わせ位置

2

②栄養剤の投与方法

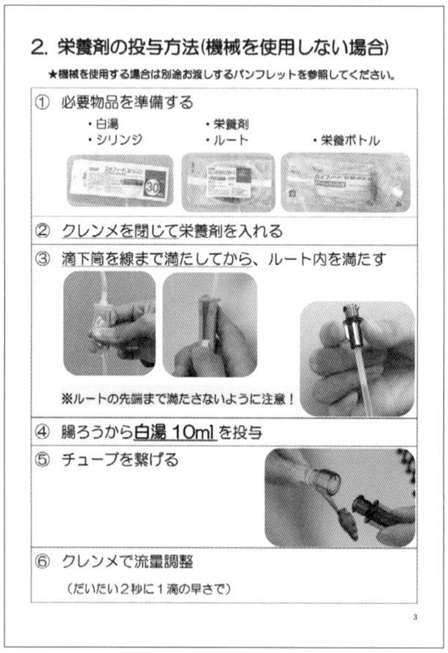
2. 栄養剤の投与方法(機械を使用しない場合)

★機械を使用する場合は別途お渡しするパンフレットを参照してください。

① 必要物品を準備する
・白湯
・シリンジ
・栄養剤
・ルート
・栄養ボトル

② クレンメを閉じて栄養剤を入れる

③ 滴下筒を線まで満たしてから、ルート内を満たす
※ルートの先端まで満たさないように注意！

④ 腸ろうから白湯 10ml を投与

⑤ チューブを繋げる

⑥ クレンメで流量調整
（だいたい2秒に1滴の早さで）

3

③腸瘻固定テープ交換方法-1

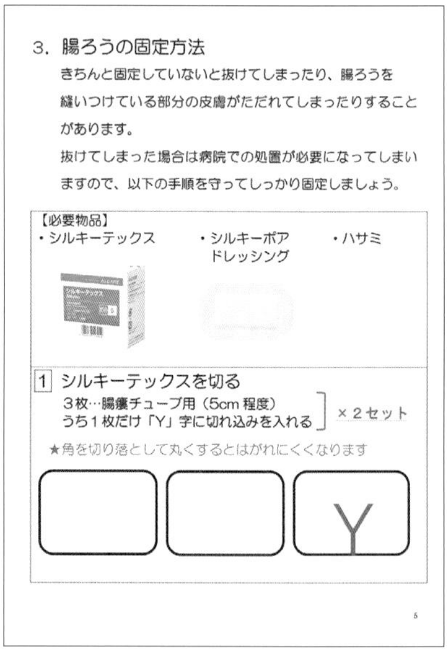
3. 腸ろうの固定方法

きちんと固定していないと抜けてしまったり、腸ろうを縫いつけている部分の皮膚がただれてしまったりすることがあります。
抜けてしまった場合は病院での処置が必要になってしまいますので、以下の手順を守ってしっかり固定しましょう。

【必要物品】
・シルキーテックス
・シルキーポアドレッシング
・ハサミ

1 シルキーテックスを切る
3枚…腸瘻チューブ用（5cm 程度）
うち1枚だけ「Y」字に切れ込みを入れる ×2セット

★角を切り落として丸くするとはがれにくくなります

Y

5

③腸瘻固定テープ交換方法-2

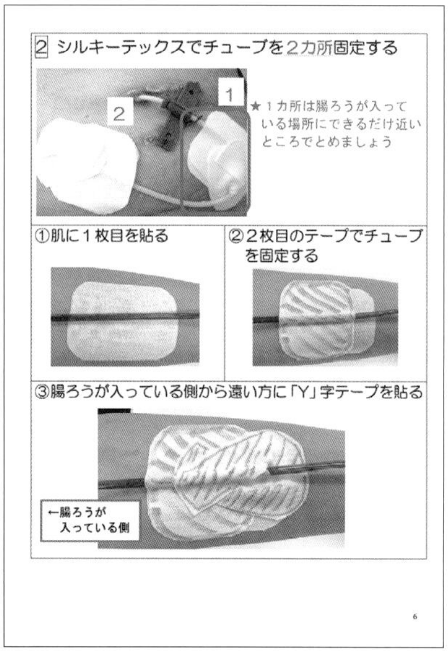
2 シルキーテックスでチューブを2カ所固定する

1
2
★1カ所は腸ろうが入っている場所にできるだけ近いところでとめましょう

①肌に1枚目を貼る

②2枚目のテープでチューブを固定する

③腸ろうが入っている側から遠い方に「Y」字テープを貼る

←腸ろうが入っている側

6

③腸瘻固定テープ交換方法-3

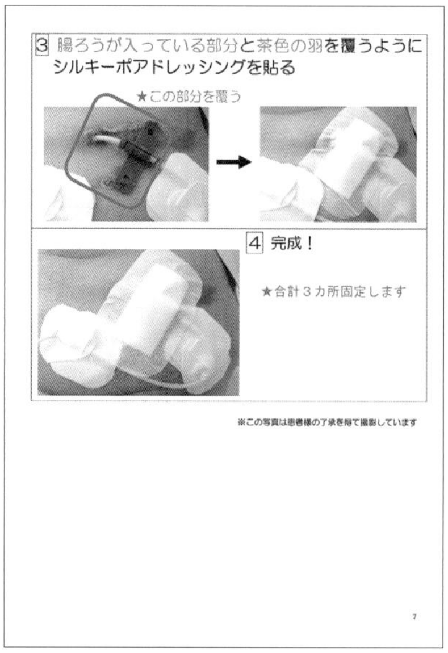
3 腸ろうが入っている部分と茶色の羽を覆うようにシルキーポアドレッシングを貼る

★この部分を覆う

4 完成！

★合計3カ所固定します

※この写真は患者様の了承を得て撮影しています

7

④入浴方法

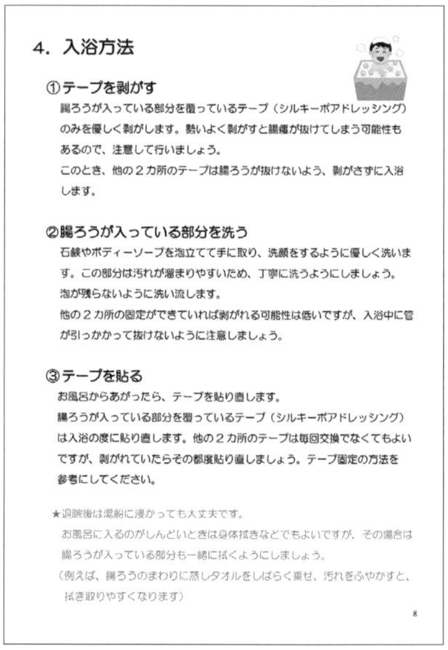
4. 入浴方法

①テープを剥がす
腸ろうが入っている部分を覆っているテープ（シルキーポアドレッシング）のみを優しく剥がします。勢いよく剥がすと腸瘻が抜けてしまう可能性もあるので、注意して行いましょう。
このとき、他の２カ所のテープは腸ろうが抜けないよう、剥がさずに入浴します。

②腸ろうが入っている部分を洗う
石鹸やボディーソープを泡立てて手に取り、洗顔をするように優しく洗います。この部分は汚れが溜まりやすいため、丁寧に洗うようにしましょう。
泡が残らないように洗い流します。
他の２カ所の固定ができていれば剥がれる可能性は低いですが、入浴中に管が引っかかって抜けないように注意しましょう。

③テープを貼る
お風呂からあがったら、テープを貼り直します。
腸ろうが入っている部分を覆っているテープ（シルキーポアドレッシング）は入浴の度に貼り直します。他の２カ所のテープは毎回交換でなくてもよいですが、剥がれていたらその都度貼り直しましょう。テープ固定の方法を参考にしてください。

★退院後は湯船に浸かっても大丈夫です。
お風呂に入るのがしんどいときは身体拭きなどでもよいですが、その場合は腸ろうが入っている部分も一緒に拭くようにしましょう。
（例えば、腸ろうのまわりに蒸しタオルをしばらく乗せ、汚れをふやかすと、拭き取りやすくなります）

8

※パンフレットに掲載されている写真は、患者に撮影・掲載の許可を得ています。

#2 人工股関節置換術後・高齢による筋力低下に関連した成人転倒転落リスク状態

期待される成果（長期目標）	・転倒転落を起こさず経過できる。
期待される成果（短期目標）	・腸瘻から栄養剤を投与する時間帯を考慮し、自身の転倒リスクが高い時間帯を把握できる。 ・腸瘻からの栄養剤投与ルートに注意を払うことができる。

	看護計画	根拠・留意点
観察計画 O-P	❶感覚器障害の有無（視覚・聴覚・眩暈[めまい]の有無）	・Cさんは外出時に杖歩行をしている。その他にも転倒につながる感覚器・運動機能障害はないか確認する。
	❷運動機能障害の有無・程度・部位	
	❸日常生活行動の状況 ・腸瘻から栄養剤を投与する時間帯	・栄養剤の投与時間帯が夜間であれば、暗さや眠気によって転倒リスクが高まる。日中の場合は生活動作が多く、転倒につながる可能性もある。
	❹認知機能障害の有無・精神状態	・「もの忘れが増えた」と本人から訴えがある。認知機能障害の程度について本人・家族へ確認する。
	❺内服薬の服薬状況（睡眠薬など）	・ふらつきが起こりやすい等、歩行に影響する内服薬を服用していないか確認する。
ケア計画 C-P	❶周囲の環境整備を行う。 ・自室の床や廊下にできるだけ物を置かないようにする。	・栄養剤投与時はチューブに足を引っかけてしまう可能性がある。周囲の転倒につながりそうな物は片づけておく。
	❷筋力低下予防のため、理学療法士の介入・病棟リハビリテーションを行う。	・入院中は運動の機会が少なく、筋力低下につながりやすい。早期からリハビリを開始し、廃用症候群を予防していくことが必要となる。
	❸必要時日常生活行動の介助を行う。	
	❹夜間は照明を用いる。 ・夜間に栄養剤を投与する場合は読書灯・間接照明の使用を検討する	・暗さから転倒につながることのないよう、照明の使用を検討する。
教育計画 E-P	❶必要時は家族に介助の申し出をするよう説明する。	・手術の影響でダンピング症候群など体調不良が起こる場合もある。体調が悪い場合は無理をせず、家族に援助を依頼してもらうよう説明する。
	❷適切な靴の指導 ・スリッパではなく、かかとのあるルームシューズの使用を検討する。	・かかとのないスリッパは脱げやすく、転倒につながりやすい。

Part 7

評価

実施した看護計画を評価する際の視点を解説します。

- 食道がんで腸瘻を造設した場合、術後の嚥下機能の状態や経口摂取量にもよるが、数か月で腸瘻を抜去できるケースが多い。Cさんは80歳と高齢で軽度認知機能低下があるため、腸瘻抜去までの腸瘻管理には他者からの支援が必要となる。退院後は家族からどの程度支援を得られるのか、または訪問看護の利用などサービスを導入するのか、早期から本人・家族の情報を収集しアセスメントしていくことが重要となる。
- 腸瘻からの栄養剤投与は、投与速度が速いと下痢を起こしてしまう場合や、食事前に投与すると満腹感を感じてしまい食事摂取量が減ってしまう場合がある。入院中から本人へ栄養剤の投与指導を行うことで、自身に適した投与速度や投与時間帯を把握してもらい、かつ、退院後のスケジュールに合わせて実施することで退院後の生活をイメージしてもらう。本人の趣味や活動習慣等を情報収集し、実現可能なスケジュールを組めるよう援助していくことが重要である。

評価の視点

- **栄養剤投与を含めた実現可能なスケジュールを組むことができているか。**
- **本人・家族が積極的に手技獲得に向けて取り組むことができているか。**
- **必要エネルギー量が得られているか。**

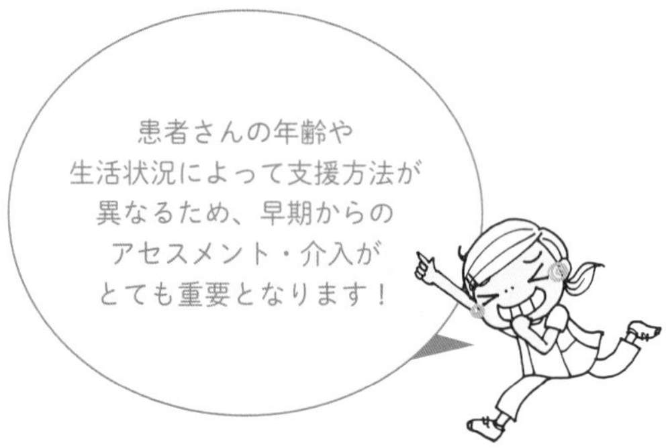
患者さんの年齢や
生活状況によって支援方法が
異なるため、早期からの
アセスメント・介入が
とても重要となります！

〈略語〉

＊【CT】computed tomography：コンピュータ断層撮影
＊【DTX】docetaxel：ドセタキセル
＊【CDDP】cisplatin：シスプラチン
＊【5-FU】fluorouracil：フルオロウラシル
＊【MRI】magnetic resonance imaging
＊【PET】positron emission tomography
＊【EMR】endoscopic mucosal resection
＊【ESD】endoscopic submucosal dissection
＊【PaO_2】partial pressure of arterial oxygen
＊【SpO_2】saturation of percutaneous oxygen
＊【PCA】patient controlled analgesia：自己調節鎮痛法
＊【NST】nutrition support team
＊【ADL】activities of daily living：日常生活動作
＊【PT】physical therapist
＊【ST】speech therapist

〈引用・参考文献〉

1. 日本食道学会 編：食道癌診療ガイドライン2022年版．金原出版，東京，2022.
2. 小野薬品工業：食道の働きと構造.
https://p.ono-oncology.jp/cancers/ec/01/02_guide/01.html(2022/11/8アクセス)
3. 南川雅子 著者代表：系統看護学講座 専門分野Ⅱ 成人看護学[5] 消化器．医学書院，東京，2015.
4. 国立がん研究センター：食道がん.
https://ganjoho.jp/public/cancer/esophagus/diagnosis.html(2022/11/8アクセス)
5. 京都大学医学部附属病院 消化管外科：食道がんの進行度.
https://gisurg.kuhp.kyoto-u.ac.jp/medical/esop/esop_06/(2022/11/14アクセス)
6. 蕗書房：がんの先進医療.
https://gan-senshiniryo.jp/standard/post_2135(2022/11/8アクセス)
7. 南川雅子 著者代表：系統看護学講座 専門分野Ⅱ 成人看護学[5] 消化器．医学書院，東京，2015.
8. 別所和久 監修：これからはじめる周術期等口腔機能管理マニュアル 第2版．永末書店，京都，2020.
9. T.ヘザー・ハードマン，上鶴重美，カミラ・タカオ・ロペス 原書編集，上鶴重美 訳：NANDA-I看護診断 2021-2023 原書第12版．医学書院，東京，2021：169，474.

膀胱がん

ぼうこうがん

執筆
山本未来・村田理恵

患者紹介・学生の受け持ち

患者紹介

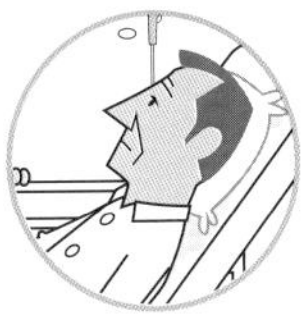

【氏名・年齢・性別】
Dさん、75歳、男性

【身長・体重】
175cm、61kg、BMI 19.9

【役割・職業】
嘱託職員・タクシー会社勤務

【家族背景】
妻（73歳、専業主婦）と同居

【主訴】
血尿

【主要症状】
急激な体重減少（2か月で－5kg）・血尿・食欲不振

【主病名】
膀胱がん

【現病歴】
血尿を主訴に2か月前に近医受診。エコーで膀胱左側に腫瘤様陰影指摘。尿細胞診クラス3・偽陽性のため、近医より本院に紹介され、膀胱鏡検査で左尿管口周囲に乳頭性腫瘍および発赤粘膜あり。11月本院に入院し、TURBT*（経尿道的膀胱腫瘍摘出術）施行。術後経過は良好で、いったん退院した。病理検査結果はT3b、筋層浸潤あり。3週間前に化学療法導入目的で再入院となった。1コース終了後退院し、再入院。明日より2コース目開始予定。

【既往歴】
高血圧、糖尿病

【家族歴】
父および弟が2型糖尿病、父が肺がん、母が乳がん

【嗜好品】
喫煙歴あり、20歳～現在まで、1日1箱喫煙

【治療方針】
化学療法3コース実施後、ロボット支援根治的膀胱全摘・回腸導管造設術予定

【治療内容】
化学療法：GC*（ゲムシタビン・シスプラチン）

【看護方針】
初めての化学療法であり、安全に化学療法を進め、副作用症状の観察を行い、症状を軽減し、安楽に入院生活を過ごせるよう援助する。
また、膀胱全摘・回腸導管造設術を予定していることから、手術への不安を軽減できるよう援助する。

学生の受け持ち

入院2日目から受け持ち、5日目に計画を立案した。

【受け持ち時の状況】
化学療法を開始し、副作用症状が落ち着けばいったん退院し、外来でフォロー。その後入退院を繰り返し、3コース化学療法を実施し、手術に臨む予定。

Part 1

看護に必要な 疾患の基礎知識

疾患の定義、分類、病態、症状、検査・診断、治療、合併症などについて解説します。

膀胱のはたらき

膀胱は、腎臓から送られてくる尿を一時的にためる袋状の器官である（**図1・2**）。

膀胱の筋肉（膀胱排尿筋）が縮んだり伸びたりすることで、尿をためたり排出したりすることができる。

男性の場合には膀胱から出る尿道の周囲に前立腺があり、膀胱のすぐ背中側が直腸だが、女性は膀胱のすぐ背中側が膣、そのまた背中側が直腸になる（**図3**）。

図1 泌尿器の全体像

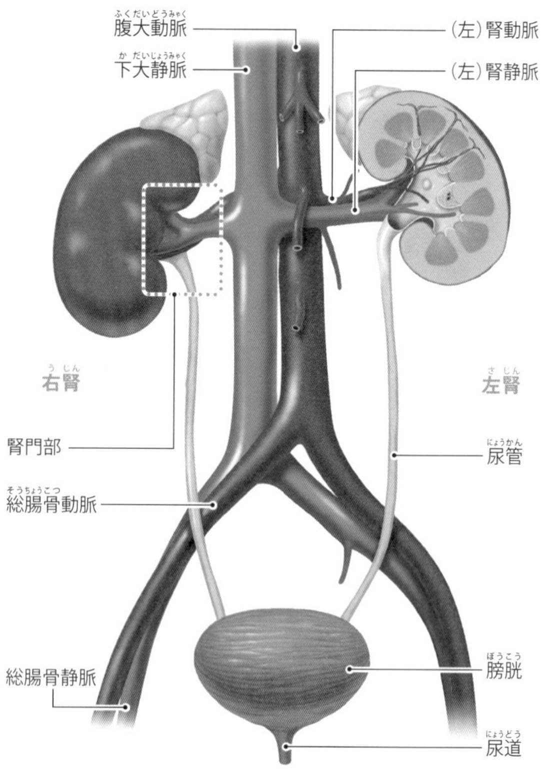

図2 膀胱の構造

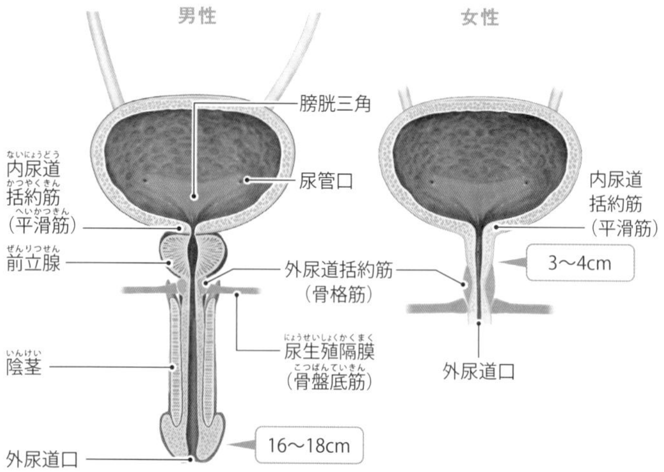

図3 周辺臓器の男女の違い

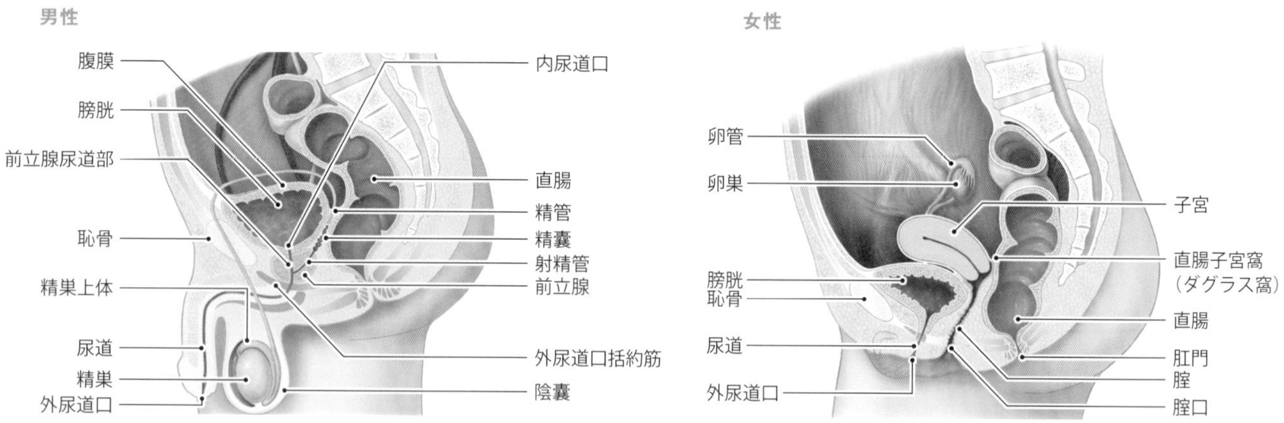

定義・疫学

膀胱がんとは、膀胱に生じる上皮性悪性腫瘍で、組織学的には90%以上が尿路上皮がん(移行上皮がん)である。尿路上皮がんは、がんが膀胱の壁にどのくらい深くまで及んでいるか(深達度)によって、筋層非浸潤がんと筋層浸潤がんに分類される(**図4**)。

60歳以上の男性に多く、男性は女性の4倍多く発生する。罹患時の年齢分布として95%以上が45歳以上、80%が65歳以上と高年齢層に発症する。

図4 原発腫瘍の壁内深達度による分類(T分類)

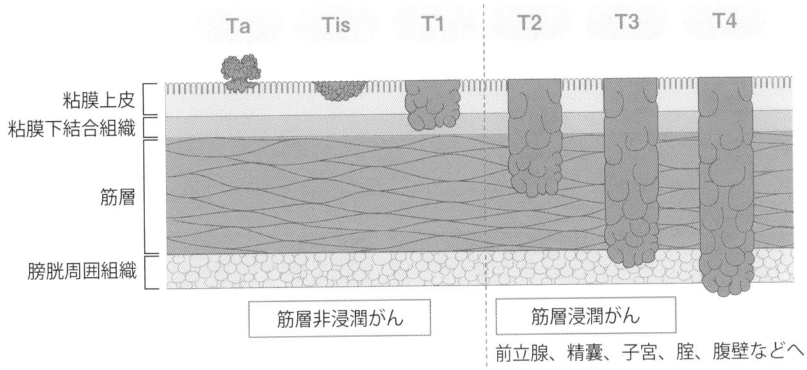

Ta	乳頭状非浸潤がん
Tis	上皮内がん
T1	上皮下結合組織に浸潤する腫瘍
T2	固有筋層に浸潤する腫瘍 T2a：固有浅筋層に浸潤する腫瘍(内側1/2) T2b：固有深筋層に浸潤する腫瘍(外側1/2)
T3	膀胱周囲脂肪組織に浸潤する腫瘍 T3a：顕微鏡的 T3b：肉眼的(膀胱外の腫瘤)
T4	次のいずれかに浸潤する腫瘍：前立腺間質、精嚢、子宮、腟、骨盤壁、腹壁 T4a：前立腺間質、精嚢、または子宮または腟に浸潤する腫瘍 T4b：骨盤壁、または腹壁に浸潤する腫瘍

日本泌尿器科学会・日本病理学会・日本医学放射線学会・日本臨床腫瘍学会 編：腎盂・尿管・膀胱癌取扱い規約　第2版．医学図書出版，東京，2021：47．より一部改変して転載

原因・病態

リスクファクターとして喫煙が挙げられ、喫煙者は非喫煙者の4倍の発生率といわれている。喫煙によりニトロソアミンやビフェニル・アリルアミンなどの発がん物質に尿路上皮が曝露されることが膀胱がん発症の原因となる。

歴史的には染料(芳香族アミン：ベンジジン、ナフチルアミンなど)を扱う職業に多く発症することが知られており、5〜10%の膀胱がんの原因と推測されている。

- ビルハルツ住血吸虫症(中東〜アフリカの広範な地域)、膀胱結石、神経因性膀胱などによる慢性炎症は、扁平上皮がんの発生母地となることが多い。
- 医薬品としては、フェナセチンやシクロホスファミドが要因となる。
- 骨盤臓器に対する放射線療法による二次性発がんもある。

症状

- 血尿(無症候性肉眼的血尿、顕微鏡的血尿)、膀胱刺激症状(頻尿、排尿痛、残尿感)などがみられる。
- 肉眼的血尿は高頻度にみられる症状であり、膀胱がん患者(45歳以上)の64%に認められたと報告されている。
- 進行すると、体重減少・水腎症・疼痛(転移・浸潤に伴う)が出現する。

検査・診断

尿検査

肉眼的血尿(**図5**)や、尿細胞診で陽性所見を認める。

尿細胞診は、膀胱がんの診断および治療の監視に用いられる。

画像検査

腹部超音波検査では、突出型のがんは診断可能なことがある。

MRI*・CT*ではがんの深さや広がりを調べることができる。

内視鏡・生検検査

膀胱鏡検査は膀胱がんの診断と治療方針の決定に必須であり、膀胱鏡検査で膀胱内に突出した腫瘤を認める。

腫瘍の発生部位、大きさ、増殖形態などその性状を知ることができ、以後の診断治療計画を決定するのに重要な情報が得られる。

最も多くみられる増殖形態は、乳頭状・有茎性である。そのほかに結節状・広基性や平坦型、乳頭状・広基性、潰瘍型などもみられる。

膀胱鏡やTURBT(経尿道的膀胱腫瘍切除術)で病変部を生検・切除し、それを顕微鏡で観察し、がんであるかどうか、その深さを判断する。

図5 血尿スケール

多い ← 血液の含有量 → 少ない

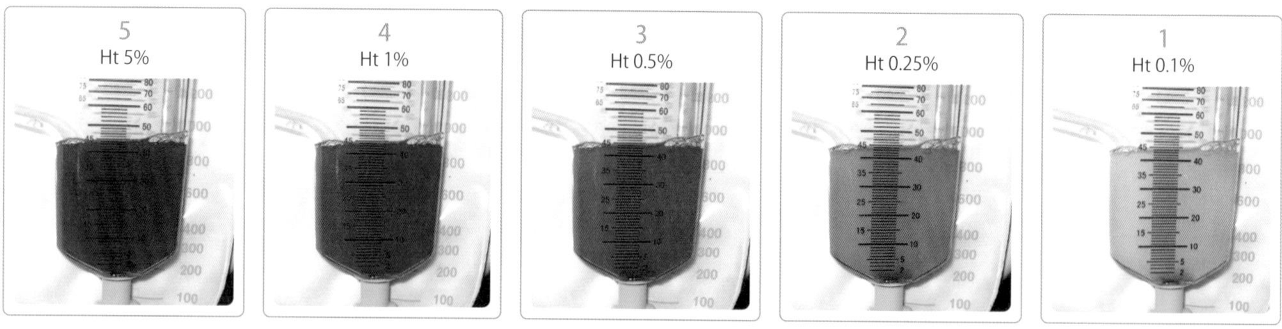

資料提供：黒木ひろみ(聖路加国際病院看護管理室ナースマネジャー)

重症度分類

TURBTによる組織学的異型度の評価と、原発巣の膀胱壁内浸潤度の評価(TNM分類)が重要になる。

壁深達度(P.57**図4**)は、MRI、CT、TURBTなどの検査で決定される。

リンパ節転移や遠隔転移の有無はMRI・CTで決定される。

画像診断の進歩は著しいが、最終的な病期診断にはTURBTによる腫瘍切除による壁内浸潤度の検討が必須であり、筋層を含めた切除が必要である。

表1 TNM臨床病期分類(Stage grouping)

臨床病期分類	T分類	N分類	M分類
Stage 0a	Ta	N0	M0
Stage 0is	Tis	N0	M0
Stage I	T1	N0	M0
Stage II	T2a, 2b	N0	M0
Stage IIIA	T3a, 3b, T4a T1-T4a	N0 N1	M0 M0
Stage IIIB	T1-T4a	N2, N3	M0
Stage IVA	T4b Tに関係なく	Nに関係なく Nに関係なく	M0 M1a
Stage IVB	Tに関係なく	Nに関係なく	M1b

N-所属リンパ節転移　N1：1回、N2：多発性、N3：総腸骨
M-遠隔転移　M0：遠隔転移なし　M1：遠隔転移あり
日本泌尿器科学会・日本病理学会・日本医学放射線学会・日本臨床腫瘍学会 編：腎盂・尿管・膀胱癌取扱い規約　第2版．医学図書出版，東京，2021：48．より転載

治療

1. 筋層非浸潤(表在性)がん

- TURBT・膀胱内注入療法を行う。
- TURBTとは前述のとおり経尿道的膀胱腫瘍切除術のことである。
- 腫瘍数、大きさ、病理学的悪性度を考慮して、抗腫瘍効果や再発予防のために抗がん剤(エピルビシン)やBCG*の膀胱内注入療法※を行う。
- CIS*(上皮内がん)に対しては、BCG膀胱内注入療法が第1選択である。
- BCG膀胱内注入療法とは、免疫療法の一種で、BCGを膀胱内に注入すると、膀胱内で免疫応答が起こる。この免疫応答が、がん細胞も攻撃し破壊・死滅させるといわれている。
- 筋層非浸潤がんの特徴は、TURBTによる治療後も高率かつ頻回に膀胱内再発がみられることである。

※【膀胱内注入療法】BCGはウシ型結核菌を弱毒化した生きた菌で、結核予防のBCGと同じ菌である。TURBTによる完全切除が困難な場合や再発・進展リスクの高い場合に、抗腫瘍・再発予防効果を期待して抗がん剤やBCGの注入を行う。

2. 筋層浸潤がん

- 根治的膀胱摘除術＋骨盤リンパ節郭清術＋尿路変向術を行う。
- 術前化学療法の有用性が指摘されている。
  - 標準治療：GC(ゲムシタビン・シスプラチン)
  - 腎機能が低下している場合：G・CBDCA*(ゲムシタビン・カルボプラチン)
- 合併症などにより手術が困難な場合、放射線療法(＋化学療法)を行う。

3. 進行がん(T4b、転移あり、手術不能)

- 化学療法を行う。
  - GC(ゲムシタビン・シスプラチン)療法
  - G・CBDCA(ゲムシタビン・カルボプラチン)
  - MVAC*(メトトレキサート・ビンブラスチン・アドリアマイシン・シスプラチン)療法
  - アベルマブ(バベンチオ)療法
  - ペムブロリズマブ(キイトルーダ)療法　など
- 2008年11月にゲムシタビンが保険適用となって以降、尿路上皮がんに対する化学療法の1次治療は従来のMVAC療法から有害事象の軽微なGC療法へ移行している。
- 腎機能低下が認められる場合は、G・CBDCA療法が選択される。
- アベルマブは手術不能な膀胱がんにおける化学療法後の維持療法として使用される。
- 免疫チェックポイント阻害薬のおもな作用機序は以下のとおり。
  - T細胞などに発現する免疫チェックポイント分子である抑制帯受容体もしくはそのリガンドに結合して、抑制性シグナルを遮断する。
  - それによってT細胞などの免疫系細胞のブレーキを解除することで、腫瘍に対する免疫応答を高める。
- 現在、わが国で膀胱がんに対して承認されている免疫チェックポイント阻害薬がペムブロリズマブ(キイトルーダ)である。
- 緩和治療として、放射線療法を行うことがある。
- 尿路閉塞に対し、腎機能温存のため、経皮的腎瘻造設術、尿管皮膚瘻造設術などを行うことがある。

表2 化学療法：GCのレジメンスケジュール表(例)

薬剤名			投与予定 ／ day 1	／ day 2	／ day3	／ day 4		／ day 8	
制吐薬	NK_1受容体拮抗薬	アプレピタント(イメンド)		125mg 内服	80mg 内服	80mg 内服			
	5-HT_3受容体拮抗薬	パロノセトロン(アロキシ)		○					
	副腎皮質ステロイド	デキサメタゾン(デキサート)		○	○	○			
抗がん剤	代謝拮抗薬	ゲムシタビン	○					○	
	白金製剤	シスプラチン		○					

Part 2

アセスメント力がつく ヘルスアセスメント

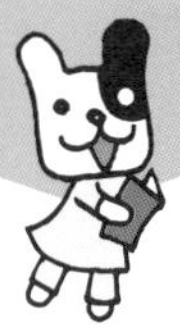

高齢者と家族の身体面・生活面・心理面・社会面のアセスメント項目と根拠を解説します。

1 現在に至るまでの経過

膀胱がんと診断されるまでの受診の経緯
これまでの既往歴
告知時や入院までの期間のDさんの発言

アセスメントの根拠

病名・病状の告知は患者本人に伝えることを原則とする。抗がん剤治療の必要条件は、患者自身ががんであることを理解していることが非常に重要である。

2 がんの治療内容（抗がん剤の種類・今後の治療）

抗がん剤治療のレジメン・使用する薬剤
抗がん剤治療後の手術予定・その手術の術式
がんの治療内容を患者自身・家族が医師から説明を受け、理解しているか

アセスメントの根拠

治療開始前にその治療の内容、目的、リスクとベネフィットについて説明がなされ、患者・家族による理解と同意が得られていることが必要である。治療に関する説明や理解が不十分な場合、医療者・患者間の信頼関係の喪失などが起こりうる。

3 起こりやすい副作用症状

感染
骨髄抑制
口内炎
悪心・嘔吐
下痢
便秘・イレウス
脱毛・皮膚障害
血管外漏出・血管痛
腎・膀胱障害
肝障害
肺障害
心・循環器障害
末梢神経障害
浮腫
全身倦怠感

アセスメントの根拠

がん化学療法に使われる抗がん剤には、多くの副作用がある。副作用は、抗がん剤ががん細胞のみに殺細胞作用を示すわけではなく、正常細胞にも作用してしまうことから起こる。副作用症状の対策を行うためには、その薬剤によって生じる副作用について、よく知る必要がある。副作用症状をよく知ることは、予防策を立てると同時に、副作用出現後の対策、すなわち症状が重篤にならないようにするためにも大切である。がん化学療法における看護の役割はおもに、①副作用のマネジメント、②患者教育（具体的に）、③心理的サポートとなる。

①②は副作用対策で重要な部分となるため、看護師自身が基本的な知識を身につけておくことが重要である。また、看護師は患者とより密接なかかわりをもつことによって、検査値には現れない種々の自覚的症状を見つけ出す努力が必要である。

また、高齢者への患者教育を行う際には、視覚・聴覚的にわかりやすく伝え

- 難聴
- 不安・抑うつ
- 過敏症
- 性機能障害

ることや繰り返し説明することも必要となる。化学療法や副作用について理解できていることが不安の軽減につながるため、入院・外来を通して、②患者教育、③心理的サポートを行う。

図6 静脈炎

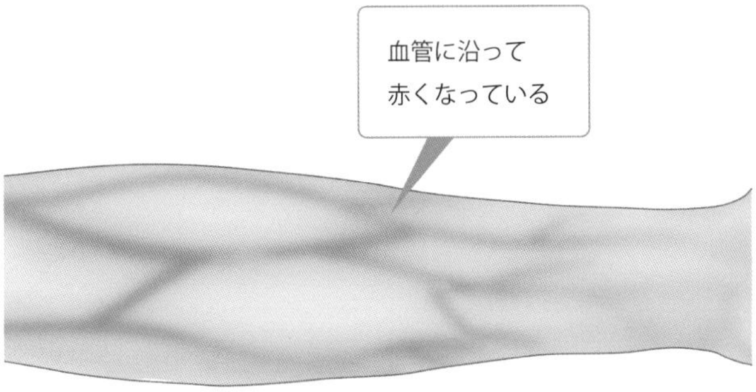

井上善文 監修：あなたの血管ガマンしていませんか？（PICC編）．メディコンウェブサイト「メディ助」．を参考に作成
https://medisuke.jp/infusion/knowledge/patience-picc（2023/5/22アクセス）

図7 抗がん剤の血管外漏出による皮膚障害

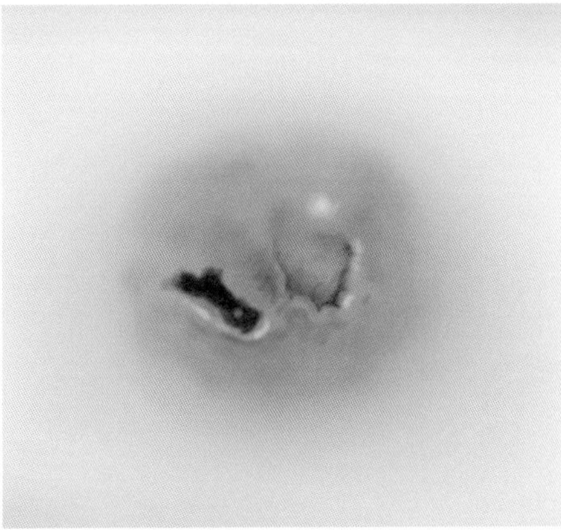

図8 臓器別にみた抗がん剤の主な副作用

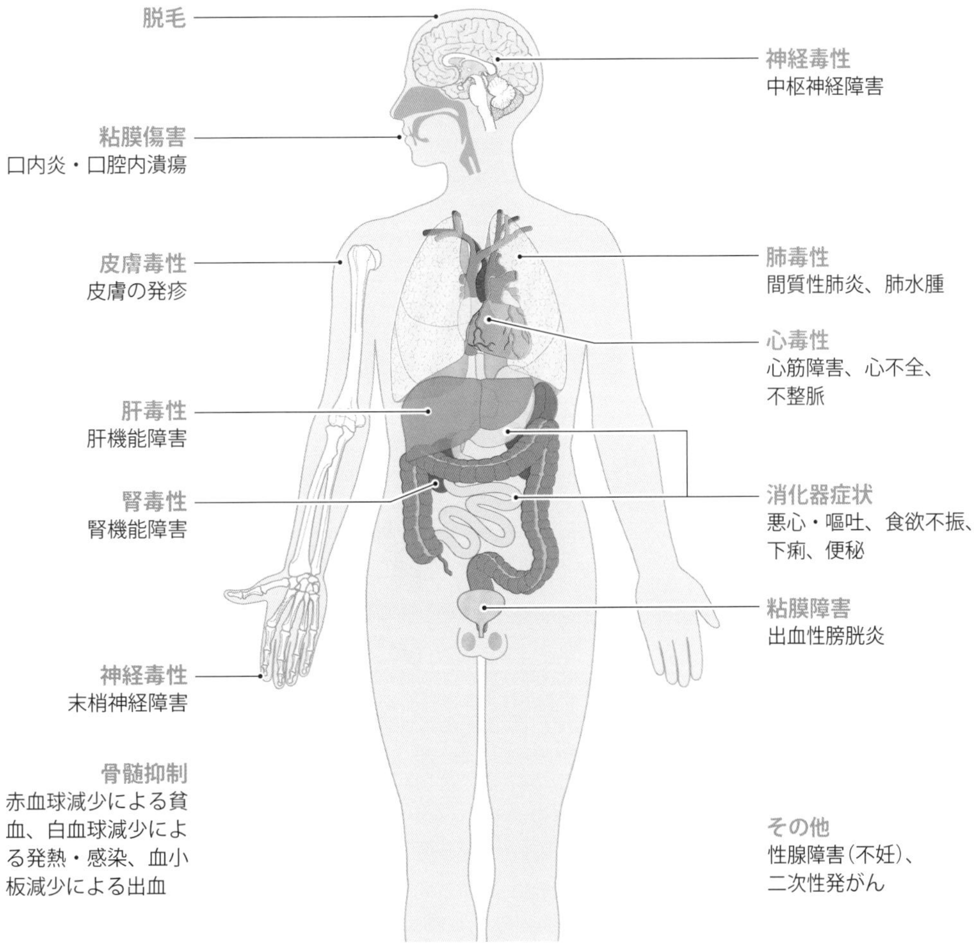

4 生活状態

現在の家族構成と生活状態(独居老人、高齢世帯、要介護認定申請状況、経済面など)

アセスメントの根拠

高齢者は個人差が大きいが、加齢により、副作用症状が発現しやすく、症状によりADL*低下を招くおそれもある。自身でのセルフマネジメント能力だけでなく、家族の援助や介護サービスの利用など社会的な援助を求めることも必要となってくる。そのために、現在の家族構成や生活状況(入院や通院・自宅での生活について同居または別居家族の援助は得られるか、経済状況など)を把握し、社会的援助の導入(要介護認定申請・サービス利用)に活かすことが必要である。

5 自己管理

感染予防行動
- 手洗い、うがい
- 口腔ケア
- 人ごみを避ける
- マスクの着用
- 生ものを控える

清潔行動
理解力・判断力などの認知機能
家族や地域社会の支援状況

アセスメントの根拠

副作用対策は医療者側からの一方通行的な患者指導のみでなく、患者自身が能動的にそれに対応していくことが重要である。どのような症状が副作用なのかをあらかじめ説明・教育することで、患者自身の不安が軽減され、それに対する自己管理を自ら行うことができ、さらに医療者側への自分の状況を正確に伝えられるようになる。入院中だけでなく、退院後自宅で生活を過ごすなかで、副作用症状を自身で観察することが必要であり、患者教育が非常に重要になってきている。

また、患者が治療を遂行していくうえでは、家族や地域社会のサポートシステムが整っていること・必要なときにその援助を得られることが望ましい。

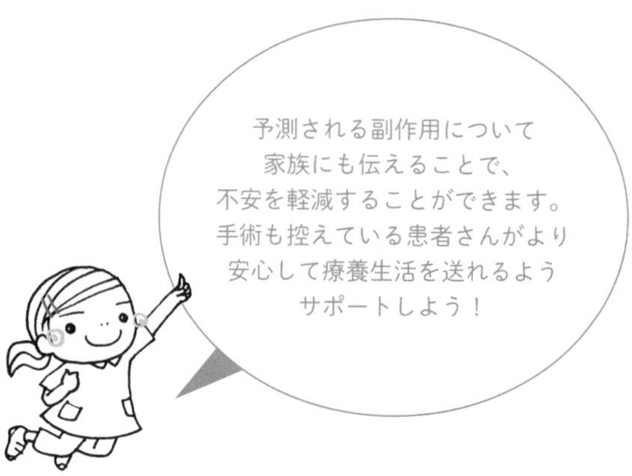

予測される副作用について
家族にも伝えることで、
不安を軽減することができます。
手術も控えている患者さんがより
安心して療養生活を送れるよう
サポートしよう！

Part 3

アセスメント時点での 患者さんの全体像

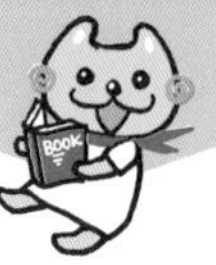

アセスメント時点（現時点）での高齢者の全体像を、イラスト中心にまとめます。

1 患者さんの思っていること

「健康には気をつけていたのに、がんになってしまったのが悔しい。何が原因なんだろう……。がんの治療は初めてだし、わからないことが多いし、これからのことが心配だな。疎遠になってしまっている兄弟たちにも連絡を取ろうかな。あとどのぐらい生きられるんだろう。年齢的にも治療や手術に耐えられるのか心配だな」

（妻）「突然、夫が膀胱がんだと言われて、私自身もどうしていいのかわからない。今は先生のおっしゃるとおりに治療しないといけないのかなと思っている。相談できる人も少なくて、きっと他の人に知られるのも本人は嫌だと思うし。私は何をしてあげられるのかしら。できることは私も協力していきたいと思っているけど不安です」

2 患者さんの生活に関すること

夫婦2人暮らし。妻は専業主婦。

7時に自宅を出発し、会社に出社。タクシーの運転手をしている。帰宅はだいたい19時前後。夜勤はしていない。

「もう、仕事もやめようかと思っていた矢先なんだ。年だしね。車を運転するのも限界まできているし。休みは土日が多いけど、これといって趣味もないし、ほとんど家にいるよ」

現在の生活に関し、経済面の問題はない。

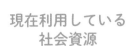

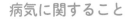

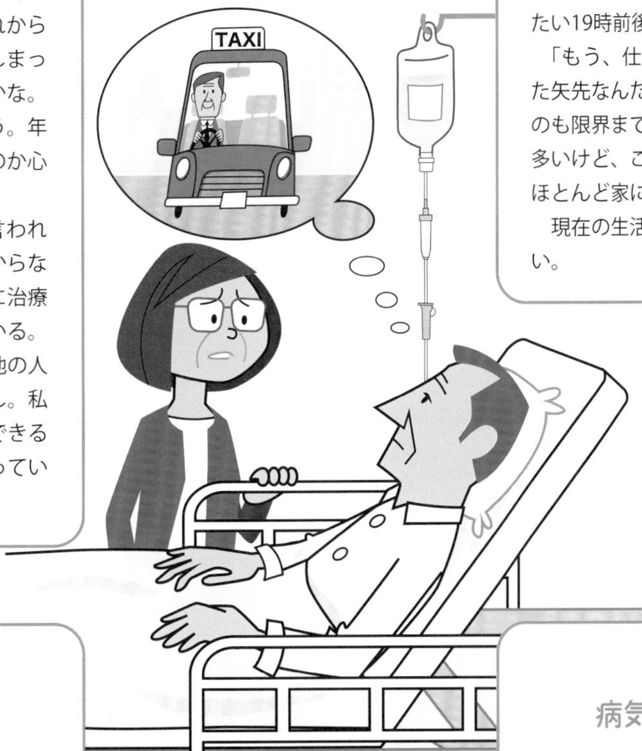

3 患者さんの人生に関すること

「もう少し2人での生活を過ごしていきたいなあ。旅行とかも行きたいし。若いときから夫婦2人で生活してきたし、今回、妻も私の病気がわかって驚いているし動揺している。もしかしたら、私以上にショックを受けているかもしれない。そのまま入院したから、妻のことも心配」

現在利用している社会資源

- 未使用
- 「今まで妻と2人で生活してきたけど、治療が始まったらどうなるのかな。仕事はもうできないかな。このまま2人で生活していけるのかな。何がどうなるのか、どんな援助を受けたらいいのかもわからない」

4 病気に関すること

「治療をするしか手段はない。これから何があるのか。がんなんて思いもしなかった。血尿が出て驚いている間に膀胱がんと診断された。ここ数か月で急展開の出来事ばかりで。今までと生活がどんなふうに変わるのかが心配。妻にも手伝ってもらうことも増えるかな。迷惑や心配をかけて申し訳ないなって思う。手術や治療をしてどのぐらい長く生きられるのか。抗がん剤や手術、大丈夫かな。なんかいろいろと考えてしまって不安で夜も眠れない日がある」

Part 4

看護診断につなげる関連図

関連図を書くことで、アセスメントした内容を整理し、看護診断を明らかにします。

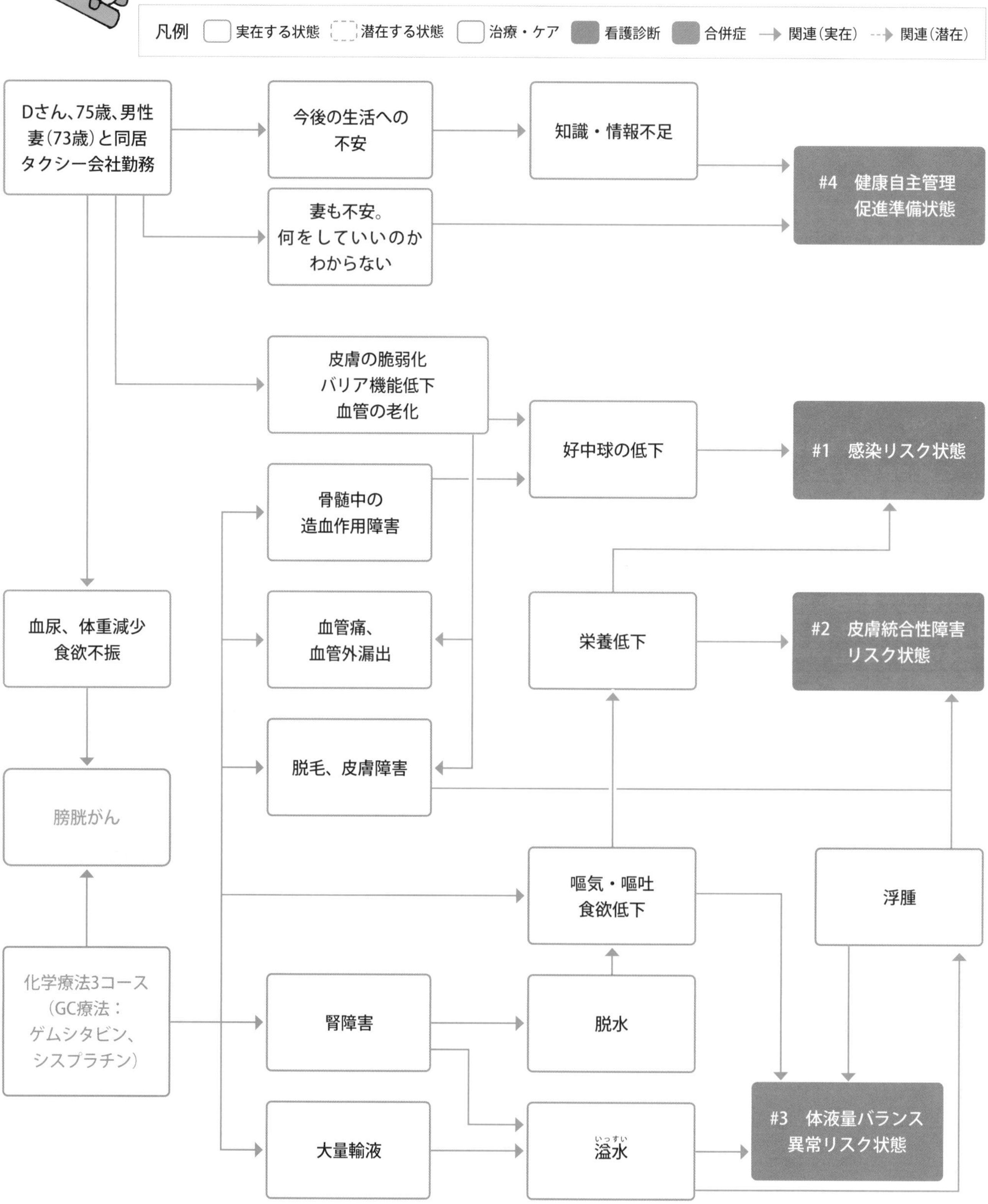

Part 5 看護診断と根拠

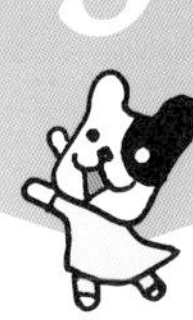

明らかになった看護診断に優先順位をつけて根拠を示します。

No	看護診断	根拠
#1	抗がん剤投与による骨髄中の造血作用の障害により、末梢血中の好中球数が一時的に低下することに関連した**感染リスク状態**※1	抗がん剤はがん細胞だけでなく、骨髄中の造血細胞の増殖も障害する。白血球・好中球が障害されることにより、細菌感染症の症状の早期発見および適切なケアの提供や自身の感染予防行動が非常に重要であるため、#1とした。
#2	抗がん剤投与による副作用の皮膚障害や血管障害が起こることに関連した**皮膚統合性障害リスク状態**※2	抗がん剤投与の副作用に加え、高齢者は皮膚や血管の老化により皮膚障害や血管障害の発生リスクが高い。Dさんの治療で使用するシスプラチンは皮膚障害を生じやすい薬剤、ゲムシタビンは血管炎を生じやすい薬剤であり、皮膚障害や血管障害の観察やケアが大切であると考え、#2とした。
#3	抗がん剤投与による副作用の腎毒性により腎機能低下が起こることに関連した**体液量バランス異常リスク状態**※3	抗がん剤投与による副作用の1つに腎障害がある。高齢者はとくに腎障害が起こることにより、適切な老廃物の排泄ができず、尿量低下や浮腫のリスクが高いため、#3とした。
#4	GC療法3コースに加え、膀胱全摘・回腸導管造設術を予定していることに関連した**健康自主管理促進準備状態**※4	抗がん剤投与や手術を実施するために、患者自身が自身の病状を正しく理解し、治療の遂行・健康管理を行うことが必要である。患者の自己効力感を高め、健康管理行動を援助していくことが必要であるため、#4とした。

※1 定義：病原体が侵入して増殖しやすく、健康を損なうおそれのある状態[1]
※2 定義：表皮と真皮の両方またはどちらか一方に変化が起こりやすく、健康を損なうおそれのある状態[1]
※3 定義：血管内液・組織間液・細胞内液のすべてまたはいずれかが、減少、増加、細胞内外に急激にシフトしやすく、健康を損なうおそれのある状態[1]
※4 定義：慢性疾患を抱えた生活に固有の、症状や治療計画の管理、身体・心理社会・スピリチュアル面への影響の管理、ライフスタイル変化の管理が十分なパターンで、さらに強化可能な状態[1]

Part 6 根拠に基づいた看護計画

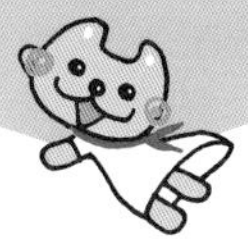

看護診断の優先度の高い＃1〜4の期待される成果、看護計画と根拠を示します。

#1 抗がん剤投与による骨髄中の造血作用の障害により、末梢血中の好中球数が一時的に低下することに関連した感染リスク状態

期待される成果（長期目標）	●感染を起こさない。
期待される成果（短期目標）	●感染予防のための清潔行動を実践できる。 ●感染予防のための自己管理ができる。

	看護計画	根拠・留意点
観察計画 O-P	❶バイタルサイン ❷血液検査値（白血球数・好中球数・炎症反応） ❸検査所見（胸部X線・CT） ❹尿性状 ❺血液・尿培養結果 ❻留置物の有無 ❼皮膚・粘膜・口腔の清潔状態	●がん患者は易感染状態にあり、また抗がん剤投与の副作用により、免疫低下状態になるため、感染徴候の早期発見・アセスメントを行い、感染を早期発見する。 ●観血的処置や留置物があると、体内と外界との交通ができるため、好中球数が低下し、免疫力が低下している場合、病原体が侵入しやすくなる。 ●皮膚・粘膜・口腔の清潔が保てていない場合、感染を起こすリスクが高い。とくに高齢者は入院によりADL低下を招きやすく、自身での清潔状態が保てないこともあるため、観察が必要である。
	❽栄養状態	●抗がん剤投与による嘔気・食欲不振による栄養状態低下により感染リスクが高まる。
	❾Dさんの感染予防行動	●手指衛生をはじめとした患者自身の感染予防行動は、感染を起こさないために重要である。
ケア計画 C-P	❶標準予防策の遵守	●感染対策の基本で最も大切なのは標準予防策の遵守である。
	❷療養環境の整備 ●療養環境の整備として、高度接触部位（よく手で触る場所：ベッド周囲、ナースコール、テーブル、リモコン、手すりなど）を1日1回以上、清掃する。 ❸面会制限・個室管理 ●面会者によるウイルスの持ち込みを防止するため、面会を避ける。好中球数により、個室管理も検討する。	
	❹清潔行動の援助（保清・口腔清潔援助）	●入浴やシャワー浴、清拭により体を清潔にすること、歯磨きや含嗽（がんそう）を実施して口腔内を清潔に保つことが大切である。
	❺低菌食・加熱食の提供	●食中毒や感染性胃腸炎の発生に注意が必要である。
	❻必要時、医師の指示によるG-CSF*（顆粒球コロニー形成刺激因子）製剤の投与・抗菌薬の予防投与	●G-CSF投与によって好中球を増やし、好中球機能を高め、骨髄減少期を短縮することができる。好中球減少期間に抗菌薬予防投与を行うことがある。
教育計画 E-P	❶感染予防行動を実施するよう説明する（手洗い・含嗽・マスクなど）。	●感染防止には、患者のセルフケア行動が重要である。
	❷体調に変化があった場合は早めに医療者に伝えるよう説明する。	●感染の早期発見のために重要である。

#2 抗がん剤投与による副作用の皮膚障害や血管障害が起こることに関連した皮膚統合性障害リスク状態

期待される成果（長期目標）	● 皮膚障害が起こらない。
期待される成果（短期目標）	● 皮膚の清潔行動・皮膚障害の予防行動を実践できる。 ● 皮膚の異常を医療者に伝え、適切なケアを受けることができる。

	看護計画	根拠・留意点
観察計画 O-P	❶皮膚の状態	● 抗がん剤投与により皮膚に対する副作用が出現することがある。高齢者は皮膚障害の発生リスクが高いため、観察が必要である。
	❷血液検査値：総タンパク（TP*）、アルブミン（Alb*）など	● 皮膚の再生や活性化、強化などに必要な血液成分が満たされているかをアセスメントする。
	❸食事摂取量	● 食事摂取量低下により栄養状態悪化を招き、皮膚障害発生リスクが高まるおそれがある。
	❹抗がん剤投与時・投与後の血管痛・発赤・腫脹の有無	● 抗がん剤投与時は何らかの原因により血管外に漏出する血管外漏出や血管痛に注意が必要である。とくにゲムシタビンでは血管痛の発生リスクが高いため、投与中・投与後の観察が大切である。
ケア計画 C-P	❶皮膚の清潔行動の援助（清潔・保湿・刺激からの保護）	● 皮膚の清潔保持には患者自身のセルフケア行動が重要であるが、抗がん剤投与の副作用（倦怠感）により臥床がちとなる高齢者も多い。そのため、患者のADLに合わせた清潔援助が必要である。
	❷摂取しやすい食事の提供	● 抗がん剤投与の副作用（嘔気・食欲低下・味覚障害）により十分な食事摂取量を確保できず、栄養状態が低下し、皮膚障害を招くことがある。
教育計画 E-P	❶皮膚障害について説明し、自身でスキンケアを行うよう指導する。	● 皮膚の清潔保持には患者自身のセルフケア行動が重要である。
	❷バランスのとれた栄養摂取の必要性を説明する。	● 皮膚を形成しているのはタンパク質である。また、皮膚の表面は汗腺から分泌される汗、脂腺から分泌される脂により、潤いを保っている。低タンパクや低脂肪・脱水になると皮膚の適度な湿潤が維持できなくなる。
	❸抗がん剤投与中・投与後に皮膚や血管について異常を感じた場合は、すぐにナースコールをしてもらうよう説明する。	● 血管外漏出は周囲組織に障害を引き起こすため早期発見・対応が必要であり、場合によっては、数日経過後に異変に気づくこともあるため、患者指導が必要である。またゲムシタビンによる血管痛に対しては、疼痛部位を温めることにより和らぐことも多いため、ホットパックを実施する。

#3 抗がん剤投与による副作用の腎毒性により腎機能低下が起こることに関連した体液量バランス異常リスク状態

期待される成果（長期目標）	●脱水・溢水が起こらない。
期待される成果（短期目標）	●脱水に関する症状を医療者に伝えることができる。 ●溢水に関する症状を医療者に伝えることができる。

	看護計画	根拠・留意点
観察計画 O-P	❶バイタルサイン ❷尿量 ❸輸液の種類、1日量 ❹食事や飲水摂取状況 ❺体重 ❻浮腫の有無 ❼血液検査データ ❽画像検査所見 ●超音波検査、X線撮影、CTなど	●腎臓は老廃物の排泄をはじめ、身体の内部環境を調節する役割をもつ。抗がん剤による腎毒性は老廃物（腎排泄される抗がん剤）が血流を通じて腎臓に運ばれたあと、糸球体で濾過され、尿細管で再吸収・分泌される過程で発生する。とくにシスプラチンは尿細管壊死を原因として腎障害を起こす。高齢者はとくに腎障害を起こしやすい。 ●腎障害の予防策として大量輸液を行うことがあるが、大量輸液は循環血液量を増加させ、心臓に負担をかける可能性があるため、血圧低下や浮腫など心不全徴候出現に気をつける必要がある。
ケア計画 C-P	❶排泄援助 ●トイレまでの移動方法 ●尿量測定の介助方法	●腎毒性の予防に最も有効なのは、大量輸液と利尿である。大量輸液と利尿による頻回のトイレ移動などにより、高齢者はとくに転倒のリスクが高まることが予測される。治療開始前からトイレまでの移動・尿量測定に対する介助の方法を検討しておく。
	❷スケジュールに沿った点滴投与	●確実な輸液管理が重要となるため、計画どおり、安全に治療が進められるよう患者に長時間ベッドを離れないよう説明し、協力を得る。
	❸医師の指示による利尿薬投与	●in-outバランスが崩れ、溢水傾向となった場合には利尿薬投与が行われることがある。
教育計画 E-P	❶何らかの異常（浮腫や尿量低下・体重増加など）を感じたときは医療者に伝えるよう説明する。 ❷治療開始前に体重測定・尿量測定の必要性を説明する。	●何らかの症状が出現したときは、自己判断せず、必ず医師や看護師に伝えることを理解してもらう。 ●治療開始前にオリエンテーションを行い、患者自身が脱水や溢水の症状を理解し、観察すること、医療者に伝えることが必要である。

#4 GC3療法3コースに加え、膀胱全摘・回腸導管造設術を予定していることに関連した健康自主管理促進準備状態

期待される成果（長期目標）	●安心して治療を遂行することができる。
期待される成果（短期目標）	●自身の思いを医療者に表出できる。

	看護計画	根拠・留意点
観察計画 O-P	❶本人・家族の発言 ❷症状・病状 ❸治療計画 ❹本人・家族の理解力・認知機能 ❺家族や地域社会の支援状況 ❻医師からのIC*内容の把握	●夫婦だけの生活であること、老年期であることから、疾患に対する不明点が多いことが推測される。理解度をアセスメントしながら、必要な介入を検討し疾患の受け入れを手助けしていく必要がある。 ●また、患者が治療を遂行していくうえでは家族や地域社会のサポートシステムが整っていること・必要時その援助を得られることが望ましい。
ケア計画 C-P	❶疾患や治療に関する必要な情報の提供 ❷不安の軽減 ❸IC同席	●今後の治療がどのように進んでいくのか、また費用はどのくらい必要かなど情報提供を行い、不安の軽減に努める。 ●医師からのIC内容と本人・家族の理解にずれがないか把握し、補足説明を行ったり、医師と協力し、不安や不明点を軽減できるかかわりが必要である。
教育計画 E-P	❶本人・家族にわからないことや困ったことがあれば医療者に尋ねるよう説明する。	●患者本人だけでなく、妻も含めた看護介入の必要がある。

Part 7

評価

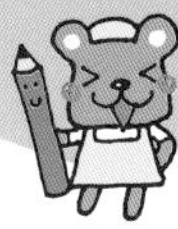

実施した看護計画を評価する際の視点を解説します。

Dさんは膀胱がんと診断され、抗がん剤治療（ゲムシタビン・シスプラチン）を3コース実施後、膀胱全摘・回腸導管造設術に臨む予定である。抗がん剤治療を完遂し、手術に臨むためには、Dさん自身が治療の内容を理解し、安全に抗がん剤治療を受け、副作用症状の観察・管理を医療者・Dさん自身が行うことが重要である。

抗がん剤の副作用は入院中だけでなく、退院後・外来通院時にも生じることが予測されるため、入院中の生活を通して、説明・指導を行い、自宅での生活環境にも副作用予防行動を取り入れ、実践できるよう患者と十分に話し合うことが必要である。Dさんのセルフケア能力を評価しながら、家族の支援が得られるかについても評価できるとよい。

評価の視点

- **患者自身や家族が抗がん剤治療の内容を理解できているか。**
- **患者自身や家族が今後の膀胱がん治療の治療方針（抗がん剤治療や手術など）を理解しているか。**
- **患者自身が抗がん剤の副作用を理解し、症状の観察を自身で行い、セルフケア管理を行うことができているか。また異常時は医療者に伝えることができているか。**
- **患者自身が入院中だけでなく、退院後も副作用症状に対する予防行動をとることができ、定期的な受診に臨み、治療を継続することができているか。**
- **患者自身や家族が、わからないことや困ったことを医療者に相談することができているか、不安な思いを医療者やまわりの人に表出することができているか。**

〈略語〉

＊【TURBT】transurethral resection of bladder tumor
＊【GC】gemcitabine cisplatin
＊【MRI】magnetic resonance imaging：磁気共鳴画像診断
＊【CT】computed tomography：コンピュータ断層撮影
＊【BCG】Bacille Calmette-Guerin
＊【CIS】carcinoma in situ
＊【G・CBDCA】gemcitabine carboplatin
＊【MVAC】methotrexate vinblastine adriamycin cisplatin
＊【ADL】activities of daily living：日常生活動作
＊【G-CSF】granulocyte colony stimulating factor
＊【TP】total serum protein
＊【Alb】albumin
＊【IC】informed consent：インフォームド・コンセント

〈引用文献〉

1. T. ヘザー・ハードマン，上鶴重美，カミラ・タカオ・ロペス 原書編集，上鶴重美 訳：NANDA-I看護診断 定義と分類 2021-2023 原書第12版．医学書院，東京，2021：171,212,460,512.

〈参考文献〉

1. 医療情報科学研究所 編：病気がみえる vol.8 腎・泌尿器 第2版．メディックメディア，東京，2016.
2. 小田正枝 編著：実習でよく挙げる看護診断・計画ガイド．照林社，東京，2017.
3. 三浦徳宣,柴田好恵,中内香菜,白石志乃：患者さんへの説明に使える! 尿路上皮がんの化学療法レジメン．泌尿器ケア2014；19(7)：28-36.
4. 佐々木常雄，岡元るみ子 編：新がん化学療法ベスト・プラクティス．照林社，東京，2012.
5. 日本泌尿器科学会：膀胱癌治療ガイドライン2019年版．医学図書出版，2019.

糖尿病性腎症

とうにょうびょうせいじんしょう

執筆
森西可菜子

患者紹介・学生の受け持ち

患者紹介

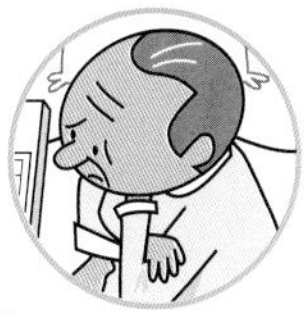

【氏名・年齢・性別】
Eさん、74歳、男性
【身長・体重】
167cm、64kg、BMI 22.9
【役割・職業】建設会社を65歳で退職後、現在無職（年金生活）。
【家族背景】妻（72歳）と2人暮らし。47歳と43歳の息子がおり、いずれも他県在住（会うのは年に数回）。
【主訴】倦怠感、下肢の軽度浮腫・しびれ・疼痛
【主要症状】血糖コントロールの悪化と腎機能低下
【主病名】2型糖尿病、糖尿病性腎症第3期
【現病歴】58歳時に近医で2型糖尿病を指摘され、経口血糖降下薬を開始。67歳時、腰部脊柱管狭窄症による活動量の減少と間食の増加のためHbA1cが8.8%に上昇し血糖コントロール目的で入院。インスリン治療を導入した。退院後は妻による食事の支援を得てHbA1c 8.0%程度で経過していたが、2か月前に妻が大腿骨頸部骨折のため約1か月入院。それを契機に食生活が乱れてHbA1c 9.2%となったため、血糖コントロールおよび教育目的で入院となった。
【既往歴】高血圧・脂質異常症（50歳）、腰部脊柱管狭窄症（63歳）、便秘症（64歳）
【家族歴】父：2型糖尿病（インスリン治療）、肺がん、伯母：2型糖尿病（インスリン・透析治療）、心不全
【治療方針】糖毒性解除のために強化インスリン療法中。薬剤調整および腎機能悪化を遅らせるための生活指導や腎代替療法の情報提供を行う。
【治療内容】〈食事療法〉糖尿病性腎症食1,950kcal/日（タンパク質50g/日、食塩6 g/日）
〈運動療法〉座位での筋力トレーニング・ストレッチ
〈薬物療法〉インスリンデグルデク 朝7単位、インスリンアスパルト 毎食前4単位、バルサルタン 80mg、ヒドロクロロチアジド 25mg、エゼチミブ 10mg、リマプロスト 5μg
【看護方針】Eさんが身体の変化に向き合い、糖尿病性腎症の病期に応じた生活変容の必要性を理解できるよう支援する。社会資源の利用も検討しながら、本人主体で食事・運動・薬物療法、セルフモニタリング、体調悪化時の早期対応ができるように支援する。

学生の受け持ち

入院4日目から受け持ち、7日目に計画を立案した。
【受け持ち時の状況】インスリン注射は自身で実施している。管理栄養士よりタンパク質や塩分、カリウムの摂取量のめやすを説明されている。入院後の検査で貧血（Hb* 12.2g/dL）、糖尿病性神経障害、単純網膜症、腎症3期（尿タンパク定量 0.66g/日、eGFR 31mL/分/1.73m^2）を指摘されている。

Part 1

看護に必要な疾患の基礎知識

疾患の定義、分類、病態、症状、検査・診断、治療、合併症などについて解説します。

定義・疫学

- 糖尿病性腎症とは「慢性的な高血糖状態に起因した細胞・組織障害と腎血行動態異常の結果生じる腎疾患」である[2]。
- 日本の糖尿病患者（2021年で1,100万人[3]）の4割以上が糖尿病性腎症を合併している[4,5]。
- 透析治療中の患者における原疾患は糖尿病性腎症が最も多い（2021年は全体の39.6%、13万3,037人）[6]。

原因・病態

- 腎臓の機能単位であるネフロンは、腎小体（ボウマン嚢＋糸球体）と尿細管からなる（**図1**）。
- 糖尿病性腎症では、慢性的な高血糖などが原因で腎糸球体の血管変性や基底膜の肥厚、メサンギウムの増生による糸球体構造の破壊が生じ、糸球体の毛細血管からタンパク質（アルブミン）が尿中に漏れ出る（**図2**）。典型的には、アルブミン尿増加→タンパク尿出現→尿細管の障害が進行→ネフロン喪失とともに腎機能が低下、という経過をたどる[1,2]。

図1 ネフロンの構成

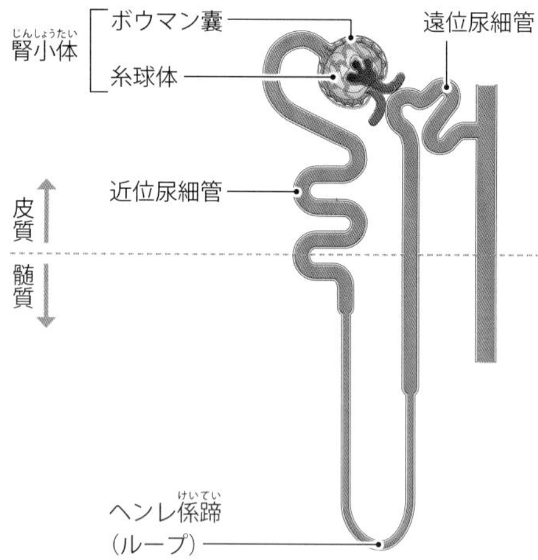

図2 腎糸球体の構造と糖尿病性腎症における変化

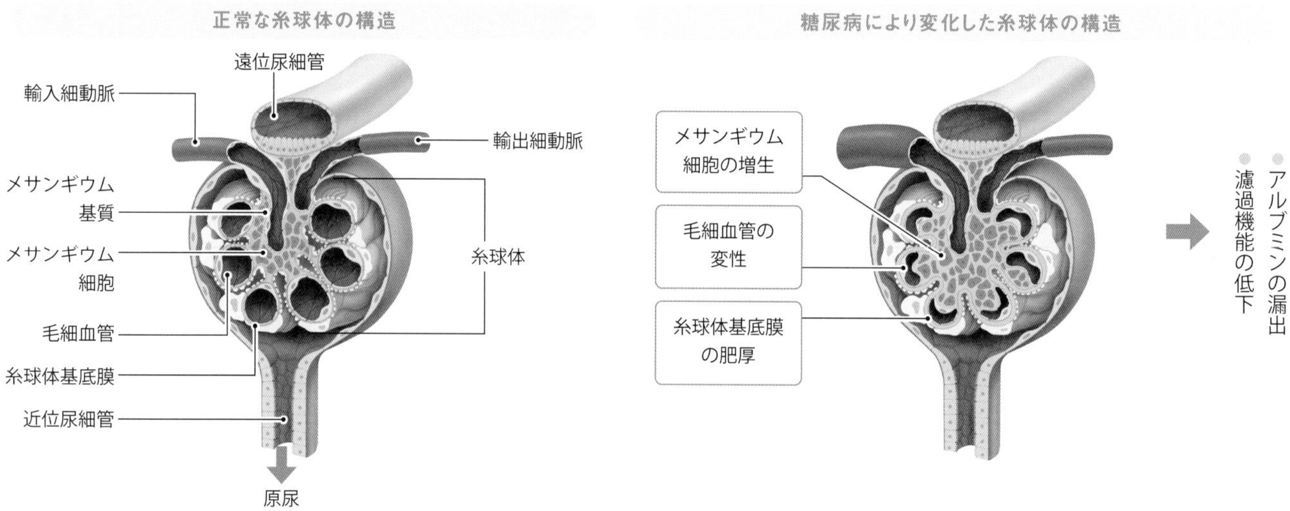

検査・診断

- 糖尿病性腎症は、一般的には糸球体濾過量（GFR*）と尿中アルブミン排泄量あるいは尿タンパク排泄量による評価、他疾患の除外にて診断される[1]。
- 尿中アルブミン排泄量は尿タンパク出現前から増加するため、腎症の早期診断に有用である。GFRは推算糸球体濾過量（eGFR）で代用する。標準体表面積（1.73㎡）で補正するため体格による誤差が大きい（**表1**）。
- 24時間蓄尿検査によって、尿中のタンパク質やクレアチニン、尿素窒素、ナトリウムの測定や、GFRやタンパク質摂取量、食塩摂取量などの推算ができる[8]。
- 腎機能低下により電解質異常、骨代謝異常、貧血、低タンパク血症をきたす。高尿酸血症では腎臓に尿酸の結晶が蓄積して腎機能が低下する（尿酸値はさらに上昇）。血中Na*、K*、Ca*、P*、Hb、UA*、Alb*などが指標となる。
- 血糖コントロール指標のうちHbA1cは、血中Hbが低値の場合やエリスロポエチンで治療中の腎性貧血の場合などは平均血糖値と乖離（かいり）する場合がある。グリコアルブミンは尿中へのタンパク質排泄量が多く、血漿タンパク質の半減期が短い場合などに低値となり、平均血糖値と乖離する。

表1 GFR推算式

血清クレアチニン値（酵素法）を用いたGFRの推算式[7]	血清シスタチンC濃度（Cys–C）（mg/L）値を用いたGFRの推算式[7]
eGFR（mL/分/1.73㎡） $= 194 \times$ 血清Cr（mg/dL）$^{-1.094} \times$ 年齢（歳）$^{-0.287}$ ・18歳以上に適用する。女性の場合は×0.739をする。 ・クレアチニンは筋肉のエネルギー源の代謝産物のため、筋肉量の多さ・運動後・加熱肉の摂取後は高値となる（eGFRは低くなる）。	男性：eGFR（mL/分/1.73㎡） $= (104 \times$ CysC（mg/L）$^{-1.019} \times 0.996^{年齢（歳）}) - 8$ 女性：eGFR（mL/分/1.73m^2） $= (104 \times$ CysC（mg/L）$^{-1.019} \times 0.996^{年齢（歳）} \times 0.929) - 8$ ・食事や運動、筋肉量の影響を受けにくいため、血清クレアチニン値の推算式では評価困難な場合に有用である。

分類

- 糖尿病性腎症の病期は、第1期～第5期に分類される（**表2**）[9]。
- 2型糖尿病における腎症では、症状がなく可逆的な早期（第2期）からの介入が重要である。腎症第4期では、腎機能の悪化が急速に進行するため（P.74**図3**）、腎機能悪化を遅らせることを主眼とした介入を行う[10]。

表2 糖尿病性腎症病期分類2014[注1]

病期	尿アルブミン値（mg/gCr）あるいは尿タンパク値（g/gCr）	GFR（eGFR）（mL/分/1.73m^2）
第1期（腎症前期）	正常アルブミン尿（30未満）	30以上[注2]
第2期（早期腎症期）	微量アルブミン尿（30～299）[注3]	30以上
第3期（顕性腎症期）	顕性アルブミン尿（300以上）あるいは持続性タンパク尿（0.5以上）	30以上[注4]
第4期（腎不全期）	問わない[注5]	30未満
第5期（透析療法期）	透析療法中	

注1：糖尿病性腎症は必ずしも第1期から順次第5期まで進行するものではない。本分類は、厚労省研究班の成績に基づき予後（腎、心血管、総死亡）を勘案した分類である（Clin Exp Nephrol. 18：613-620, 2014）。
注2：GFR 60 mL/分/1.73m^2未満の症例はCKDに該当し、糖尿病性腎症以外の原因が存在し得るため、他の腎臓病との鑑別診断が必要である。
注3：微量アルブミン尿を認めた症例では、糖尿病性腎症早期診断基準に従って鑑別診断を行った上で、早期腎症と診断する。
注4：顕性アルブミン尿の症例では、GFR 60 mL/分/1.73m^2未満からGFRの低下に伴い腎イベント（eGFRの半減、透析導入）が増加するため、注意が必要である。
注5：GFR 30 mL/分/1.73m^2未満の症例は、尿アルブミン値あるいは尿タンパク値にかかわらず、腎不全期に分類される。しかし、特に正常アルブミン尿・微量アルブミン尿の場合は、糖尿病性腎症以外の腎臓病との鑑別診断が必要である。
【重要な注意事項】本表は糖尿病性腎症の病期分類であり、薬剤使用の目安を示した表ではない。糖尿病治療薬を含む薬剤、特に腎排泄性薬剤の使用に当たっては、GFR等を勘案し、各薬剤の添付文書に従った使用が必要である。

日本糖尿病学会：糖尿病性腎症合同委員会報告「糖尿病性腎症病期分類2014の策定（糖尿病性腎症病期分類改訂）について」.糖尿病 57（7）：529-534, 2014. より一部改変

図3 2型糖尿病における腎症の典型的な経過[10]

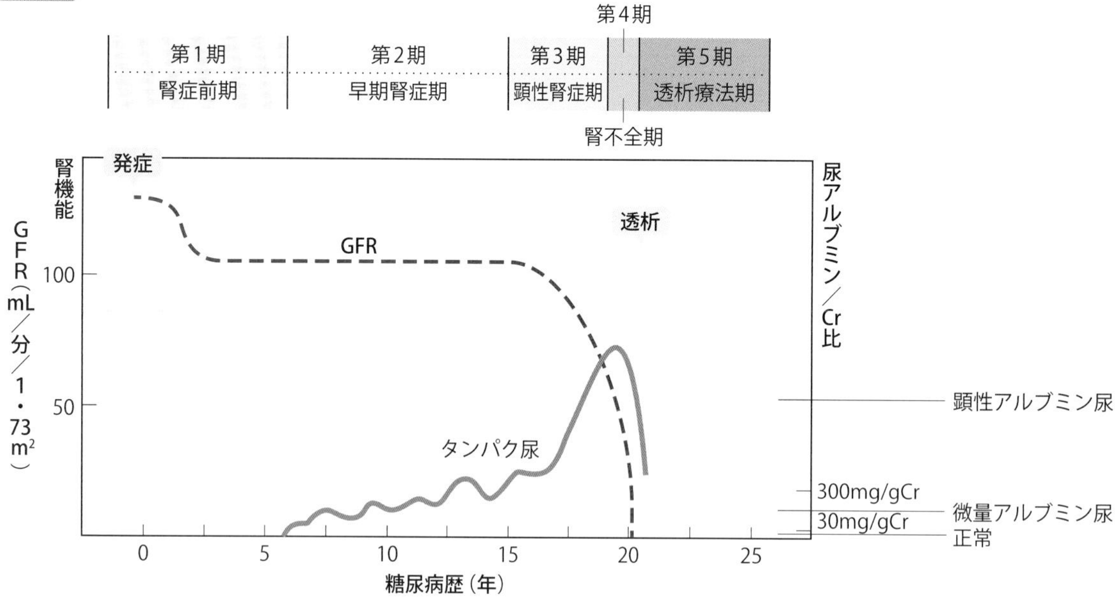

槇野博史 著：糖尿病性腎症―発症・進展機序と治療．診断と治療社，東京，1999．192．より引用，改変

症状

糖尿病性腎症第3期ころまでは自覚症状に乏しいが、タンパク尿が進行すると低タンパク血症で浮腫をきたす。第4期では腎機能（体液量調節・老廃物排泄・ホルモン調整機能[11]）の障害が進行し、腎不全症状をきたす（**表3**）。セルフモニタリングできる症状としては、倦怠感、息切れ、急激な体重増加、血圧上昇、下腿浮腫、尿量減少、動悸、胸の違和感、食欲低下、嘔気、眼のかすみなどがある。

その他、高血糖症状（口渇、多飲、多尿、体重減少、易疲労感など）や低血糖症状（発汗、不安、動悸（どうき）、頻脈、手指振戦（しんせん）、顔面蒼白（そうはく）、頭痛、眼のかすみ、空腹感、眠気、意識レベル低下、異常行動、けいれんなど）、腎症以外の慢性合併症および併存疾患に伴う症状が生じうる。

腎性貧血とは、腎臓において十分なエリスロポエチンが産生されないことで生じる貧血である。

表3 腎不全の症状[12]

体液貯留	浮腫、胸水、腹水、心外膜液貯留、肺水腫
体液異常	高度の低ナトリウム血症、高カリウム血症、低カルシウム血症（骨粗鬆症につながる）、高リン血症、代謝性アシドーシス
消化器症状	食欲不振、悪心・嘔吐、下痢
循環器症状	心不全、不整脈
神経症状	中枢神経障害：意識障害、不随意運動、睡眠障害 末梢神経障害：かゆみ、しびれ
血液異常	高度の腎性貧血、出血傾向
視力障害	視力低下、網膜出血症状、網膜剝離症状

日本透析医学会：維持血液透析ガイドライン：血液透析導入．日本透析医学会雑誌，2013；46(12)：1135．より一部改変して転載

増悪因子

腎機能を増悪させる因子には、血糖や血圧のコントロール不良、感染症、急激な循環状態の変動、脱水、腎毒性薬物（造影剤、抗生物質、NSAIDs*など）の使用、手術、外傷、脂質異常症、高尿酸血症、喫煙などがある。市販の解熱鎮痛薬などは腎機能を悪化させるものがあるため自己判断で使用せず、医師に確認するよう伝える。

シックデイ（発熱、下痢、嘔吐、食事困難などがあるとき）は、著しい高血糖や脱水などを惹起（じゃっき）し、腎機能を低下させる。シックデイ予防（血糖コントロールや感染症予防など）や適切な対応（消化のよいものを食べる、脱水予防、自己判断でインスリン注射や内服薬を中断しないなど[1]）が重要である。

治療

- 糖尿病性腎症の進行抑制には、肥満の是正、禁煙、血糖および血圧コントロールが有効である。早期から治療に取り組むことで、病期を低い段階に戻すことや寛解させることが可能である。
- 食事療法・運動療法・薬物療法は、それぞれ腎症の病期に応じた個別の調整が必要となる。

食事療法

- 高血圧合併例や糖尿病性腎症第3期以降の場合は1日6g未満の食塩摂取が推奨される[2]。
- エネルギー摂取量(kcal)は、目標体重(kg)×エネルギー係数(kcal/kg目標体重)で算出する。65歳以上の目標体重(kg)は、[身長(m)]^2×22～25(目標とするBMI)で算出する(目標BMIは現体重、体組成、合併症、摂食状況などをもとに設定)[1]。エネルギー係数は活動レベルが「軽い労作」では25～30kcal/kg目標体重、「普通の労作」では30～35kcal/kg目標体重、「重い労作」では35kcal/kg目標体重以上をめやすとする(フレイル予防では大きめに設定可能)[1]。
- タンパク質摂取量はエネルギー摂取量の20%未満が望ましい。eGFRが45未満では(腎症第2期以前ではこれに加えてeGFRが－3～－5/年程度で低下していれば)タンパク質制限を検討するが[1]、高齢者では低栄養やサルコペニアなどのリスクとなるため、0.8g/kg目標体重/日を下限とする。エネルギー摂取不足でタンパク異化が亢進するとその代謝産物で腎機能が低下するため、糖質や脂質からエネルギー摂取量を確保する。
- カリウム摂取量は腎症第3期で高カリウム血症があれば2.0g/日未満、第4期は1.5 g/日未満が推奨される[8]。

運動療法

- 運動には、血糖降下やインスリン抵抗性改善、減量、筋萎縮や骨粗鬆症の予防、爽快感などの効果があるが、腎機能が低下していると腎臓の負担にもなる。運動の制限を医師に確認して種類・強度・時間・頻度を決める[1]。

薬物療法

- 腎の薬剤排泄機能が低下すると血糖降下薬の成分が体内に停滞し、低血糖を起こしやすくなる。多くの経口血糖降下薬は腎臓に負担がかかるため、適宜インスリン治療に移行する。インスリンの必要量も減る場合がある。
- 血糖降下薬のビグアナイド薬は透析中やeGFR 30未満では禁忌である。eGFR 30～60ではヨード造影剤検査前後にメトホルミンを休薬する[1]。SGLT2阻害薬やGLP-1受容体作動薬には腎症進展予防効果がみられる[2]。
- 糖尿病性腎症の降圧目標は130/80mmHg未満(高齢者は高めに設定、忍容性があれば同等の目標)とする[1]。
- 腎性貧血の治療目標は、非透析例ではHb 11g/dL 以上 13 g/dL 未満とし、Hb 11g/dL未満ではエリスロポエチン製剤や鉄剤を投与する[2]。
- 高リン血症では食事療法(タンパク質制限やリンの多い食品添加物を避けるなど)を行う。リン吸着薬を使用する場合もある[7]。
- 浮腫などの体液貯留所見があれば利尿薬が使用される。脱水や電解質異常などの副作用や、尿量(体重1kgにつき0.5mL/時が必要とされる[13])、浮腫などの変化を確認する。
- eGFR 10未満(症状によっては30未満)が腎代替療法(**表4**)導入のめやす時期となる[11]。進行性に腎機能低下がみられeGFR 30未満となったとき[11]をめやすに、患者と介護者に情報提供を行い、個々の予後や生活状況、意向などに沿った選択ができるようにする。腎代替療法を行わない選択もできる(症状緩和の治療は継続できる)。

食事療法

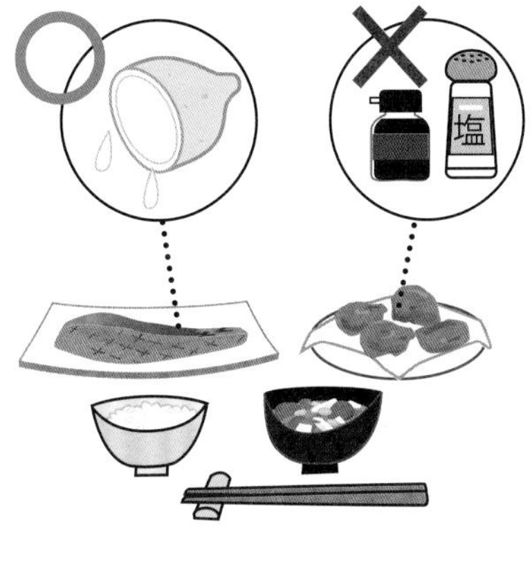

運動療法

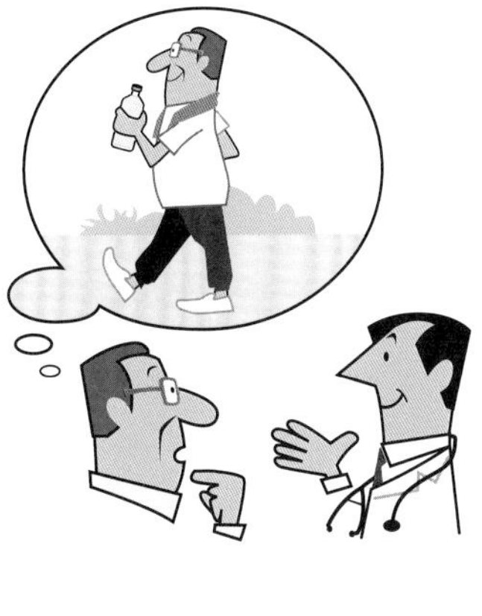

薬物療法

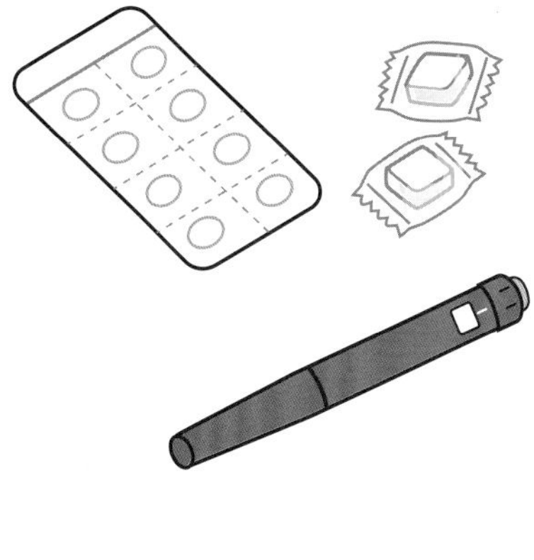

表4 腎代替療法の種類

	血液透析	腹膜透析	腎移植
方法	●腕に作成したシャント血管（動脈と静脈をつないで血流を増やした血管）や静脈のカテーテルなどから血液を体外に出し、ダイアライザーに血液を通して血液中の老廃物や水分・ミネラルを調整	●ダイアライザーの代わりに自分の腹膜を利用 ●腹膜で囲まれた腹腔に埋め込んだカテーテルを通して透析液を注入・排出して血液中の老廃物や水分・ミネラルを調整	●親族から1つの腎臓の提供を受ける「生体腎移植」と、脳死や心臓死の人から移植を受ける「献腎移植」がある（手術に耐えうる体が必要）
代替できる腎臓機能	10%程度	5%程度	50%程度
生命予後	腎移植と比べると劣る		優れている
生活の制約	多い（週3回、1回4時間程度の通院治療）	やや多い（透析液交換、装置のセットなど）	ほとんどなし
食事・飲水制限	多い（タンパク、水、塩分、カリウム、リン）	やや多い（水、塩分、リン）	少ない
通院回数	週3回	月に1～2回程度	安定していれば3か月以降月1回
旅行・出張	旅行先等で透析施設の確保が必要	透析液等の携帯や準備	制限なし
入浴	透析終了後は、当日の入浴・シャワー不可	カテーテル出口部の保護が必要なことがある	制限なし
医療費	●年間500～600万円（各種制度の利用により自己負担は月0～2万円に抑えられる）		●初年度800～900万円（2年目以降200～300万円） ●自己負担額は透析同様（献腎移植の場合は別途負担金あり）
起こりうる問題	バスキュラーアクセスの問題（閉塞、感染、出血、穿刺痛など）、不均衡症候群※、血圧低下など	腹膜の透析膜としての寿命（約5～8年）、腹部症状、カテーテル感染・位置異常、腹膜炎など	免疫抑制薬の副作用、拒絶反応、移植腎喪失への不安など

日本腎臓学会，日本透析医学会，日本腹膜透析医学会，日本臨床腎移植学会，日本小児腎臓病学会 編：腎代替療法選択ガイド2020．ライフサイエンス出版，東京，2020．および日本腎臓学会，日本透析医学会，日本移植学会，日本臨床腎移植学会，日本腹膜透析医学会：腎不全治療選択とその実際（2022年版）．をもとに筆者作成

※【不均衡症候群】血液透析では細胞内と細胞外の浸透圧の不均衡が生じることがある。そのため、細胞外から細胞内へ水が移動し、細胞に浮腫が起こる。進行すると、脳圧亢進や頭蓋内圧亢進症状が現れる。症状には、頭痛、悪心・嘔吐、筋けいれん、意識障害などがある。

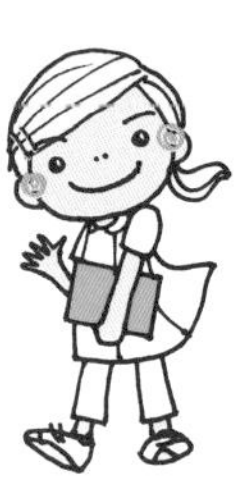

治療選択の意思決定を支援する際は、各選択肢のメリット・デメリットを十分に知ってもらい、患者さんの希望や資源、ライフスタイルに合う選択ができるよう支援しましょう。家族などの支援者との調整も重要です

Part 2

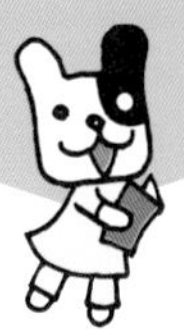

アセスメント力がつく ヘルスアセスメント

高齢者と家族の身体面・生活面・心理面・社会面のアセスメント項目と根拠を解説します。

1 現在に至るまでの経過

- 糖尿病の発症年齢・発症要因、血糖コントロールの推移とその要因
- 糖尿病性腎症の経過と悪化時の原因
- 治療経過（通院・入院歴、処方歴、栄養指導・糖尿病教室・患者会参加歴など）
- 他の糖尿病合併症や併存疾患の経過

アセスメントの根拠

これまでの経過から病気との向き合いかたやセルフケア能力、今後予測される経過をとらえ、患者に合った目標やセルフケア支援を検討する必要がある。高齢者では糖尿病以外の併存疾患も増えやすいため、他疾患による病態・治療・セルフケア行動への影響を考慮する必要がある。

2 現在の自覚症状

- 腎機能低下による自覚症状の有無
- 高血糖症状、低血糖症状、他の糖尿病合併症や併存疾患に伴う自覚症状の有無

アセスメントの根拠

糖尿病は重症化するまで自覚症状に乏しい。何らかの症状があっても糖尿病やその合併症が原因だと本人が認識していない場合もある。「3 現在の身体状況」における客観的データを患者にフィードバックし、自覚症状との関連の理解を促すことで、自覚症状が病状のモニタリング指標になる可能性がある。

3 現在の身体状況

- 身長・体重・BMI・体組成（体脂肪率、骨格筋率、骨量、水分率など）
- バイタルサイン
- 血糖コントロールおよび糖尿病性腎症の進展状況
- その他の糖尿病合併症や併存疾患の状況（口腔内の状態、足の状態［**図4、図5**］、手の状態［手根管症候群など］などを含む）
- 認知機能・ADL
- 血液透析患者ではシャント音（「ザーザー」などが聞こえるか）・シャントスリル（血流の振動が弱くないか）・シャント部の感染徴候・不均衡症候群の有無など、腹膜透析患者ではカテーテル出口部の皮膚や排液なども確認

アセスメントの根拠

肥満はインスリン抵抗性を増大させる。インスリン作用不足が増大すると異化亢進により体重が減少する。また腎機能低下による体液貯留で体重が増加する。以上より体重は糖尿病および腎症の重要な指標である。

高齢者では普通体重でも骨格筋量が少ない場合がよくあるため、なるべく体組成を確認して食事や運動の内容を検討する。腎機能低下で下腿浮腫が生じると、履き物の圧迫・皮膚の脆弱さなどからさらに足病変のリスクが高まる。感染は腎機能を悪化させるため、創部の観察や検査結果、バイタルサインなどから感染徴候を早期発見する。

図4 足背・後脛骨動脈の触診

足を触り、温度などで血行がよいか確認する。その後、足背動脈、後脛骨動脈の拍動を触知し、脈拍数、リズム、緊張度を観察する。

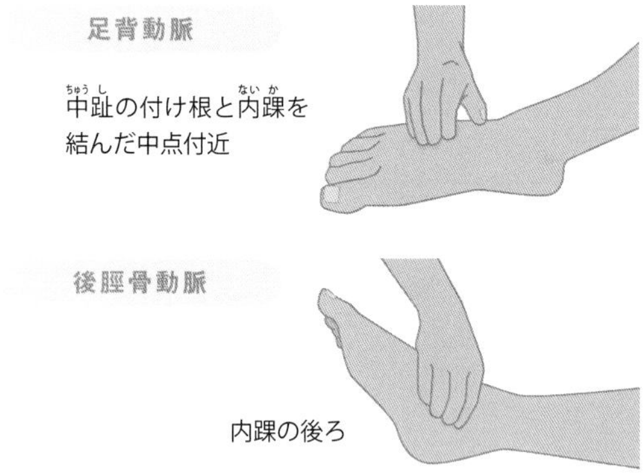
足背動脈
中趾の付け根と内踝を結んだ中点付近
後脛骨動脈
内踝の後ろ

任和子：糖尿病．任和子 編著：病期・発達段階の視点でみる疾患別看護過程．照林社，東京，2020：372．より引用

図5 足の観察

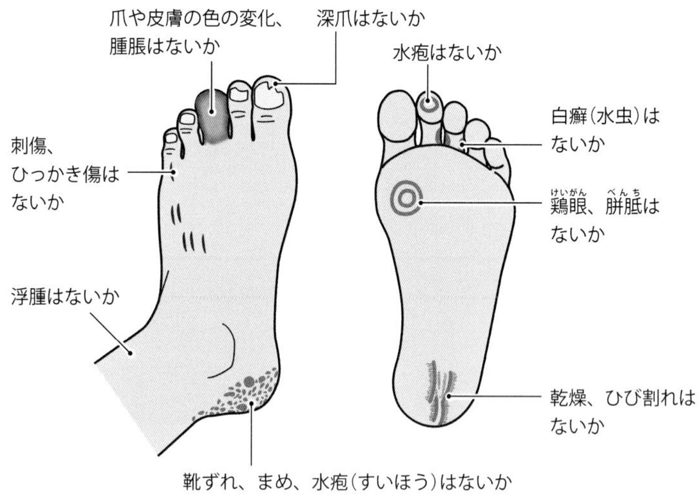
爪や皮膚の色の変化、腫脹はないか
深爪はないか
水疱はないか
刺傷、ひっかき傷はないか
白癬（水虫）はないか
鶏眼、胼胝はないか
浮腫はないか
乾燥、ひび割れはないか
靴ずれ、まめ、水疱（すいほう）はないか

髙岡寿江：糖尿病．アセスメントに使える疾患と看護の知識．池西静江，小山敦代，西山ゆかり 編，照林社，東京，2016：164．を参考に作成

4 現在の治療

- 血糖コントロールや血圧コントロール目標、目標体重
- 食事療法（総エネルギー、タンパク質、食塩、カリウム量の設定など）・運動療法・薬物療法の内容
- 腎機能低下に伴う症状に対する治療、腎代替療法の実施状況
- 腎症以外の糖尿病合併症や併存疾患に対する治療

アセスメントの根拠

まずは治療目標を患者中心で設定し、医療チームで共有する必要がある。高齢者では複数の併存疾患をもつ場合が多いため治療が煩雑になりやすい。患者の希望や加齢に伴うセルフケア能力の低下、支援状況などを踏まえて、患者が継続できる治療法かを検討する。腎機能低下例に禁忌の薬剤が使われていないかにも注意が必要である。

5 疾患や治療、今後に対する思い

- 糖尿病性腎症やその他の病気に対する思い
- 現在や今後の治療（腎代替療法など）に対する希望や不安などの訴え（経済面なども）
- 生活のなかで続けたいこと、譲れないこと
- 今後の生活や人生、終末期の過ごしかたにおける希望
- 血縁者などの身近な糖尿病患者から得たイメージ（治療内容、合併症、亡くなりかたなど）

アセスメントの根拠

身近にいる糖尿病患者から治療について見聞きした経験が、個々の治療に対するイメージに影響している場合がある。インスリン治療や透析に抵抗感をもつ場合も多いが、治療のどの面に抵抗感があるかなどをくわしく聴いて他職種と調整を行うことで、本人が納得のいく治療選択につながる。患者の生活・人生の全体像やめざすところをイメージし、そのなかにいかに治療を組み込むかが治療継続の鍵となる。

6 治療やセルフケアに関する知識や認識

- 治療(腎代替療法を含む)やセルフケア方法についての知識
- 腎機能を低下させる要因やその予防方法についての知識
- 腎症の悪化に伴い予測される経過についての知識
- セルフケアに対する重要性・自信・障壁などの認識

アセスメントの根拠

病気に関する患者の知識や認識は、医療者のそれとは異なる。医療者が治療やセルフケアを勧めても、本人が必要性や方法を理解していなければ実施は困難である。患者が治療やセルフケアにおける選択肢のメリットやデメリットを理解して自身で選択してもらうこと、重要性や自信の認識を高めること[15]が継続につながる。

7 現在の生活状況・セルフケア状況

- 1日や1週間の生活リズム(食事・運動、社会活動、趣味、休息など)
- 居住環境(階数、段差、手すり、トイレ、お風呂、ベッドの種類など)
- 食習慣(時間や回数、内容、食べる速さ、咀嚼(そしゃく)回数、間食、外食、嗜好、調理者など)
- 運動習慣(タイミング、時間、内容、頻度など)
- 飲酒・喫煙習慣
- 季節的な行事、ライフイベントなど
- 服薬状況(管理方法、服薬忘れの有無、インスリン注射手技など)
- フットケア状況(足の観察、爪切り、保湿、清潔保持、靴や靴下の選択、軟膏塗布など)
- 口腔ケア状況
- セルフモニタリング(血糖値、血圧、体重、自覚症状など)の実施状況、解釈や活用の仕方
- 精神的ストレスとその要因、ストレス解消方法

アセスメントの根拠

生活のあらゆる要素が糖尿病や腎症の経過にかかわる。実際の生活やセルフケア状況から患者の好みや能力をとらえることは、継続可能なセルフケア行動の提案に役立つ。認知機能やADL*が低下しても患者自身ができることはあるため、患者が安全に継続できる範囲を見きわめながら、セルフケア支援を行う必要がある。お薬カレンダーの使用や内服薬の一包化、インスリン注射に装着する補助具(**図6**)の使用(製薬会社から取り寄せ可能)[16]など、本人が継続できるような工夫を検討する。

図6 インスリン注射用補助具の例

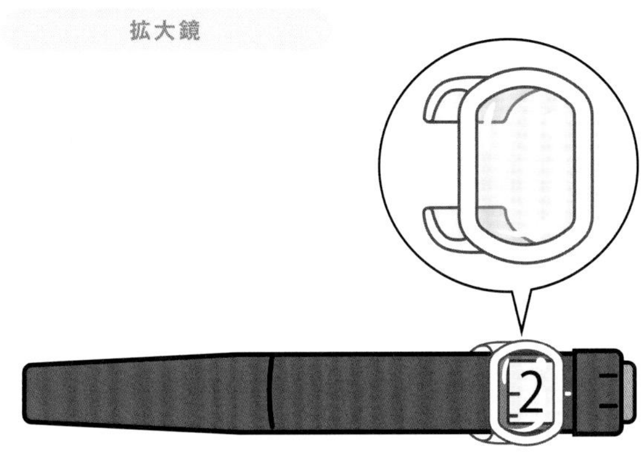

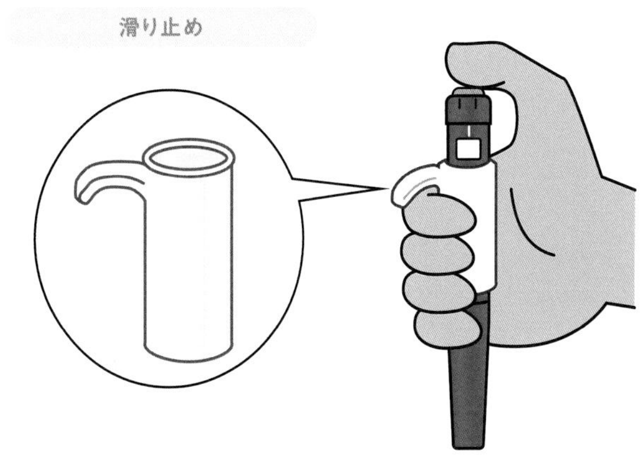

8 周囲の支援体制

- キーパーソン、介護者、調理や買い物の担当者、家族・友人・近隣住民との関係
- かかりつけの医療機関
- 社会制度や地域資源の利用状況
- 他者からの支援に対する希望

アセスメントの根拠

患者がもつセルフケア能力を最大限に発揮しつつ、困難な面は他者の支援で補えるよう調整が必要となる。家族の年齢や社会的役割、本人との関係性などによっては、家族への支援依頼が困難な場合がある。加齢に伴いセルフケア能力の低下が予測されるため、早めに社会資源の情報提供や申請などを行う。他者の支援に拒否的な場合もあるため、患者の思いを聴きつつ依頼先や内容・頻度などを調整する。

資料 透析治療を受ける場合などに利用可能な公的補助[11]

※文献11をもとに筆者作成

健康保険	**高額療養費制度** ・健康保険の対象となる医療費は健康保険の種類や年齢により1～3割負担となるが、一定額以上の負担はこの制度により、自己負担限度額までの負担となる。 ・透析の医療費は、高額療養費制度の特例で特定疾病療養受療証の交付を受けると、1か月の自己負担限度額が1万円となる（一定所得以上は2万円）。 **傷病手当金** ・サラリーマンや公務員など雇用されている健康保険の被保険者が病気やけがで仕事を休んだことで報酬が得られない場合に支給される（1年6か月間、休業1日につき標準報酬日額の 2/3 を支給）。
障害福祉サービス：身体障害者手帳	・身体障害者手帳の交付により障害福祉サービスが利用可能となる。サービスの内容は自治体や障害の種類・等級により異なる。透析中の場合は原則、身体障害者手帳（腎臓機能）の1級に該当する。 **サービスの例** ・自立支援医療（更生医療） ▶障害を取り除く・軽減するための医療費の自己負担額が所得に応じて0～2万円となる ・補装具、日常生活用具給付 ▶腹膜透析では透析液加温機が給付される場合がある ・税金などの控除・減免 ・各種交通運賃の割引
介護保障・介護保険	・65歳以上、または40～60歳で特定の疾病のある人が要介護1～5・要支援1～2のいずれかの認定を受けると介護保険サービスが利用できる（自己負担額は1～3割）。 ・介護保険サービスには訪問介護・訪問看護・訪問リハビリテーション・福祉用具の貸与や購入・住宅改修・通所介護・通所リハビリテーション・介護保険施設入所などがある。 ・訪問看護を利用すると、内服薬の管理やインスリン注射および血糖測定の介助や見守り、食事療法の指導なども受けることができる。
国民年金・厚生年金	・障害の程度に応じて、初診時に加入している年金から障害年金が支給される場合がある。
自治体による独自の医療費助成制度	・障害者医療費助成など。自治体により内容が異なる。

アセスメント時点での
患者さんの全体像

アセスメント時点(現時点)での高齢者の全体像を、イラスト中心にまとめます。

1 患者さんの思っていること

「妻が入院してから総菜や弁当ばかり食べているし、血糖値が悪くなったのは仕方ない。腎臓が悪くなっていたのはわからなかった。今まで以上に食事に気をつけないといけないらしいけど、買い物はおっくうだし自分で細かいことはできない。妻もそんな気力はないだろう。若いころと比べて筋肉が落ちたのにタンパク質を減らして大丈夫なのか」

2 患者さんの生活に関すること

6時ころに起床し、22時ころ就寝。1日3食ほぼ規則的(7時、12時、19時ころ)に食べ、午前と午後に間食(バナナや煎餅など)を食べる。食事はもともと妻が準備していたが、最近は買い置きした惣菜などを妻と食べることが多い。下肢の疼痛・しびれのため、退職後はほぼ自宅でテレビや本を見て過ごす。外出は数日おきに近所のスーパーに行くのと、年に数回友人や息子の運転で温泉に行く程度。「自分のことは自分でできるが、体力はかなり落ちた。友人や息子たちと行く温泉が楽しみだったが、透析になったら温泉に行けないのか」

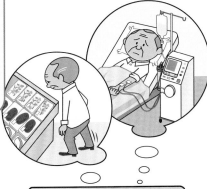

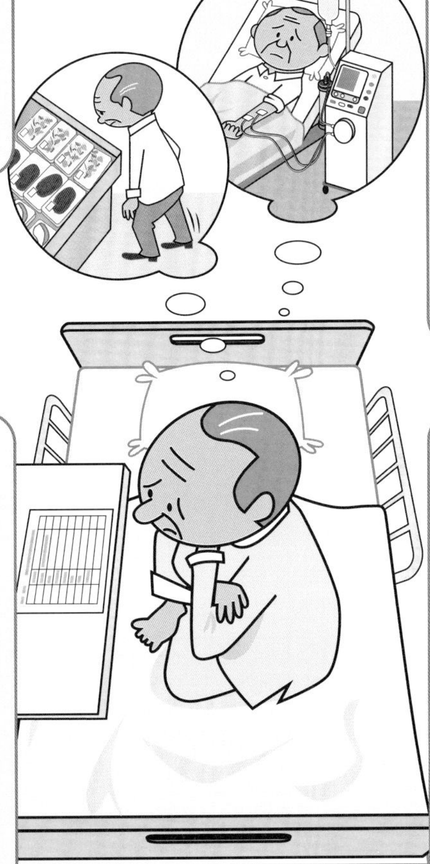

3 患者さんの人生に関すること

高校卒業後から65歳まで建設会社で勤務。就労中は同僚との飲み会や温泉旅行を楽しんでいた。肉体労働だったため肉や塩辛いものなどをよく食べていた。退職後は下肢のしびれ・疼痛もあって外出頻度が激減。妻とは26歳のときに結婚し、家事をすべて任せていた。父と伯母が2型糖尿病で、伯母は透析治療を受けていた。「伯母が透析で大変そうだったし、お金もかかるだろうし、透析するくらいなら死にたいと思っていたが、そんなに先のことではないのか……。妻も一気に弱って頼れないし、お互い介護が必要になったらどうしたらいいか。息子たちは家庭があるし、迷惑をかける前に死ねればとは思っているけど……」

4 病気に関すること

2型糖尿病の病歴は16年。インスリン注射および血糖測定を自身で行っている。「糖尿病家系だし食べる量も多かったし、いずれ合併症が悪くなるとは思っていた。インスリンは慣れて他にやることもないから続けられる。低血糖にはなったことがない」「最近のだるさや足のむくみは運動不足のせいだと思っていたが、腎臓が悪くなったせいかもと医師に言われて驚いた。ほぼ透析手前の段階と言われ、何とか踏みとどまりたいが、この歳で食事に気をつけるのはなかなかね」

現在利用している社会資源

要介護認定未申請。まだ申請は考えていない。

Part 4

看護診断につなげる関連図

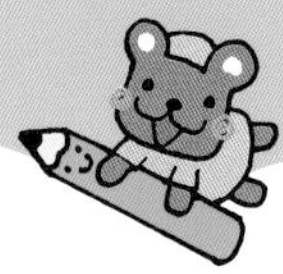

関連図を書くことで、アセスメントした内容を整理し、看護診断を明らかにします。

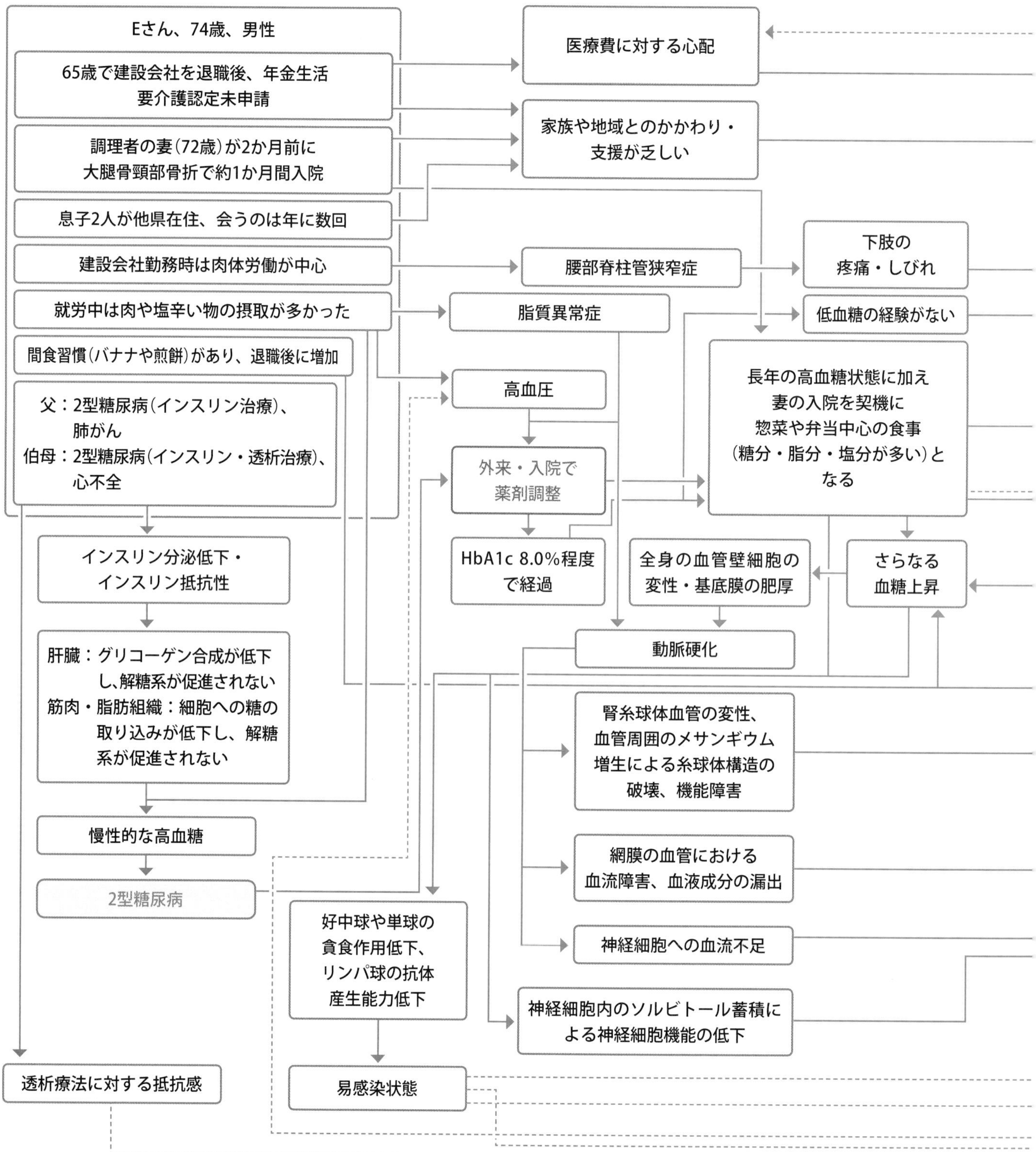
Eさん、74歳、男性
65歳で建設会社を退職後、年金生活
要介護認定未申請
調理者の妻(72歳)が2か月前に
大腿骨頸部骨折で約1か月間入院
息子2人が他県在住、会うのは年に数回
建設会社勤務時は肉体労働が中心
就労中は肉や塩辛い物の摂取が多かった
間食習慣(バナナや煎餅)があり、退職後に増加
父：2型糖尿病(インスリン治療)、
肺がん
伯母：2型糖尿病(インスリン・透析治療)、
心不全
医療費に対する心配
家族や地域とのかかわり・
支援が乏しい
腰部脊柱管狭窄症
下肢の
疼痛・しびれ
脂質異常症
低血糖の経験がない
高血圧
長年の高血糖状態に加え
妻の入院を契機に
惣菜や弁当中心の食事
(糖分・脂分・塩分が多い)と
なる
外来・入院で
薬剤調整
HbA1c 8.0%程度
で経過
全身の血管壁細胞の
変性・基底膜の肥厚
さらなる
血糖上昇
インスリン分泌低下・
インスリン抵抗性
肝臓：グリコーゲン合成が低下
し、解糖系が促進されない
筋肉・脂肪組織：細胞への糖の
取り込みが低下し、解糖
系が促進されない
動脈硬化
腎糸球体血管の変性、
血管周囲のメサンギウム
増生による糸球体構造の
破壊、機能障害
慢性的な高血糖
2型糖尿病
網膜の血管における
血流障害、血液成分の漏出
好中球や単球の
貪食作用低下、
リンパ球の抗体
産生能力低下
神経細胞への血流不足
神経細胞内のソルビトール蓄積に
よる神経細胞機能の低下
透析療法に対する抵抗感
易感染状態

凡例　実在する状態　潜在する状態　治療・ケア　看護診断　合併症　関連(実在)　関連(潜在)

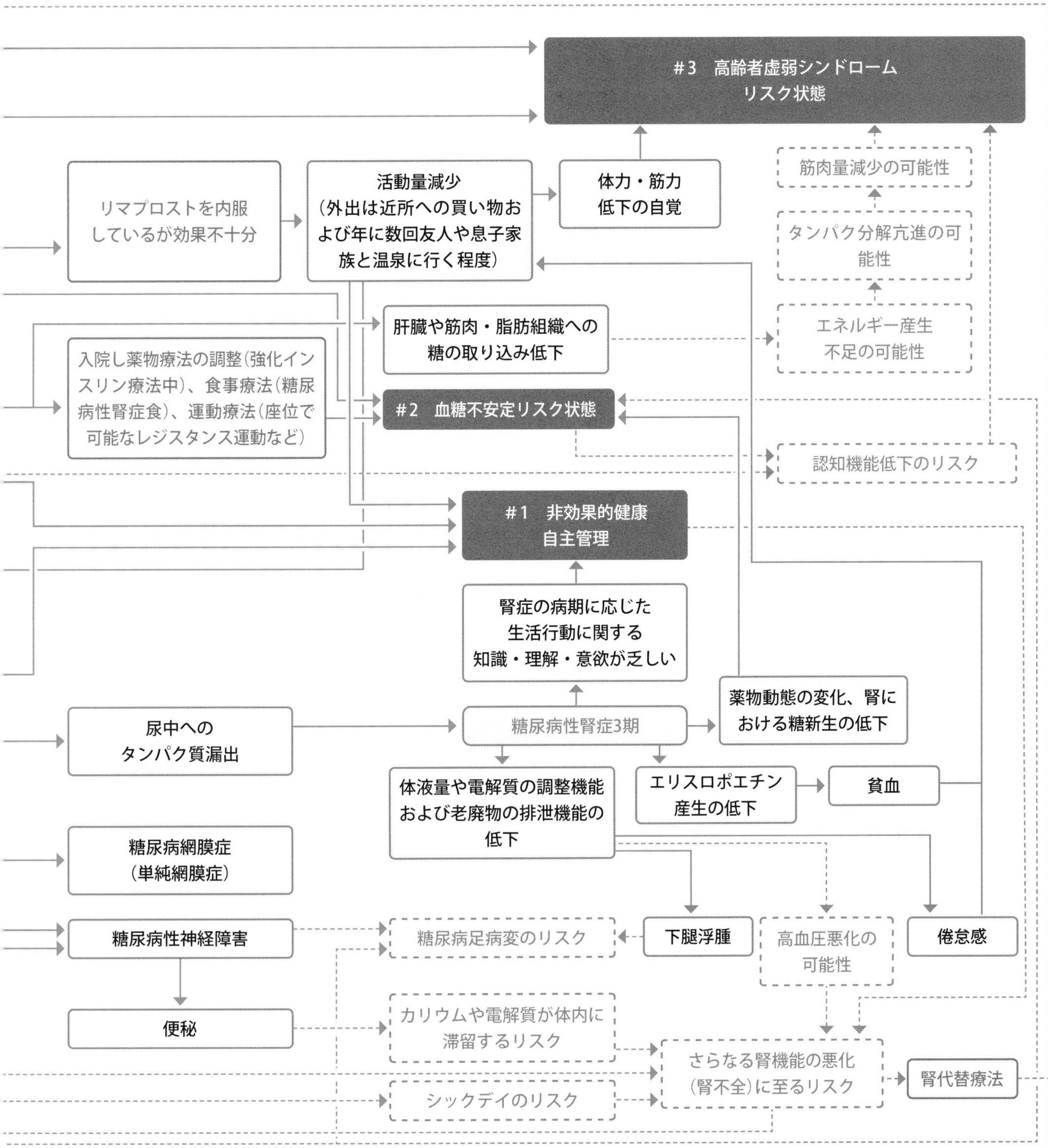
#3　高齢者虚弱シンドローム
リスク状態
リマプロストを内服
しているが効果不十分
活動量減少
(外出は近所への買い物お
よび年に数回友人や息子家
族と温泉に行く程度)
体力・筋力
低下の自覚
筋肉量減少の可能性
タンパク分解亢進の可
能性
肝臓や筋肉・脂肪組織への
糖の取り込み低下
エネルギー産生
不足の可能性
入院し薬物療法の調整(強化イン
スリン療法中)、食事療法(糖尿
病性腎症食)、運動療法(座位で
可能なレジスタンス運動など)
#2　血糖不安定リスク状態
認知機能低下のリスク
#1　非効果的健康
自主管理
腎症の病期に応じた
生活行動に関する
知識・理解・意欲が乏しい
尿中への
タンパク質漏出
糖尿病性腎症3期
薬物動態の変化、腎に
おける糖新生の低下
体液量や電解質の調整機能
および老廃物の排泄機能の
低下
エリスロポエチン
産生の低下
貧血
糖尿病網膜症
(単純網膜症)
糖尿病性神経障害
糖尿病足病変のリスク
下腿浮腫
高血圧悪化の
可能性
倦怠感
便秘
カリウムや電解質が体内に
滞留するリスク
さらなる腎機能の悪化
(腎不全)に至るリスク
腎代替療法
シックデイのリスク

Part 5

看護診断と根拠

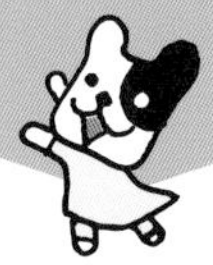

明らかになった看護診断に優先順位をつけて根拠を示します。

No	看護診断	根拠
#1	腎症の病期に応じた生活変容に対する知識・自信・意欲の乏しさ、家族による食事療法の支援の喪失、過剰な間食、活動量減少に関連した**非効果的健康自主管理**※1	Eさんは腎症の病期に応じた生活変容への困難感を表出しているが、透析導入を遅らせるには生活変容が必要な状態である。糖尿病と長く付き合ってきたEさんが、自身や環境の変化に合わせて生活を再構築して腎症悪化を防ぐことは、Eさんが望む人生に近づくために重要だと考えられるため、#1とした。
#2	強化インスリン療法、ふだんと異なる食事・運動、低血糖の経験がないこと、腎機能低下に関連した**血糖不安定リスク状態**※2	入院前と比べてインスリン治療の強化、食事量減少、運動量増加がみられる。また腎機能の低下によりインスリンが体内に停滞しやすいことから、低血糖のリスクが上昇している。入院中は血糖測定を行っているが、Eさんは低血糖の経験がないため低血糖の発見が遅れ、生命の危機的状態や転倒、認知機能への悪影響などをきたす可能性があり、#2とした。
#3	下肢の疼痛としびれによる活動減少や体力・筋力の減少、腎機能低下に伴う倦怠感、地域とのかかわりや家族による支援の乏しさ、経済面の不安に関連した**高齢者虚弱シンドロームリスク状態**※3	今後、加齢や腎症の悪化によってさらに活動量や家族・地域とのかかわりが減少すると、うつ病やADL・認知機能の低下などのリスクが高まり、要介護状態に陥る可能性が高い。転倒・骨折などのトラブルや妻が要介護状態になることで急に生活が立ち行かなくなる可能性もある。体力や筋力を維持するための生活習慣の検討や経済面も加味した地域資源の情報提供などを通してさまざまな健康上の被害を防ぐことが必要だと考え#3とした。

※1　定義：慢性疾患を抱えた生活に固有の、症状や治療計画の管理、身体・心理社会・スピリチュアル面への影響の管理、ライフスタイル変化の管理が不十分な状態[17]

※2　定義：血糖値が正常範囲から変動しやすく、健康を損なうおそれのある状態[17]

※3　定義：健康の側面（身体、機能、心理、社会）の1つ以上が衰えた高齢者が、障害などの健康上の弊害が起こりやすい、不安定な均衡動態に陥りやすい状態[17]

Part 6

根拠に基づいた看護計画

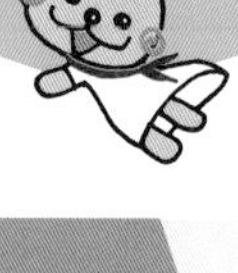

看護診断の優先度の高い＃1～2の期待される成果、看護計画と根拠を示します。

#1 腎症の病期に応じた生活変容に対する知識・自信・意欲の乏しさ、家族による食事療法の支援の喪失、過剰な間食、活動量減少に関連した非効果的健康自主管理

期待される成果（長期目標）	●糖尿病性腎症の悪化を遅らせるのに効果的なセルフケア行動を継続できる。
期待される成果（短期目標）	●糖尿病性腎症の悪化を遅らせるための生活上の注意点とその必要性を理解し説明できる。 ●退院後も継続可能なセルフケア行動を具体的に計画できる。 ●腎機能低下の症状モニタリングの方法を理解し実行できる。

	看護計画	根拠・留意点
観察計画 O-P	❶1日、1週間単位の生活リズム ❷ふだんの食事・運動・飲酒・喫煙・睡眠・休息・服薬の習慣、かかりつけ医への通院状況 ❸家でのセルフモニタリング状況 ❹現在の治療内容 ❺血糖値・体重・BMI・体組成・血圧・尿量の推移 ❻排便状況と下剤の使用状況 ❼下肢の疼痛やしびれの程度 ❽血糖コントロール指標、腎機能の指標 ❾腎機能低下に伴う症状の有無と程度（倦怠感・浮腫・貧血の状況、電解質異常の有無など） ❿糖尿病合併症および併存疾患の進展状況 ⓫足の状態およびフットケアの実施状況 ⓬口腔内の状態および口腔ケアの実施状況 ⓭腎症を悪化させる要因や生活上の注意点に関する知識 ⓮腎機能の悪化や治療・セルフケアに対する思い ⓯家族関係や支援状況、利用可能な地域資源	●Eさんにとって新たに複雑なセルフケア行動を取り入れるのは困難な可能性が高いため、まずは現在の生活状況や身体・心理面などを確認し、優先事項を考えながら実施可能な計画を本人と検討していく。 ●生活状況などを聴いている際に、指摘などをすると本人が本当のことを話しにくくなるおそれがある。まずは指摘や助言をせずに聴き、ありのままを理解するよう努める。語ってもらうなかで、患者自身が問題点を整理し、強みや改善策を見出す場合がある。 ●認知機能が低下している場合、生活状況などを詳細に思い出すのが困難な場合もある。客観的データから生活状況を推測したり、可能であれば家族にも話を聴いたりするとよい。 ●病院食とふだんの食事の量や味の濃さの違いなどから、食塩摂取量が病院食より多いかを推測できる。 ●足の状況はフットケア記録用紙（日本糖尿病教育・看護学会編）[18]などを参照して観察するとよい。 ●病気やセルフケアに関する知識・理解などを確認し、C-PとE-Pの方法や内容を検討する。 ●これまで糖質や脂質の摂取量を減らしてきた患者は、タンパク質摂取量を抑えて糖質や脂質からエネルギー摂取量を確保するように求められることに対して困惑している可能性がある。 ●患者のセルフケア能力と家族や地域資源による支援体制を確認し、本人で困難な部分は資源の活用を検討する。
ケア計画 C-P	❶糖尿病とともに生きてきた経験を聴き、本人の信念や強み、生活上の優先事項、趣味、人生の目標などを確認する。 ❷患者および医療チームで相談して血糖コントロール目標や目標体重、教育内容などの方針を決定する。 ❸入院前の生活状況と検査値や自覚症状の変化を振り返り、血糖コントロールや腎症が悪化した原因を患者とともに考える。 ❹退院後に継続可能なセルフケア行動（食事療法、運動療法、薬物療法、腎症の悪化を遅らせるための行動、セルフモニタリング方法）をともに考える。	●さまざまな役割や変化があるなかで、Eさんが糖尿病とともに過ごした人生や今後の目標などをとらえて他職種と共有することは、本人の目標に即した治療選択や実施可能なセルフケアの提案につながる。 ●検査値や自覚症状を振り返ることで自身の身体の変化に向き合うことを支える。これらと生活状況の関連を考えることは、生活変容の必要性の理解や症状モニタリングを促す可能性がある。 ●Eさんは生活変容に対して困難感を表出しているため、1つずつできることを考える。本人の食習慣に合わせて、例えばカリウム摂取量を抑えるためにバナナの摂取量を減らす、生野菜でなく茹で野菜を選ぶ、食塩摂取量を抑えるために煎餅を減塩のものにする・スプレー状の醤油差しを使う・汁物を減らすなどの具体的な工夫を提案し、本人に選択してもらう。 ●食事・飲水・運動の制限は医師に確認しておく。

	看護計画	根拠・留意点
ケア計画 C-P	❺足の観察ポイントやセルフケア方法を伝えながら本人とともに足の観察を行う。 ❻下肢の疼痛やしびれを緩和する方法を本人と相談し実施する。 ❼腎毒性薬物が使用されていないか確認する。	●セルフモニタリングに関して、血糖測定器・血圧計・体重計をもっているか確認し、可能であれば購入を勧める。高齢者でもウェアラブル端末などのデバイスを活用している場合がある。好みや能力に応じてセルフモニタリング方法を柔軟に決定する。記録も重要で、体重は折れ線グラフで推移を見える化するなど、本人の好みに合わせた方法を提案するとよい。自宅での経過は治療調整において重要な情報のため、受診時に記録物を持参するよう説明する。
	❽腎代替療法に対する思いを傾聴し、看護チーム・他職種と共有する。	●腎代替療法などに対する希望はすぐにまとまらなかったり変化したりしてもよいことを伝え、信頼関係を構築しつつ継続的に話を聴く機会を設ける。かかりつけ医など、地域との情報共有も必要となる。
教育計画 E-P	❶腎機能悪化による症状(倦怠感、息切れ、急激な体重増加、血圧上昇、下腿浮腫、尿量減少、動悸や胸の違和感、食欲低下や嘔気、眼のかすみなど)や検査値の変化、症状悪化時は受診すること、予測される経過について説明する。 ❷腎機能を悪化させる要因と生活上の注意点(脱水・感染予防、市販の解熱鎮痛薬は使用せず医師に相談、など)を説明する。 ❸シックデイ時の対応を説明する。 ❹糖尿病性腎症向けの宅食について情報提供を行う。 ❺介護保険制度の情報提供を行う。	●一度に多くの内容を伝えると混乱を招く可能性がある。ポイントを絞って伝える、個別のパンフレットを作成するなど、反応を見ながら伝えかたを工夫する。 ●すでに生じている症状が腎機能悪化によるものと理解してもらうことが、セルフケアの意欲向上や症状モニタリングにつながる可能性がある。 ●災害時も腎機能悪化のリスクが高い。災害時の備えのマニュアル[19]等を活用して説明しておく。 ●シックデイ時に休薬する薬、休薬してはいけない薬を医師に確認しておく。 ●高齢者であっても本人の強みを生かしてできることは継続してもらうことを基本とし、Eさんの食事療法のように本人・家族で工夫が困難な面は無理せず資源を活用できるよう情報提供や手配を行う。
	❻腎代替療法の情報提供を行う。	●腎代替療法の開始時期、各選択肢についてのメリットやデメリットなどを伝える。導入が必要になった場合に納得した選択ができるよう、家族とともに早めから相談しておくよう伝える。

#2 強化インスリン療法およびふだんと異なる食事・運動、低血糖の経験がないこと、腎機能低下に関連した血糖不安定リスク状態

期待される成果(長期目標)	●重症低血糖が生じない。
期待される成果(短期目標)	●インスリン治療や腎機能の悪化によって低血糖のリスクが高い状態にあることを理解し説明できる。
	●低血糖を予防するための生活上の注意点を理解し実行できる。
	●血糖値やそれに伴う症状をモニタリングし、異常時はすぐに報告できる。
	●低血糖時の対処方法を理解し備えることができる。

	看護計画	根拠・留意点
観察計画 O-P	❶血糖値の推移 ❷低血糖症状の有無	●入院後は薬剤の用法用量がこまめに変更されることがあるため、血糖値の推移に注意する。一般的に血糖値が70mg/dL未満で低血糖と診断され、対応が必要となる。 ●高齢者は「ふらふらする」などの非典型的な低血糖症状を呈しやすく、無自覚性/重症低血糖を起こしやすい[1]。低血糖は認知機能低下・転倒などの誘因にもなる。
	❸薬物療法の内容、インスリン注射手技や実施状況	●インスリン注射手技は、毎日行う負担に配慮し、指示単位数が皮下に確実に注入されているかを主眼に手技を確認する。必要に応じて拡大鏡などの補助具を検討する。 ●注射部位をもんだり、よく動かす部位に注射したりすると吸収が速まり、低血糖のリスクが高まる。注射部位によっても吸収速度が変化する（速い順に腹部、上腕、太腿）。
	❹腹部の腫瘤（しゅりゅう）の有無 ❺血糖測定の手技や実施状況	●毎回同じ箇所に注射するとアミロイドの沈着による腫瘤（インスリンボール）や脂肪の肥大による腫瘤（リポハイパートロフィー）が生じ、インスリンの吸収が悪くなる。その分インスリンの必要単位数が増え、腫瘤部以外に注射した際に低血糖を起こす可能性がある。
	❻食事内容・タイミング	●超速効型インスリンや速効型インスリンを注射した後に食事が遅れると低血糖のリスクがある。
	❼運動や保清の内容・タイミング	●入浴でも低血糖を起こしやすい。運動の効果は半日程度続くこともあるため、運動した日の夜間低血糖などに注意する。
ケア計画 C-P	❶低血糖を疑う症状がみられた際は血糖測定を促し、すぐに医師や看護師に報告して必要時は指示に沿った補食を促す。	●低血糖時の補食については、ブドウ糖が最も即効性がある（α-グルコシダーゼ阻害薬内服中はブドウ糖でないと効果がない）。低血糖時はブドウ糖10〜20gを摂取し、1時間以内に食事を摂らない場合は、脂質を含む食物（クッキー80kcal分など）を併せて補食する（ブドウ糖だけでは持続的な効果がないため）。補食後もこまめに血糖測定を行う。
教育計画 E-P	❶低血糖の症状や原因、起こりやすいタイミングを説明する。 ❷血糖値が70mg/dL程度の場合や低血糖症状出現時はすぐに報告するよう説明する。 ❸低血糖の予防方法を説明する。 ❹低血糖の対処方法を本人と家族に説明する。	●ブドウ糖（またはブドウ糖を多く含む飲料など）を携帯するよう説明する。低血糖で意識レベルが低下すると自己での対応が困難となるため、身近な人にも対処方法を説明しておく。下記の糖尿病患者用IDカード[20]の携帯も促す。

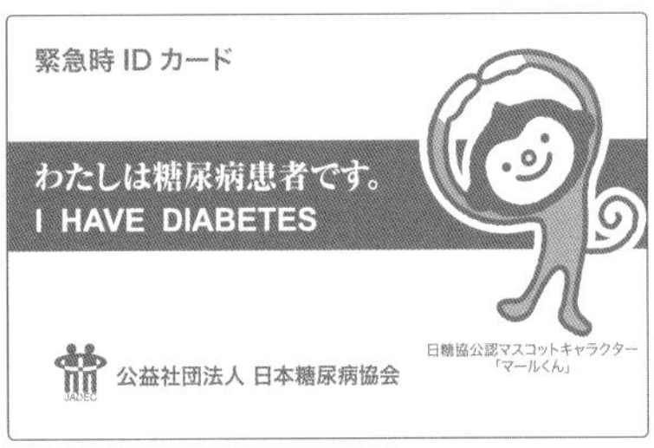

緊急時 ID カード
わたしは糖尿病患者です。
I HAVE DIABETES
日糖協公認マスコットキャラクター「マールくん」
公益社団法人 日本糖尿病協会

他者に糖尿病であることを知らせ、適切な処置を促すためのもの。受診機関の情報、治療薬や合併症の有無などが記入できる。

画像提供：日本糖尿病協会

●低血糖の経験がない患者や典型的な症状が生じない患者には、違和感があれば血糖測定をするように促す。

〈略語〉

＊【HbA1c】hemoglobin A1c：ヘモグロビンエーワンシー
＊【eGFR】estimated glomerular filtration rate
＊【Hb】hemoglobin：ヘモグロビン
＊【GFR】glomerular filtration rate
＊【Na】natrium：ナトリウム
＊【K】potassium：カリウム
＊【Ca】calcium：カルシウム
＊【P】protein：タンパク
＊【UA】uric acid：尿酸
＊【Alb】albumin：アルブミン
＊【NSAIDs】non-steroidal anti-inflammatory drugs：非ステロイド系抗炎症薬
＊【ADL】activities of daily living：日常生活動作

Part 7

評価

実施した看護計画を評価する際の視点を解説します。

- 腎機能悪化や生活変容が必要なことに対して戸惑いがある様子のため、自分の身体の変化や生活変容の必要性を受け入れられているかは重要である。
- Eさんにはインスリン注射などを自己で継続できる力がある。今後の食事療法に対する困難感を抱いているが、他人任せではなく自らが取り組むこととして意識していることは伺える。なるべく負担なく実施できる方法を考えて、困難感を解消できているかどうかが評価において重要になる。
- 生活変容を行ったとしても、今後の腎機能低下を免れないことが予測される。今後はEさんや妻が要介護状態になる可能性もある。少し先の見通しについての情報提供や、かかりつけ医との連携・要介護認定申請などを通して、困った際に早めに相談できる体制を整える必要がある。
- Eさんは透析や家族、死などに対する複雑な思いを表出している。思いを継続的に聴き、Eさんの心理状態に合った看護介入ができているかを評価していく。

評価の視点

- **自身の身体の変化に向き合い、身体を気づかうことができているか。**
- **生活状況と検査値・自覚症状がどのように関係しているかを理解できているか。**
- **生活変容を行うことに対して自分なりの価値を見出せているか。**
- **趣味などのやりたいことと両立して継続できると思えるセルフケア行動および社会資源を自己で選択できているか。**
- **高齢者に生じやすいサルコペニアや低血糖などのリスクを最小限にしたセルフケア行動を計画できているか。**
- **今後の認知機能低下やADL低下などにすぐ対応できるような支援窓口が整っているか。**
- **今後についての希望や不安・混乱などに配慮した支援を提供できているか。**

〈引用・参考文献〉

1. 日本糖尿病学会 編著：糖尿病治療ガイド2022-2023. 文光堂, 東京, 2022.
2. 日本糖尿病学会 編著：糖尿病診療ガイドライン2019. 南江堂, 東京, 2019.
3. International Diabetes Federation: IDF Diabetes Atlas 2021. https://diabetesatlas.org/atlas/tenth-edition/(2022/11/24閲覧)
4. Yokoyama H, Kawai K, Kobayashi M, et al. Microalbuminuria Is Common in Japanese Type 2 Diabetic Patients: A nationwide survey from the Japan Diabetes Clinical Data Management Study Group (JDDM10). Diabetes Care. 2007; 30: 989-992.
5. Yokoyama H, Sone H, Oishi M, et al. Prevalence of albuminuria and renal insufficiency and associated clinical factors in type 2 diabetes: the Japan Diabetes Clinical Data Management study (JDDM15). Nephrol Dial Transplant. 2009; 24: 1212-1219.
6. 日本透析医学会：わが国の慢性透析療法の現況(2021年12月3日現在). https://docs.jsdt.or.jp/overview/file/2021/add/02.pdf(2022/11/24閲覧)
7. 日本腎臓学会 編：エビデンスに基づくCKD診療ガイドライン2018. 東京医学社, 東京, 2018.
8. 日本糖尿病療養指導士認定機構 編著：糖尿病療養指導ガイドブック2022 糖尿病療養指導士の学習目標と課題. 株式会社メディカルビュー社, 東京, 2022.
9. 糖尿病性腎症合同委員会：糖尿病性腎症病期分類の改訂について(2013年12月). https://jsn.or.jp/academicinfo/ckd/dm_nephro.pdf(2022/11/24閲覧)
10. 槇野博史 著：糖尿病性腎症―発症・進展機序と治療. 診断と治療社, 東京, 1999：192.
11. 日本腎臓学会, 日本透析医学会, 日本腹膜透析医学会, 日本臨床腎移植学会, 日本小児腎臓病学会 編：腎代替療法選択ガイド2020. ライフサイエンス出版, 東京, 2020.
12. 日本透析医学会：維持血液透析ガイドライン：血液透析導入. 日本透析医学会雑誌, 2013；46(12)：1107-1155.
13. 「日本医療研究開発機構(AMED)長寿科学研究開発事業高齢腎不全患者に対する腎代替療法の開始/見合わせの意思決定プロセスと最適な緩和医療・ケアの構築」研究班 編：高齢腎不全患者のための保存的腎臓療法―conservative kidney management(CKM)の考え方と実践―. 東京医学社, 東京, 2022.
14. 日本腎臓学会, 日本透析医学会, 日本移植学会, 日本臨床腎移植学会, 日本腹膜透析医学会：腎不全治療選択とその実際(2022年版). https://jsn.or.jp/jsn_new/iryou/kaiin/free/primers/pdf/2022allpage.pdf(2022/11/24閲覧)
15. Mason BSc (Econ) MSocSc: Health Behavior Change: A Guide for Practitioners 3rd Edition. Elsevier, Amsterdam, 2019.
16. ノボ ノルディスクファーマ：高齢者とインスリン. https://www.club-dm.jp/novocare_all_in/novocare-circle/pen/with-pen8.htmL(2022/11/24閲覧)
17. T. ヘザー・ハードマン, 上鶴重美, カミラ・タカオ・ロペス 原書編集, 上鶴重美 訳：NANDA-I看護診断 定義と分類 2021-2023 原書第12版. 医学書院, 東京, 2021.
18. 日本糖尿病教育・看護学会 編：糖尿病看護フットケア技術 第3版. 日本看護協会出版会, 東京, 2013.
19. 日本糖尿病協会：糖尿病患者さんの災害への備え. https://www.nittokyo.or.jp/modules/patient/index.php?content_id=32(2022/11/24閲覧)
20. 日本糖尿病協会：協会グッズ一覧. https://www.nittokyo.or.jp/modules/patient/index.php?content_id=4(2022/11/24閲覧)
21. 任和子 編著：病期・発達段階の視点でみる疾患別看護過程. 照林社, 東京, 2020.
22. 日本糖尿病教育・看護学会：糖尿病腎症各期(第2期以降)における看護のポイントVer.2. https://jaden1996.com/documents/20140630_doc2.pdf
23. 日本腎臓学会 編：CKD診療ガイド2012. 東京医学社, 東京, 2012.
24. ノボ ノルディスク ファーマ：糖尿病サイト 糖尿病性腎症. https://www.club-dm.jp/complications-and-comorbidity/complications/three-major-nephropathy.htmL(2022/11/24閲覧)

関節リウマチ

かんせつりうまち

執筆
鳥井美江

患者紹介・学生の受け持ち

患者紹介

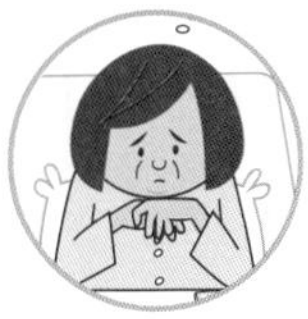

【氏名・年齢・性別】
Fさん、65歳、女性

【身長・体重】
162cm、70kg、BMI 26.7

【役割・職業】
事務員として働いていたが、60歳で退職し現在無職。

【家族背景】
夫とは62歳のときに死別し、長女家族（長女夫婦と6歳、4歳の孫）と同居するようになった。長女夫婦は共働きで、患者本人は保育園の送迎や家事を手伝っている。

【主訴】
全身の関節痛の増強、全身倦怠感

【主病名】
関節リウマチ

【現病歴】
2年前に関節リウマチ（RA*）と診断されサラゾスルファピリジン（アザルフィジンEN®）、メトトレキサート（MTX*）（リウマトレックス®）、プレドニゾロン（プレドニン®）で治療していたが、しばしば自己判断でプレドニゾロンを減量していた。半年前に間質性肺炎を起こしたためMTXを中止し、サラゾスルファピリジン、プレドニゾロン8 mgでコントロールしていたが、2か月前より関節炎が増悪（ぞうあく）し、両手首、右肘、両膝に痛みを認め、立ち上がりや移動に支障をきたすようになった。今回、生物学的製剤導入目的の入院となった。

【既往歴】
高血圧、間質性肺炎

【治療方針】
疾患活動性のコントロール不良による薬剤調整（生物学的製剤導入）。服薬アドヒアランス不良のため服薬指導を含めた教育入院。

【看護方針】
薬物療法や基礎療法を継続し、疾患活動性の安定をめざしたセルフマネジメントの支援を行う。

学生の受け持ち

入院初日から受け持ち、2日目に計画を立案した。

【受け持ち時の状況】
- 両指のこわばり、両手首と両膝の疼痛が継続
- 「ステロイドの副作用で入院したくないから、症状が楽になったらステロイドの量を減らしていました」
- DAS*28-ESR*6.78、HAQ*1.75

Part 1

看護に必要な疾患の基礎知識

疾患の定義、分類、病態、症状、検査・診断、治療、合併症などについて解説します。

定義・疫学

- 関節リウマチ(RA*)は、代表的な膠原病の1つで自己免疫疾患である。
- RAは、遺伝的要因とさまざまな環境要因により免疫異常が起こり、関節滑膜に慢性的な炎症が生じ、関節の痛みや腫れが生じる疾患である。進行すると骨や軟骨が破壊され、関節の変形や機能障害をきたす。また、呼吸器病変や血管炎などの関節外症状、感染症などの合併症を伴うことがあり、全身性の疾患としてとらえる必要がある。
- おもに薬物療法にて病勢のコントロールをするが、完治することはなく、再燃と寛解を繰り返す。
- 悪性関節リウマチ(RAのなかで血管炎を含む関節外症状があり、難治性または重症な臨床病態を伴う)は、厚生労働省の指定難病に指定されている。
- 日本における患者数は82.5万人と推定され、男女比は1：3.21で女性に多い[1]。高齢化に伴い高齢者のRA患者が増えている。好発年齢は40～60歳台であるが、高齢発症のRA患者(EORA*)も増えている。

原因・病態

- RAは遺伝的要因と環境要因など複数の因子が絡み合って発症する。遺伝的要因ではヒト白血球抗原(HLA*)と疾患感受性の関連が明らかになっており、HLA-DRB1が最大の遺伝的要因として知られている。環境要因では喫煙、歯周病との関連が報告されており、最近では腸内細菌叢との関連が注目されている。
- 遺伝的要因に環境要因が加わることで免疫異常が起こり、自己反応性T細胞、抗シトルリン化ペプチド抗体(ACPA*)やリウマトイド因子(RF*)などの自己抗体が産生され関節滑膜に炎症が起こる。
- 滑膜に炎症が起こると滑膜細胞は増殖・肥厚し、パンヌス(炎症性肉芽)を形成する(**図1**)。パンヌスに浸潤した細胞から炎症性サイトカイン(TNF-α*、IL-6*、IL-1*)やタンパク分解酵素(マトリックスメタロプロテイナーゼ-3：MMP-3*)が分泌されて軟骨や骨を破壊する。関節破壊が進行すると関節変形や強直を起こし、関節機能が廃絶する。

図1 関節リウマチの病態

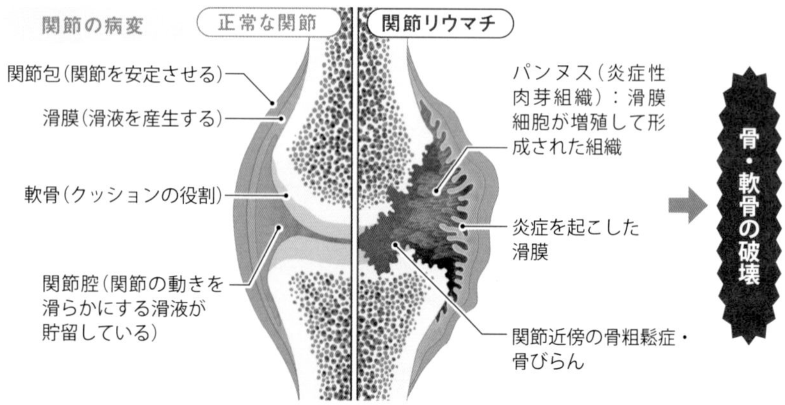

関節リウマチの進行

初期	中期	進行期	末期
骨・軟骨の破壊なし 滑膜が増殖しはじめる	パンヌスが骨・軟骨を侵食しはじめる 軟骨が薄くなり骨と骨との間隔が狭くなる	骨・軟骨の破壊が進む 関節がかみ合わなくなり脱臼を起こしやすくなる	骨がくっつき固定される(強直) 可動域を失う

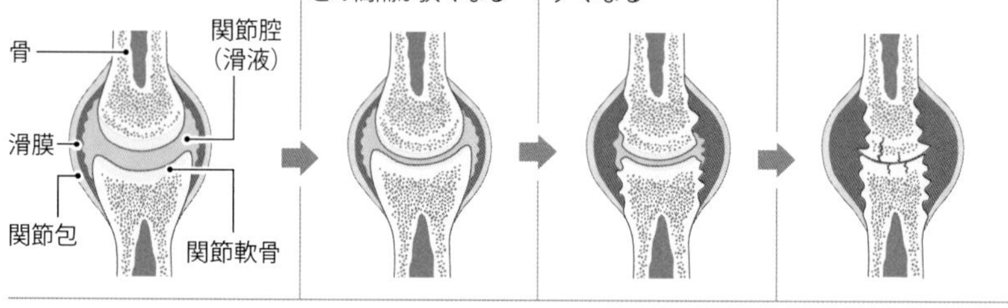

症状

関節症状

- 朝のこわばり、動作時の関節痛から始まり、持続的な関節痛、腫脹、熱感、関節可動域の制限がみられ、進行すると関節の変形をきたす。
- 関節炎は全身に起こるが、手に好発する。
- 左右対称に起こる特徴がある。
- 症状は手関節、手指関節、足趾関節などの末梢の小関節にみられ、続いて大関節（肩関節、肘関節、膝関節、足関節など）にみられるようになる。手指関節では中手指節関節（MCP*関節）、近位指節間関節（PIP*関節）、足趾関節では中足趾節関節（MTP*関節）にみられる（**図2**）。

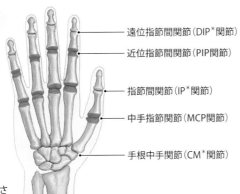

図2 関節炎の好発部位

手指関節

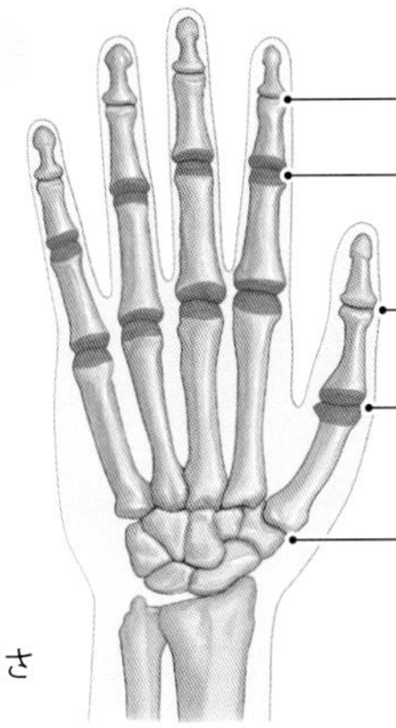

- MCP関節とPIP関節が侵されやすい。
- DIP関節が最初から侵されることはまれ。

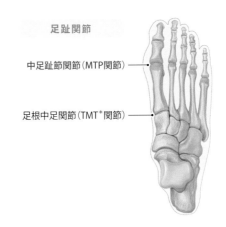

足趾関節

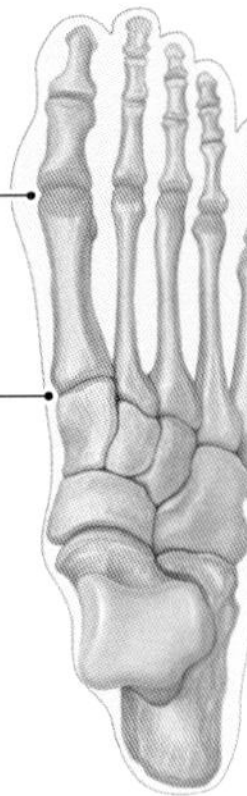

1. 朝のこわばり

朝、起床時に指が固まって屈伸しにくくなる状態である。RAによくみられる症状である一方、RA以外でも出現する症状である。寝ている間に関節周囲の組織に浮腫が生じることで起こる。疾患活動性が高い場合は朝のこわばりが1時間を超えることもあり、症状の有無や程度は疾患活動性につながる情報となる。

2. 関節の疼痛と腫脹

関節の腫脹は滑膜炎によるものであり、RAの滑膜炎はPIP関節、MCP関節に生じやすく、遠位指節間関節（DIP関節）が最初から侵されることはまれである。関節痛には自発痛（じっとしていても出現する）と運動時痛（関節を動かしたときに出現する）がある。疼痛により、筋肉が収縮して関節の可動域が狭まり、運動制限をもたらすことになる。

3. 関節の変形

滑膜炎が慢性的に生じると関節が屈曲や過伸展する。手指の変形にはスワンネック変形、ボタン穴変形、尺側偏位、Z型変形があり、足趾の変形には外反母趾やハンマートゥ、槌指がある。重症になると関節の強直（骨と骨とが癒合して関節が固まり動かなくなる）、ムチランス変形（支持機能がなくなりグラグラで不安定な関節）を生じることもある（**図3**）。

図3 関節の変形

スワンネック変形	ボタン穴変形	尺側偏位	Z型変形	ムチランス変形	外反母趾	ハンマートゥ
PIP過伸展／DIP屈曲	PIP屈曲／DIP過伸展	MCP関節が尺側に偏る	母指のIP関節の亜脱臼に伴う過伸展	支持機能がなくなった状態。オペラグラス変形ともいう	第1足趾（親指）が第2足趾側に「く」の字のように曲がる	PIP屈曲／DIP過伸展

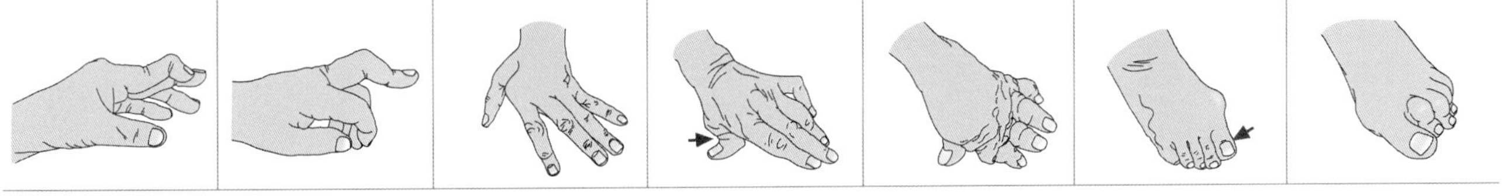

関節外症状・合併症[3,4]

- 関節症状以外にさまざまな症状や合併症が出現する。RA由来のものと薬剤治療などの副作用によって起こるものがある(**図4**)。
- とくに注意が必要なのは肺病変である。**間質性肺炎**は発熱、呼吸困難を伴い、急速に悪化することもあり、予後を左右する。またRAの治療薬の免疫抑制薬、生物学的製剤、ステロイドが免疫を抑制することにより、**ニューモシスチス肺炎**などの日和見感染を起こす。
- 血管には**リウマトイド血管炎**が起こる。中小動脈の全身性血管炎を合併し、内臓に障害をもたらす重度の関節外症状である。
- 皮膚病変には、皮下の小血管の血流不全により組織に壊死が生じる**リウマトイド結節**や、血流障害により指先が白色、赤色、紫色に変化する**レイノー症状**がある。レイノー症状はRAに特異的ではなく他の膠原病にも出現する。
- **アミロイドーシス**は、リウマチの炎症によりアミロイドAタンパクが腎臓、消化管、心臓などの臓器に沈着して臓器の機能障害を引き起こす。予後が悪い合併症である。
- 合併症には以下のものがある。
  - ▶感染症：肺炎以外に帯状疱疹(たいじょうほうしん)や副鼻腔炎(ふくびくうえん)、歯肉炎などを起こす。
  - ▶骨粗鬆症(こつそしょうしょう)：RA由来のもの、ステロイド由来によるもの
  - ▶**サルコペニア・フレイル**：RAによる関節痛や関節可動域の制限により活動量が減り、薬剤やRAの炎症により筋肉量が低下し、サルコペニアのリスクが高まる。サルコペニアになるとフレイルのリスクも高まる。
  - ▶悪性腫瘍：悪性リンパ腫
  - ▶抑うつ：慢性疾患、心理的ストレスなどへの影響

経過

- RAは完治することはなく**寛解**(治ったような状態)**と増悪を繰り返す**。
- 治療法の発展により以前に比べて進行例は減少しているが、悪化(変形)する場合もある。関節機能障害の程度が今後の日常生活に大きく影響する。

図4 関節外症状・合併症

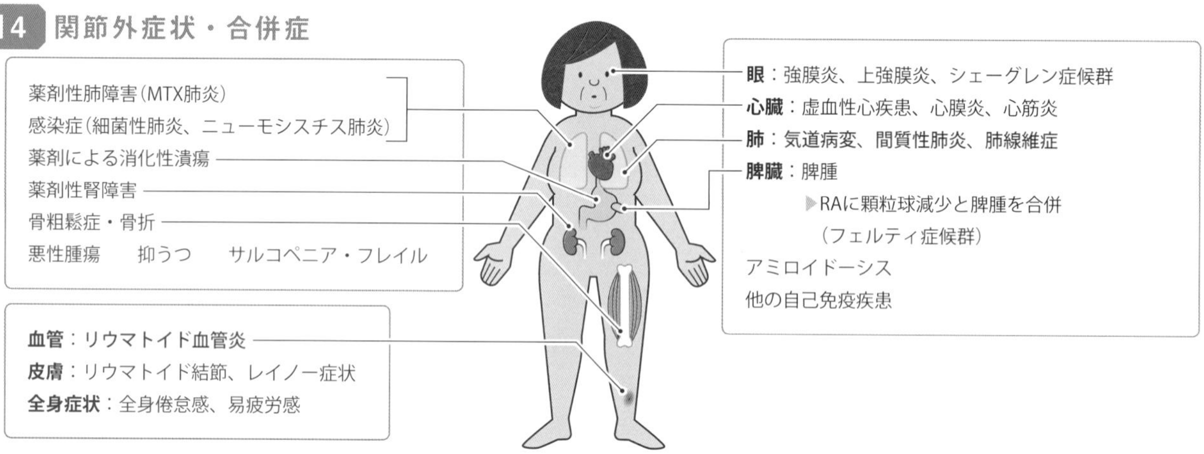

検査・診断

検査の目的

- ①RAの診断、②RAの経過(状態)の確認、③治療効果の判定、④治療薬の副作用の確認、⑤合併症の有無の確認の目的で行われる(**表1**)。

診断

- RAの診断には、1987年のアメリカリウマチ協会(ARA*)による分類基準が用いられてきたが、2010年にアメリカリウマチ学会(ACR*)と欧州リウマチ学会(EULAR*)により分類基準が改定された。
- **2010年ACR/EULAR分類基準**は、1か所以上の関節の腫脹があり、他の疾患が考えられない場合に、①罹患している関節(腫脹・圧痛がある関節数)、②血清学的検査(RF、抗CCP抗体)、③急性期反応物質(CRP*、ESR)、④症状の持続期間、の4項目の点数の合計が6点以上であればRAと分類する(**図5**)。
- 日本においては、日本リウマチ学会により2010年ACR/EULARの分類基準の検証が行われ、日本においても良好な分類能力があると判断された。鑑別の難易度を示した疾患リスト[5]を参照して新分類基準を用いることが提案されている。

表1 関節リウマチのおもな検査

	検査項目		検査でわかる内容(例)
血液検査	APR*(急性期反応物質)	ESR	RAの炎症の程度(活動性)
		CRP	関節炎の程度
	自己抗体	RF(リウマトイド因子)	RAの活動性の評価 ▶健常者でも陽性/RAでも陰性である場合もあり、確定診断の項目ではない
		ACPA(抗CCP*抗体)	RFより特異度が高い ▶この抗体があると関節破壊の進行が速いので早期に強力な治療が開始される
	MMP-3(マトリックスメタロプロテイナーゼ-3)		関節破壊の予測 ▶他の炎症性疾患でも高値になることがあり、RA診断の特異度は低い
尿検査	尿蛋白		アミロイドーシス、薬剤性腎障害
画像検査	X線検査 超音波検査 CT*検査 MRI*検査		診断、疾患活動性判定、手術適応の判断、予後の予測 X線:構造障害進行度の判定 超音波検査:滑膜肥厚、滑膜炎 CT:骨破壊の状態 MRI:骨組織と軟部組織の評価 ▶骨髄浮腫、滑膜炎

図5 2010年ACR/EULAR分類基準

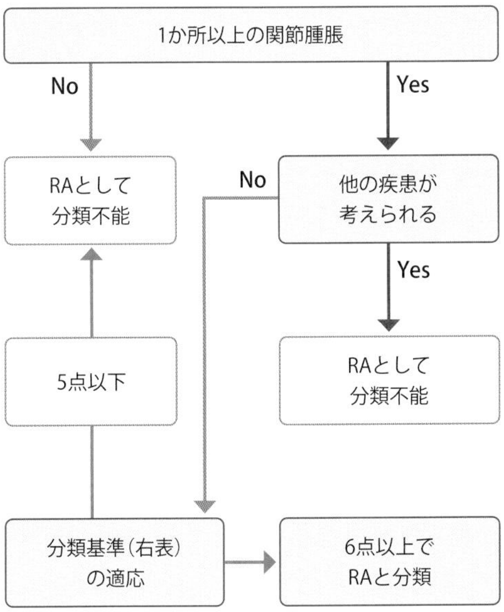

A. 腫脹または圧痛のある関節数	0〜5点	
大関節1か所	0	大関節:肩、肘、股、膝、足
大関節2〜10か所	1	
小関節 1〜3か所	2	小関節:MCP 関節、PIP関節、母指IP関節、第2〜5趾MTP関節
小関節 4〜10か所	3	
11か所以上(1か所以上の小関節を含む)	5	顎、肩鎖、胸鎖関節を含めてよい
B. 自己抗体	**0〜3 点**	
RF(−)かつ抗CCP抗体(−)	0	
RF、抗CCP抗体のいずれかが低値陽性	2	低値:正常上限の3倍未満
RF、抗CCP抗体のいずれかが高値陽性	3	高値:正常上限の3倍以上
C. CRPまたはESR(赤血球沈降速度)	**0〜1点**	
CRP, ESRの両方が正常	0	
CRPもしくはESRのいずれかが高値	1	
D. 関節症状の持続期間	**0〜1点**	
6週未満	0	
6週以上	1	

日本リウマチ学会:ライフステージに応じた関節リウマチ患者支援ガイド:16. より引用 https://www.ryumachi-jp.com/jcr_wp/media/2022/03/life_all.pdf(2023/6/30アクセス)

重症度分類

- RAの治療において、関節痛などのRA症状の緩和、関節破壊の予防や身体機能の改善は生活の質(QOL*)にも予後にも大きく影響する。そのために、定期的な疾患活動性の評価を行い、RAの病勢のコントロールをしていくことは非常に重要である。
- 疾患活動性の評価は、治療反応性(薬効)の評価や治療薬の投与量を調整するために用いられる。

1. 疾患活動性の評価

- 疾患活動性の評価にはEULARが推奨しているDAS28(ダス)がある。DAS28は28関節を評価し、①圧痛関節痛、②腫脹関節数、③赤沈値(ESR)/CRP、④患者による全般指標(VAS*)の4項目をもとに算出される。赤沈値(ESR)を用いる場合はDAS28-ESR、CRPを用いる場合はDAS28-CRPとされ、臨床ではDAS28-ESRが汎用されている。
- DAS28より簡易な方法としてSDAI(エスダイ)*、CDAI(シーダイ)*があり日常の診療でもよく使われている。SDAI、CDAIの計算に必要な医師による全般指標は、患者VASと同じ方法で測定される。
- これらにより算出された値により、疾患活動性は4段階で評価される(P.94**表2**)。

表2 疾患活動性の評価

	DAS28-ESR	DAS28-CRP	SDAI	CDAI
寛解（症状の進行が止まっておりコントロールできている状態）	＜2.6	＜2.6	≦3.3	≦2.8
低疾患活動性（症状が落ち着いている）	≦3.2	≦3.2	≦11	≦10
中疾患活動性（症状がいくらか強い）	≦5.1	≦5.1	≦26	≦22
高疾患活動性（症状がとても強い）	＞5.1	＞5.1	＞26	＞22

- RAにおける寛解とは、RAの関節症状、関節外症状がなくなり、"治ったような状態"である。RAが治癒することはない。寛解には①臨床的寛解（炎症による症状がない状態）、②画像的寛解（関節破壊の進行が抑制されている状態）、③機能的寛解（日常生活動作に支障がない状態）があり、3つがそろった状態を完全寛解という。

2. 機能評価

- RA患者の身体機能障害の評価にはHAQが用いられている。HAQは8つのカテゴリー（①衣類着脱・身支度、②起立、③食事、④歩行、⑤衛生、⑥とどく範囲、⑦握力、⑧家事・雑用）の20項目の質問からなる。それぞれの質問項目に「何の困難もない（0点）」「いくらか困難である（1点）」「かなり困難である（2点）」「できない（3点）」の4段階のなかから、患者さんに今の状態に近い数字を回答してもらい平均値を出す。点数が高いほど身体障害があり、0.5点以下の場合は機能的寛解と定義されている。
- HAQの質問を8項目に減らしたmodified HAQ（mHAQ）があり、簡便であることから日常診療に使われている。

3. 生活の質の評価

- HAQやmHAQは機能的な評価をするもので精神・心理面や活動についての評価項目はない。QOLの評価にはSF-36®*、EQ-5D*が用いられる。
  - SF-36®：①身体機能、②日常役割機能（身体）、③体の痛み、④全体的健康観、⑤活力、⑥社会生活機能、⑦日常役割機能（精神）、⑧心の健康の8項目で構成されている。他の疾患でも使われている。
  - EQ-5D：①移動の程度、②身の回りの管理、③ふだんの活動、④痛み・不快感、⑤不安・ふさぎこみの5項目で構成されており、「問題なし」「いくらか問題がある」「できない」の3段階で回答する（EQ-5D-3L）がある。5段階で回答する（EQ-5D-5L）も用いられている。

治療

- T2T（Treat to Target）は「目標達成に向けた治療」のことであり、RA治療の原則である。治療目標を数値などで明確に定め、目標（臨床的寛解）に向けて定期に治療の見直しを行い確実に治療を続けることを目指す。
- リウマチの治療の4本柱は薬物療法、基礎療法、手術療法、リハビリテーションであり、薬物療法が中心になる。

薬物療法

- RA治療には鎮痛剤（非ステロイド性炎症薬：NSAIDs*）、副腎皮質ステロイド薬、疾患修飾性抗リウマチ薬（DMARDs（ディーマーズ））が用いられる（P.103**資料**参照）。

手術療法

- 手術療法は、疼痛や腫脹の緩和、関節機能回復、関節を安定させることを目的に行われる。
- 抗リウマチ薬の登場で関節破壊の進行は抑えられるようになったが、破壊が進行するケース、再燃するケースがあり、薬物療法に加えて手術療法や装具の使用、リハビリテーションなどの非薬物療法も行われる。
- 手術療法として、滑膜切除術、関節形成術、関節固定術などがある。

リハビリテーション

- 運動療法や作業療法は「関節リウマチ診療ガイドライン2020」で強く推奨されている[1]。
- 関節可動域の維持や体力づくり、サルコペニア・フレイル予防のために、レジスタンス運動（筋力トレーニング）と有酸素運動（ウォーキングや水泳）を組み合わせて行うことが効果的であるとされている。
- 高齢者の場合は転倒や骨折のリスクがあること、身体機能や認知機能が低下していること、意欲も低下していることもあり、患者の状態に合わせた内容を実施する。疼痛や関節破壊が進行することもあるので、十分に注意する。

基礎療法

- 基礎療法には、患者・家族教育、安静、関節保護などがある。疾患や薬物療法についての理解度を確認し、感染予防や内服管理、適度な運動についての生活指導を行う。

Part 2

アセスメント力がつく ヘルスアセスメント

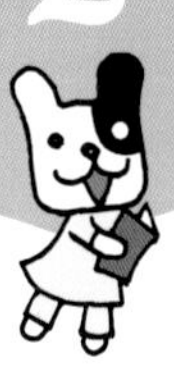

高齢者と家族の身体面・生活面・心理面・社会面のアセスメント項目と根拠を解説します。

1 患者背景

- 年齢、性別
- 現病歴：症状が出現してからの経緯（診断、治療開始、治療経過）
- 家族歴：血縁者の膠原病患者の有無
- 既往歴
- 生活習慣：食事（栄養）、運動・活動、睡眠、飲酒の有無・量、喫煙の有無・量
- その他：家族背景、住環境、経済状況、性格、価値観など

アセスメントの根拠

RAの好発年齢は40～60歳代であるが、高齢発症するケースが増えていることや、高齢化に伴い高齢RA患者数は増加している。高齢者は、さまざまな既往歴をもっていることが多く、RAは疾患自体でも薬物治療においても合併症や副作用が出現しやすく、重篤化しやすいことからリスクを把握しておく必要がある。高齢者の場合、内服管理や副作用への対応などに家族の協力を得ると、より安全な治療提供が期待できる。また、新規治療薬の登場と長期間にわたる治療期間のため、経済的負担が治療選択に影響することもあるため、経済状況や価値観についての情報も必要となる。

2 RAの症状の出現とADL

- 全身症状：倦怠感、疲労感、発熱、うつ症状など
- 関節症状：こわばり、疼痛、腫脹、熱感、変形、ROM*、筋力、歩行状態
- 関節外症状：眼症状、皮膚症状、肺症状、心症状、腎症状、アミロイドーシス
- 合併症：感染症、薬剤の副作用、サルコペニア・フレイル、骨粗鬆症・骨折、悪性腫瘍
- 検査データ：疾患活動性、X線検査など
- ADL、セルフケア

アセスメントの根拠

日常生活のなかで症状の出現部位、時間帯、持続時間、程度を観察し、自覚症状・他覚症状、検査データと関連させて把握することが重要である。検査データは、過去の検査データと比較することにより、疾患活動性の変化を把握する材料にもなる。RAの症状は、一般的に、多発性で左右対称であり、変動的である。どのような症状があるのか、ADL*の制限はあるかなど、RAの症状がADLやセルフケアに及ぼす影響をアセスメントし、重症度や生活機能障害の程度に合わせた看護計画の立案と患者支援につなげる。この際、疼痛や筋力低下による転倒などのリスクのアセスメントについても注意を払うことが重要である。

サルコペニアは、「加齢に伴う進行性および全身性の骨格筋力の低下を特徴とする疾患」であり、サルコペニアになると死亡、入院、転倒など有害健康転帰に影響する。高齢RA患者のサルコペニア合併率は一般の高齢者に比べてはるかに高く、QOLの低下やフレイルにつながる可能性があるため、筋力や筋肉量、身体活動の維持をしていく必要がある。[6,7]

3 全身状態および合併症、ステロイドの副作用

- バイタルサイン、全身倦怠感・疲労感の有無
- ステロイドの副作用の有無（精神症状、消化器症状、高血圧など）
- 感染予防行動がとれているか（手指消毒、マスク着用）

アセスメントの根拠

RAでは、疾患そのものの合併症と治療による副作用を考慮して対応する。アミロイドーシスや感染症、肺病変は予後に大きく影響するので、検査データや症状などから病状の進行状況、重症度を把握する必要がある。RAの治療にはステロイド薬、免疫抑制薬、生物学的製剤を使用するため感染のリスクが高くなり、重篤な感染症を引き起こすこともある。ステロイドの副作用は感染症を含め多岐にわたるので、日頃から感染予防などの副作用予防対策の指導・確認の際に有症状時の連絡方法の理解も確認し、また検査データなどから感染徴候が疑われる場合にすみやかに担当医と情報共有できる体制を整えておくことが望ましい。

4 疾患の認識と自己管理

- RAの病態、症状、予後の理解
- RAの受けとめかた、思い
- 治療方針、治療内容（効果）と副作用、治療の必要性の理解
- 服薬状況、内服アドヒアランス
- これまでの経過からの学習
- 自己管理に対する知識、理解度、受けとめかた
- 自己管理するうえで障害になるもの
- 家庭、社会生活、役割への影響

アセスメントの根拠

RAは完治することはなく、寛解を維持することが目標である。生涯にわたって疾患のコントロールや自己管理をしていくには疾患に対する正しい知識と意欲が必要であり、正しい知識をもっていないと、個人の経験から症状や対応を勝手に解釈し、自己判断による服薬調整や治療中断を招く可能性がある。そのためにRAの症状や予後、薬物療法の必要性とリスクの正しい理解を支援し、適切な自己管理につなげることが重要である。RAは寛解しても再燃の可能性があり、経過が予測できない、症状が一定しないという不確かさがある。これらは患者の無力感やあきらめ、不安につながることもある。コントロールが不良の場合には、自身の病状の理解の確認に加えて、症状安定時にも服薬を継続することの重要性の理解を確認することが大切である。また、可能であれば患者の家庭的役割や社会的立場についてもアセスメントし、必要に応じて精神的ケアや社会的支援に関する専門職の介入も検討する。

5 周囲の支援体制

- RAの症状や治療に対する家族の理解とサポート
- 家族における本人の役割
- 家族のサポート体制、家族の病状の理解・思い
- 活用できる社会資源

アセスメントの根拠

RA患者が治療を生涯継続していくためには、患者の自己管理に向けた支援が重要である。とくに高齢者の場合は、疾患コントロールや内服アドヒアランスにも影響することから、患者を取り巻く環境も考慮した支援を検討することが重要であり、同居家族の有無や関係性、周囲の理解、支援状況を把握しておくことが望ましい。また、生物学的製剤による治療は経済的な負担もあるため、必要な医療福祉制度の確認や情報提供にも配慮する。

Part 3

アセスメント時点での患者さんの全体像

アセスメント時点（現時点）での高齢者の全体像を、イラスト中心にまとめます。

1 患者さんの思っていること

「健康だけが取り柄で病気なんてしたことがなかった」

「先生は『リウマチは一生治らないからずっと薬を飲むように』と言うけど、ステロイドって副作用があるじゃない。副作用で糖尿病になるんでしょ？　友だちが糖尿病で透析になって、大変そうだし。肺炎にもなりやすくなるでしょ？肺炎で入院したら家事や孫のことができないじゃない。飲んでいないと先生に怒られるから、症状が楽になったら減らしていたのよ」

「痛みは両手首、右肘、両膝にある。明け方には両指がこわばる感じがする。朝トイレに行こうとしても、痛くてすぐに立ち上がれないことがある。一度立ち上がってしまえば、何とかなるのだけど」

「（生物学的製剤の導入について）高い薬ならすぐ効果が出るってことやね」

2 患者さんの生活に関すること

毎朝6時ころに起床し、朝食を準備。長女夫婦は7時前に出勤するため、孫を保育園に送り出した後に洗濯し、日中に買い物に出かける。18時に保育園に孫を迎えに行き、長女夫婦が帰宅するまで孫の面倒をひとりでみている。小学生の登校班の見守り活動などのボランティア活動を行っており、週1回の地域住民による有志のサークル活動にも参加していた。

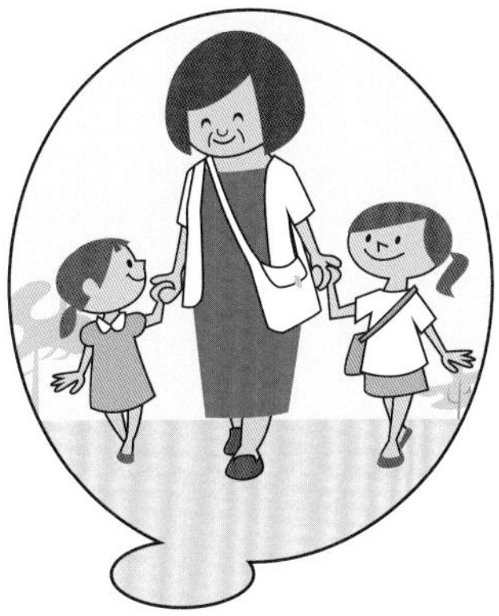

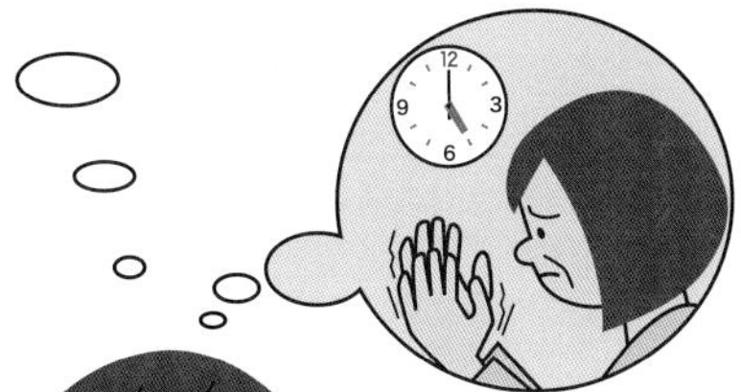

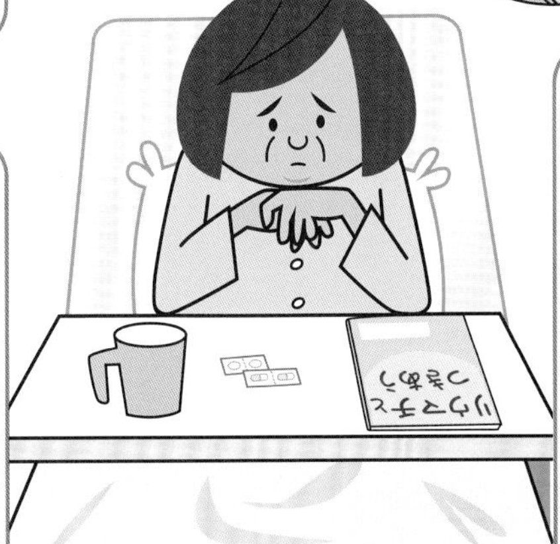

3 患者さんの人生に関すること

65歳、女性。これまで事務職員として働き、家庭と仕事を両立してきた。60歳で退職。62歳のときに夫と死別し、その後は長女夫婦と同居してその家族を支えることを第一に考えている。社交的な性格で地域の活動やサークルなどにも積極的に参加して人の役に立ちたいと思っている。

慢性疾患を抱え、肺炎を繰り返しているが入院までには至っていないため、肺炎が重篤化して自分自身が死に至るということまでは想像したことがない。

4 病気に関すること

元来健康であったため、自分の健康に自信をもっている。症状を緩和するために治療薬を使用することへの理解はあるものの、症状改善後も内服を継続することへの理解が乏しく、自己判断で内服薬を減量している。長期的な内服アドヒアランスに問題があり、疾患コントロールが不安定になっている（DAS28-ESR 6.78、ClassⅡ、HAQ1.75）。

現在利用している社会資源

要介護認定なし。

Part 4

看護診断につなげる関連図

関連図を書くことで、アセスメントした内容を整理し、看護診断を明らかにします。

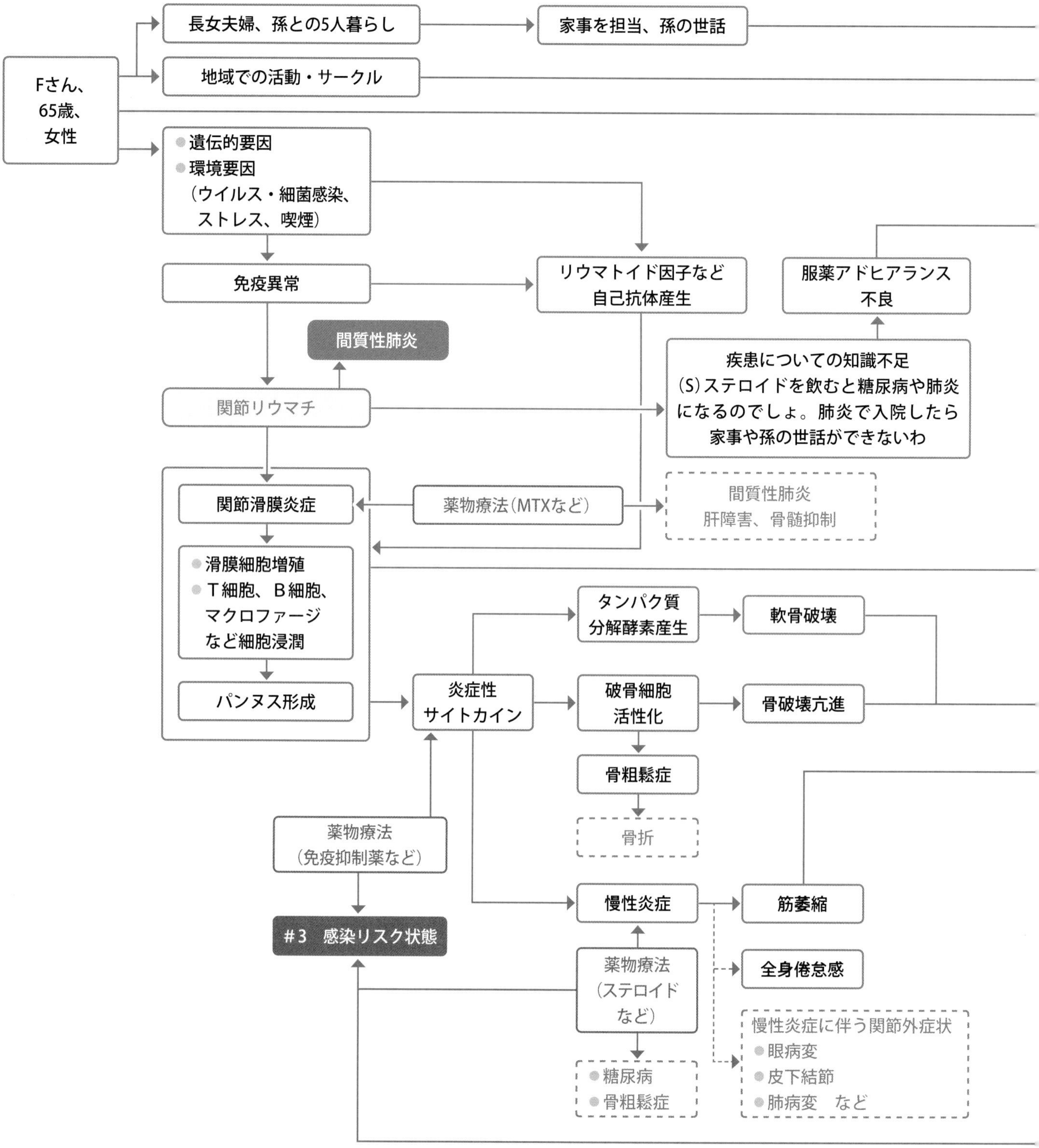

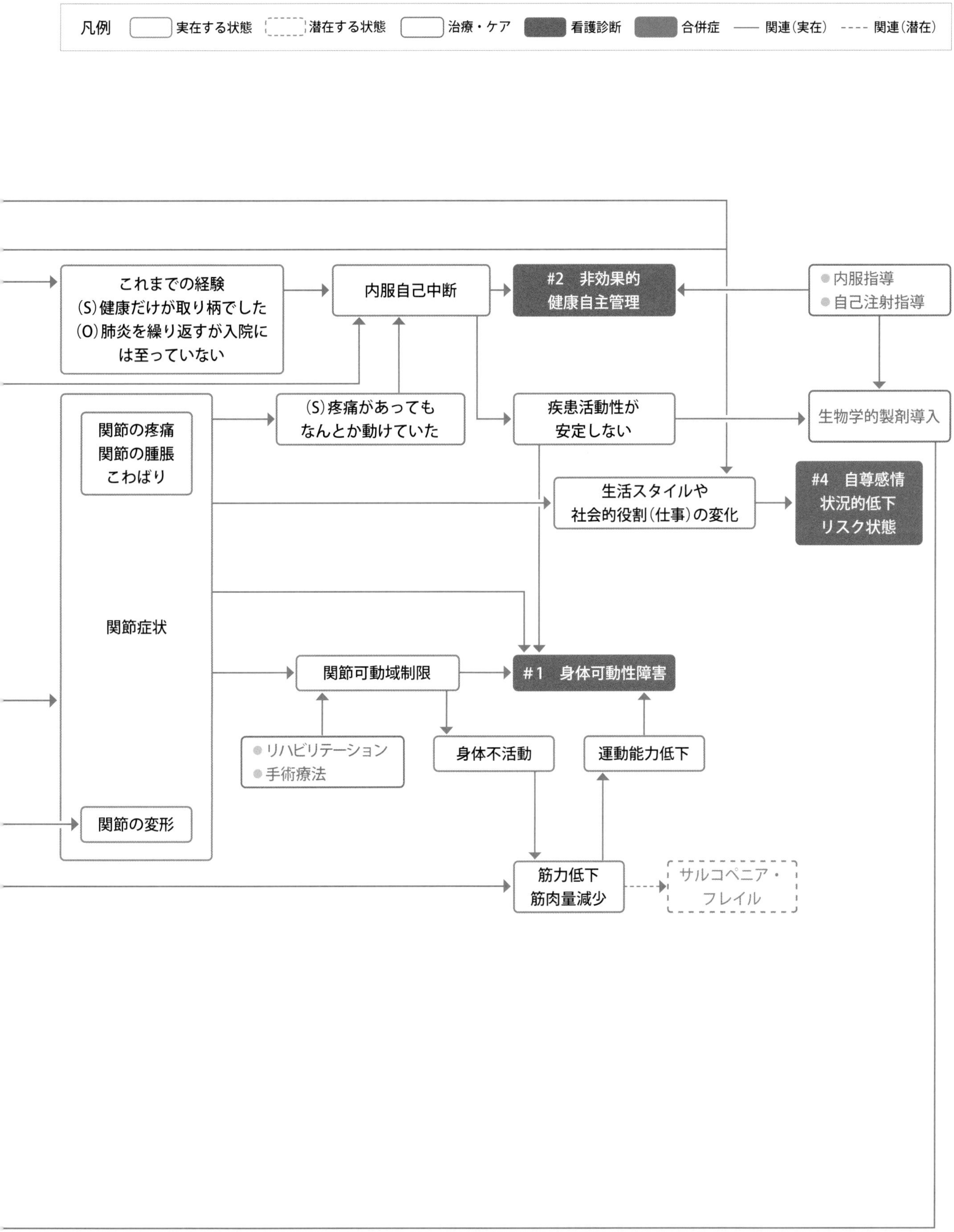
凡例
実在する状態
潜在する状態
治療・ケア
看護診断
合併症
関連(実在)
関連(潜在)
これまでの経験
(S)健康だけが取り柄でした
(O)肺炎を繰り返すが入院には至っていない
内服自己中断
#2　非効果的健康自主管理
内服指導
自己注射指導
(S)疼痛があってもなんとか動けていた
疾患活動性が安定しない
生物学的製剤導入
関節の疼痛
関節の腫脹
こわばり
生活スタイルや社会的役割(仕事)の変化
#4　自尊感情状況的低下リスク状態
関節症状
関節可動域制限
#1　身体可動性障害
リハビリテーション
手術療法
身体不活動
運動能力低下
関節の変形
筋力低下
筋肉量減少
サルコペニア・フレイル

Part 5

看護診断と根拠

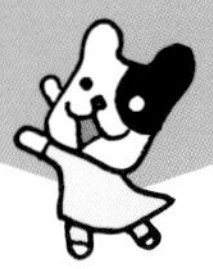

明らかになった看護診断に優先順位をつけて根拠を示します。

No	看護診断	根拠
#1	関節痛や関節可動域の制限に関連した**身体可動性障害**※1	疼痛が増強するときは立ち上がることができず、症状出現時に身体可動性が障害されている。また、疾患活動性も高く、筋力低下、関節可動域の制限も加わり、症状が進行するとさらに障害をきたす可能性がある。長期的な経過をたどるため、ADLやQOLの維持向上のためにも疼痛を軽減し、Fさんの身体の変化に適応できる方法を獲得できるよう支援する。
#2	疾患・治療に対する知識不足に関連した**非効果的健康自主管理**※2	自分の健康に自信をもっている様子である。ステロイドが治療に必要であることや副作用についてはだいたい理解しているが、関節痛が強くても何とか動くことができていることからステロイドによる治療よりも副作用が気になり、内服に抵抗を感じている。 透析を受けている糖尿病の友人の様子を見て、「ステロイド→糖尿病・肺炎→入院→家事に支障が出る」と短絡的に考えており、これが服薬アドヒアランスの阻害要因となっている。 生物学的製剤については「高い薬ならすぐ効果がある」と期待しているが、断片的な情報で誤った認識や自己判断をしないように、本人の思いも傾聴しながら治療や疾患について正しく理解できるように支援する。
#3	疾患や治療の副作用に関連した**感染リスク状態**※3	現時点では肺炎など感染徴候はみられていないが、肺炎を繰り返しており、疾患活動性が高いことや高齢者であること、ステロイドを使用していることから、感染リスクは高く、観察を十分に行う。新たに生物学的製剤を導入することとなり、より易感染状態となるため十分に注意する。
#4	家庭や地域活動などの社会的役割の変化に関連した**自尊感情状況的低下リスク状態**※4	Fさんは長女家族と同居し、家事や孫の世話、地域でのサークルやボランティア活動を積極的に行い、人に頼りにされることで自身の価値を見出してきた。RAの疼痛や入院することで役割を果たせないどころか家族に負担をかけることになり、自尊感情が低下するリスクがある。

※1　定義：胴体あるいは1つ以上の四肢の、意図的な自力運動に限界のある状態[2]
※2　定義：慢性疾患を抱えた生活に固有の、症状や治療計画の管理、身体・心理社会・スピリチュアル面への影響の管理、ライフスタイル変化の管理が不十分な状態[2]
※3　定義：病原体が侵入して増殖しやすく、健康を損なうおそれのある状態[2]
※4　定義：現状を受けて、自己価値・自己受容・自己尊重・能力・自己に対する態度についての認識が、肯定的から否定的へと変化しやすく、健康を損なうおそれのある状態[2]

Part 6

根拠に基づいた看護計画

看護診断の優先度の高い＃1～2の期待される成果、看護計画と根拠を示します。

#1 関節痛や関節可動域の制限に関連した身体可動性障害

期待される成果（長期目標）	● 疼痛などの症状が緩和され最大限の関節可動域が維持される。
期待される成果（短期目標）	● 疼痛が緩和される。 ● 疼痛のパターンについて説明できる。 ● 関節症状が悪化した場合は看護師に伝えることができる。 ● 疼痛の緩和方法を習得し、ADL拡大やセルフケアに取り組むことができる。

	看護計画	根拠・留意点
観察計画 O-P	❶全身症状：発熱、倦怠感 ❷疼痛の有無・部位・程度・特徴 ❸筋力低下の有無 ❹関節可動域の状態 ❺ADL状況 ❻転倒転落リスク ❼内服治療薬の服薬状況 ❽バイタルサイン ● 血液検査の結果（RA疾患活動性） ❾症状出現時の患者の反応	● RAは関節痛を主訴とするが、痛みの種類に合わせて対応をする。炎症反応や程度、その他全身状態を反映する検査データと症状を関連づけて把握する。 ● 関節のこわばりや疼痛や腫脹により運動障害が生じ、日常生活に支障をきたす場合は支援が必要となる。 ● 病院という慣れない環境により転倒転落のリスクも高まる。 ● 慢性疾患は経過が予測できないこともあり、「不確かさ」を伴う。不確かさは不安や治療への諦め、精神的なストレスとなりうる。
ケア計画 C-P	❶安静保持 ❷リハビリ ❸室内の環境整備 ❹必要時ADLの援助	● 疾患活動性が高い場合、疼痛が強い場合は安静を保持する。病勢が落ち着いている場合は、関節可動域の拡大・保持、拘縮の改善、体力アップ、筋力の増強・維持を目的に運動療法を行う。運動には抗炎症効果があり、レジスタンス運動と有酸素運動の組み合わせが効果的であるとされている。高齢者の場合は、転倒リスクを考慮し、安全な環境で実施する。
教育計画 E-P	❶疼痛の緩和方法を説明する。 ❷合併症予防について説明する。 ❸転倒リスクや外傷について説明する。	● 鎮痛薬の使用のタイミング、安静など痛みが緩和できる方法で患者に合った方法を検討する。

#2 疾患・治療に対する知識不足に関連した非効果的健康自主管理

期待される成果（長期目標）	●疾患と治療について正しく理解し、適切な服薬と自己管理を継続することができる。
期待される成果（短期目標）	●疾患について説明することができる。 ●内服の必要性を説明することができる。 ●ステロイドの副作用と対処法を説明できる。 ●治療の妨げになっているものを明確にすることができる。 ●生物学的製剤の手技を獲得する。 ●退院後も、確実な内服を継続する意思を表明する。

	看護計画	根拠・留意点
観察計画 O-P	❶RAや治療に対する受け止め・思いの内容 ❷合併症やステロイドの副作用の説明後の反応 ❸生物学的製剤の自己注射の指導時の表情や言動 ❹今後の生活の不安 ❺認知機能 ❻精神状態	●患者が内服の自己管理をしていくためには、疾患や治療に対する正しい知識だけでなく、疾患や治療薬に対する患者本人の思いや考えを確認しておく必要がある。誤った認識をもっていると個人の経験から症状や対応を勝手に解釈し、自己判断による服薬調整や治療中断を招く可能性があるので患者の言動や表情を観察する。
ケア計画 C-P	❶確実な内服（内服確認） ❷RAの疾患、症状、予後の理解度の確認 ❸疾患や治療に対する思いや不安の傾聴 ❹ステロイドの副作用とその対策の理解度の確認 ❺生物学的製剤の自己注射の手技の指導 ❻家族のサポート状況の確認	●Fさんのようにステロイドを自己調整している場合は、自己調整するに至った思いや考えを傾聴し、服薬アドヒアランスの阻害因子となるものを明確にする。また、正しい内服を継続できるようにFさんの思いを傾聴しながら正しい服薬や生活指導などを行い支援する。 ●退院後の生活を見据えて、患者の生活習慣に合わせて内服や自己注射の時間帯を医師・薬剤師に相談できるよう、薬剤師に相談して調整する。 ●退院後の長期の療養生活を支えるために、家族のサポートが必要になる。家族の思いやサポート状況についても確認し、必要時家族への情報提供を行う。
教育計画 E-P	❶RAの疾患や症状について説明する。 ❷薬物療法（作用、副作用、予防方法など）について説明する。 ❸生物学的製剤の自己注射のタイミング、注射方法、副作用などを説明する。 ❹不明な点があれば質問するように説明する。	●患者指導を行う際には患者の理解度や認知機能に合わせた説明が必要になる。写真やイラストが載ったパンフレットを用いるなど工夫する。 ●FさんがRAと向き合い、治療のメリットとデメリットを理解し、本人にとって最良の方法を選択できるよう支援する。

資料 関節リウマチの薬物療法

- RAの治療はNSAIDsによる疼痛と炎症の緩和から始まり、1940年代のステロイドの導入を経て、1990年代にMTXなどのDMARDsが、2000年代に生物学的製剤が登場したことで、関節破壊の進行を抑制できるようになり、RAは予後不良の疾患から臨床的寛解をめざせるようになった。
- 薬物療法には副作用や合併症が生じることがあるため、十分に注意する必要がある。とくに高齢者の場合は、確実な薬物治療のために、アドヒアランスがよい状態を保てるようにする。
- ステロイドの副作用には個人差がある。副作用についての患者の訴えや症状に注意を払う。また、自己調節は不可である。

関節リウマチの治療薬

分類		一般名（商品名）	副作用
疾患修飾性抗リウマチ薬（DMARDs）	合成抗リウマチ薬（sDMARDs）	免疫抑制薬 メトトレキサート（MTX）（リウマトレックス®）	感染症 腎障害 肝障害 間質性肺炎 骨髄抑制など
		免疫抑制薬 タクロリムス（プログラフ®）	腎障害 耐糖能異常 高血圧など
		免疫抑制薬 レフルノミド（アラバ®）	感染症 肝障害 間質性肺炎 下痢など
		免疫抑制薬 ミゾリビン（ブレディニン®）	高尿酸血症など
		免疫調整薬 サラゾスルファピリジン（アザルフィジンEN®）	肝障害 皮疹、口内炎 骨髄抑制 間質性肺炎など
		免疫調整薬 ブシラミン（リマチル®）	腎障害（タンパク尿） 間質性肺炎 味覚異常など
		免疫調整薬 イグラチモド（ケアラム®）	肝障害など
		免疫調整薬 金チオリンゴ酸ナトリウム（シオゾール®）	間質性肺炎 骨髄抑制
		分子標的抗リウマチ薬（tsDMARDs） トファシチニブ（ゼルヤンツ®）など	肺炎、結核などの感染症
	生物学的抗リウマチ薬（bDMARDs）	インフリキシマブ（レミケード®） エタネルセプト（エンブレル®） アダリムマブ（ヒュミラ®） ゴリムマブ（シンポニー®） セルトリズマブペゴル（シムジア®）など	免疫抑制による感染症
		トシリズマブ（アクテムラ®）など	
		アバタセプト（オレンシア®）	
副腎皮質ステロイド薬		ヒドロコルチゾン（コートリル®）	満月様顔貌（ムーンフェイス） 中枢性肥満 多毛 骨粗鬆症・圧迫骨折 精神障害 白内障・緑内障 糖尿病 動脈硬化・脂質異常症 消化性潰瘍 易感染 高血圧 筋力低下
		プレドニゾロン（プレドニン®・プレドニゾロン®）	
		デキサメタゾン（デカドロン®）	
NSAIDs（非ステロイド性抗炎症薬）		ロキソプロフェンナトリウム（ロキソニン®）など	胃腸症状

※免疫調整薬：正常な免疫機能には影響なく、異常の免疫機能に作用する。免疫抑制薬：すべての免疫機能を抑制する。
※薬物治療は関節リウマチガイドラインの薬物治療アルゴリズムを参考に行う。MTXは第一選択薬になるが、MTX禁忌、肺障害などの合併でMTXの使用を控える場合にMTX以外のcsDMARDsを使用する。治療目標に達成しない場合は生物学的製剤もしくは分子標的抗リウマチ薬（JAK阻害薬）が導入される。これでも治療目標を達成できない場合は抗リウマチ薬の変更を行う[1]。

高齢リウマチ患者が気をつけるべき治療薬

分類	一般名（商品名）	注意点
DMARDs（免疫抑制薬）	メトトレキサート（リウマトレックス®）	・一般的な副作用は間質性肺炎であるが、高齢者は白血球数減少に伴う感染症と内服間違いに注意する。 ・1～2日内服し、5日休薬する内服方法であるが、連日内服し、骨髄抑制によって救急搬送されるケースもある。 ・青汁やサプリメントで葉酸を大量に摂取すると、効果が減弱する。
	タクロリムス（プログラフ®）	・抗菌薬（クラリスロマイシン）やグレープフルーツとあわせて服用すると、免疫抑制薬の血中濃度が上がり腎障害を起こす。
副腎皮質ステロイド薬		・内服忘れ、自己中断によりステロイド離脱症候群が起こる。 ・内服薬を1日分まとめて飲んでしまうケースもある。
生物学的製剤（注射）		・冷所保存しなければならないが、冷凍保存、常温で放置するなど管理方法に問題があるケースがある。 ・なお、用量を超えて投与しても中毒にはならない。

Part 7

評価

実施した看護計画を評価する際の視点を解説します。

RAは完治することはなく、臨床的寛解の達成維持が目標となる。RAは長期にわたる治療と経過観察をしながら疾患活動性をコントロールしていくことが重要であるが、高齢者の場合は治療の副作用や合併症の予防、QOLの維持が予後に大きく影響する。

Fさんは治療薬に関して誤った認識をしており、服薬アドヒアランスが不良であった。生物学的製剤も導入されることから、治療薬の必要性や副作用などのリスク、対応方法について説明し、確実な服薬と自己注射の手技が習得できるように支援し、評価する。服薬アドヒアランスの向上を促すためにも患者の思いや不安を傾聴し、治療の障害となるものを明確にし、本人だけでなく家族の協力も得ながら自己管理していけるよう支援する。

評価の視点

- **患者は疾患や薬物療法とその必要性について正しく理解し、確実に服薬を行っているか。**
- **患者は疾患の症状や合併症、ステロイドの副作用について正しく理解、感染予防行動をとることができているか。**
- **患者は身体面に加え、心理面、社会面における不安や思いを表出できているか。**
- **退院後の療養生活における注意点を理解し、服薬アドヒアランス向上の兆しがあるか。**
- **退院後、社会的な役割変化を受け入れる兆しがあるか。**

〈略語〉

＊【RA】rheumatoid arthritis：関節リウマチ
＊【DAS】disease activity score
＊【ESR】erythrocyte sedimentation rate：赤血球沈降速度
＊【HAQ】health assessment questionnaire
＊【MTX】methotrexate：メトトレキサート
＊【EORA】elderly onset rheumatoid arthritis：高齢発症関節リウマチ
＊【HLA】human leukocyte antigen：ヒト白血球抗原
＊【ACPA】anti-citrullinated protein/peptide antibody：抗シトルリン化ペプチド抗体
＊【RF】rheumatoid factor：リウマトイド因子
＊【TNF-α】tumor necrosis factor-alpha
＊【IL-6】interleukin-6
＊【IL-1】interleukin-1
＊【MMP-3】Matrix Metalloproteinase-3
＊【MCP】metacarpophalangeal
＊【PIP】proximal interphalangeal
＊【MTP】metatarsophalangeal
＊【DIP】distalinterphalangeal
＊【IP】interphalageal
＊【CM】carpometacarpal
＊【TMT】tarsometatarsal
＊【ARA】American Rheumatism Association
＊【ACR】American College of Rheumatology
＊【EULAR】European League Against Rheumatism
＊【CRP】C-reactive protein：C反応性タンパク
＊【APR】acute phase reactants：急性期反応物質
＊【BUN】blood urea nitrogen：血清尿素窒素
＊【DMARDs】disease modifying anti rheumatic drug：疾患修飾性抗リウマチ薬
＊【AST】aspartate aminotransferase(GOT)
＊【ALT】alanine aminotransferase(GPT)
＊【ALP】alkaline phosphatase
＊【CT】computed tomography：コンピュータ断層撮影
＊【MRI】magnetic resonance imaging：磁気共鳴断層撮影
＊【KL-6】sialylated carbohydrate antigen：シアル化糖鎖抗原KL-6
＊【SP-A】surfactant protein A：肺サーファクタントプロテインA
＊【SP-D】surfactant protein D：肺サーファクタントプロテインD
＊【VAS】visual analogue scale：全般指標
＊【SDAI】simplified disease activity index
＊【CDAI】clinical disease activity index
＊【SF-36®】MOS 36-item short-form health survey
＊【EQ-5D】euroqol 5 dimension
＊【NSAIDs】non-steroidal anti-inflammatory drugs：非ステロイド系抗炎症薬
＊【JAK】janus kinase
＊【TNF】tumor necrosis factor：腫瘍壊死因子
＊【ROM】range of motlon：関節可動域
＊【ADL】activities of daily living：日常生活動作

〈引用・参考文献〉

1. 日本リウマチ学会 編：関節リウマチ診療ガイドライン2020．診断と治療社，東京，2021．
2. T. ヘザー・ハードマン，上鶴重美，カミラ・タカオ・ロペス 原書編集，上鶴重美 訳：NANDA-I看護診断 定義と分類 2021-2023 原書第12版．医学書院，東京，2021：169,260,330,460.
3. 日本リウマチ財団教育研修委員会，日本リウマチ学会生涯教育委員会 編：リウマチ病学テキスト．南江堂，東京，2022.
4. 東京女子医科大学病院膠原病リウマチ痛風センター 編，針谷正祥 責任編集，猪狩勝則 編：膠原病・リウマチ診療．メジカルビュー社，東京，2020.
5. 日本リウマチ学会：新基準使用時のRA鑑別疾患難易度別リスト(2016.11.14修正). https://www.ryumachi-jp.com/info/161114_table1.pdf(2023/6/30アクセス)
6. Mie Torii et al.：Prevalence and factors associated with sarcopenia in patients with rheumatoid arthritis. *Modern Rheumatology* 2018；29：589-595.
7. Fanny Petermann-Rocha et al.：Factors associated with sarcopenia: A cross-sectional analysis using UK Biobank.*Maturitas* 2020.133:60-67.
8. 日本リウマチ学会：ライフステージに応じた関節リウマチ患者支援ガイド. https://www.ryumachi-jp.com/info/120115_table3.pdf(2023/6/12アクセス)

【レビー小体型認知症】

れびーしょうたいがたにんちしょう

執筆
臼井玲華・山田晃代

患者紹介・学生の受け持ち

患者紹介

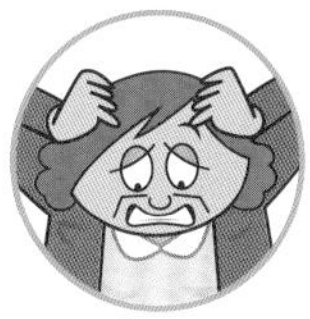

【氏名・年齢・性別】
Gさん、76歳、女性
【身長・体重】
身長155cm、体重48.0kg、BMI 19.9
【役割・職業】主婦・2人の子どもを育て、夫を支えていた。地域の民生委員。
【家族背景】4人家族、夫（78歳）、長女、長男。夫と2人暮らし、子どもは遠方在住。
【主訴】夫「家事ができない、昼も寝ている」、Gさん「子どもが見える」「歩きにくい、便が出にくい」
【主要症状】便秘、幻視、倦怠感、うつ傾向、認知機能の変動・低下、レム睡眠行動障害、パーキンソニズム、ぼーっとしている
【主病名】レビー小体型認知症、パーキンソニズム、うつ傾向
【現病歴】半年前から、嗅覚異常、活気のなさ、うつ傾向を認めて受診、老人性うつの診断で向精神薬を処方されるが、改善するよりむしろ症状が悪化。洗濯・掃除のときにふらついたり、食事中・後にぼーっとする状態もある。もの忘れや幻視・問題行動も認め、夫がおかしいと気づき地域包括支援センターに相談、神経内科・精神科のある病院受診を勧められ、レビー小体型認知症と診断された。普通に家事をこなせるときと、家事の段取りを忘れたり、日中うとうとするときがある。Gさんに対して、夫は「なまけている」と考え、症状を受け入れがたく、悩んでいた。最近は、自宅に知らない人がいると急に家を飛び出したり、夫のデイサービスの職員を浮気相手だと疑ったり、警察に駆け込むといった行動の対応に困っている。
【既往歴】高血圧症
【治療方針】薬物療法などでレビー小体型認知症の進行を遅らせる。
【治療内容】薬物療法、非薬物療法
【看護方針】生活に支障をきたす幻視やパーキンソニズムなどを把握し環境調整も行い、安心・安全に生活が送れるようかかわる。Gさん・家族の困りごとを確認しながら具体的な対応、心のケアも含めた看護の展開が必要になる。Gさんが感じていること・思いをしっかり傾聴し受け止めて確認し、安心できるはたらきかけを行い、不安の軽減に努める。できていることが維持できるよう、プラスの視点も大切にする。

学生の受け持ち

週1回の訪問看護導入から2か月後に受け持ち、計画を立てた。
【受け持ち時の状況】幻視などで不安・恐怖が強く、BPSD*（周辺症状）も認め家族も対応に困っている状態。

Part 1

看護に必要な 疾患の基礎知識

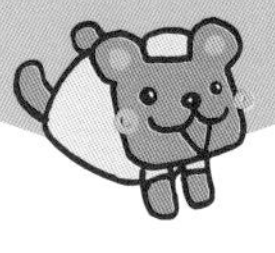

疾患の定義、分類、病態、症状、検査・診断、治療、合併症などについて解説します。

定義・疫学

- レビー小体型認知症とは、「レビー小体」というタンパク質が、脳の大脳皮質に広範囲に広がっていき、認知症とパーキンソン病の症状が現れる病気である。
- レビー小体が、脳の神経細胞に現れると、神経細胞は変形・脱落し、多彩な症状が起こる。中枢神経系以外に心臓などの末梢交感神経節や消化管神経叢などにも出現することがわかってきた。
- 1976年以降、小阪が認知症とパーキンソニズムを主症状とし、大脳皮質にも「レビー小体」がたくさんみられる症例を報告し、びまん性レビー小体病を提唱した。この病気は国際的に知られるようになり、1995年の国際ワークショップで「dementia with Lewy bodies」と命名され、頭文字をとってDLB、「レビー小体型認知症」と名づけられ診断基準が提唱された[1]。
- 2017年6月にはDLBの新たな診断基準が発表された[2]。
- レビー小体型認知症は2012年の調査では認知症の基礎疾患の4.3%を占めるとされたが(**図1**)、アルツハイマー型認知症に次いで2番目に多い認知症であるとも考えられている[3]。レビー小体型認知症は、アルツハイマー型認知症、脳血管性認知症とともに、3大認知症といわれている(**表1**)。

図1 認知症の種類と割合

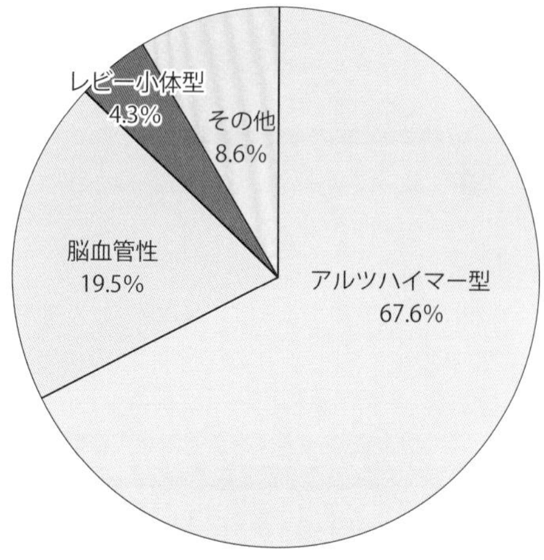

朝田隆：都市部における認知症有病率と認知症の生活機能障害への対応(厚生労働科学研究費補助金認知症対策総合研究事業 平成23年度～平成24年度 総合研究報告書). より引用

表1 3大認知症の特徴

	レビー小体型認知症	アルツハイマー型認知症	脳血管性認知症
原因	レビー小体という特殊な構造物ができることで、神経細胞が死滅する	老人斑や神経原線維変化が、海馬を中心に脳に広範囲に出現する	脳梗塞、脳出血などが原因で脳の血液循環が悪化し、脳の一部が壊死する
画像でわかる脳の変化	はっきりした脳の萎縮はみられないことが多い	海馬を中心に脳の萎縮がみられる	脳が壊死したところが確認できる
男女比	男性がやや多い	女性に多い	男性に多い
初期症状	・幻視・妄想 ・うつ状態	もの忘れ	もの忘れ
特徴的な症状	・幻視・妄想 ・うつ状態 ・パーキンソニズム ・認知の変動 ・睡眠時の異常行動 ・認知障害 ・自律神経症状など	・もの忘れ ・認知障害 ・もの盗られ妄想 ・徘徊 ・とりつくろいなど	・比較的軽いもの忘れ ・認知障害 ・手足のしびれ・麻痺 ・感情のコントロールがうまくいかないなど
経過	ゆるやかに進行することが多い、まれに急速に認知機能が低下することもある	ゆるやかに進行する	原因疾患によって異なるが、比較的急に発症し、段階的に進行していくことが多い

小阪憲司 監：レビー小体型認知症がよくわかる本. 講談社, 東京, 2014：13. を参考に作成

原因・病態

- 原因となるレビー小体の構成成分は「αシヌクレイン」というタンパク質で、神経細胞どうしのつなぎ目であるシナプスに存在する。
- αシヌクレインが重なり合い、大きくなることでレビー小体は形成される。レビー小体の出現については原因不明である。
- レビー小体型認知症以外に、「レビー小体」がたまって運動が障害されるパーキンソン病では「レビー小体」が脳幹(のうかん)の黒質(こくしつ)などに認められるが、レビー小体型認知症では黒質に加えて**大脳皮質**などにも広く分布する(**図2**)。

図2 レビー小体型認知症の病態

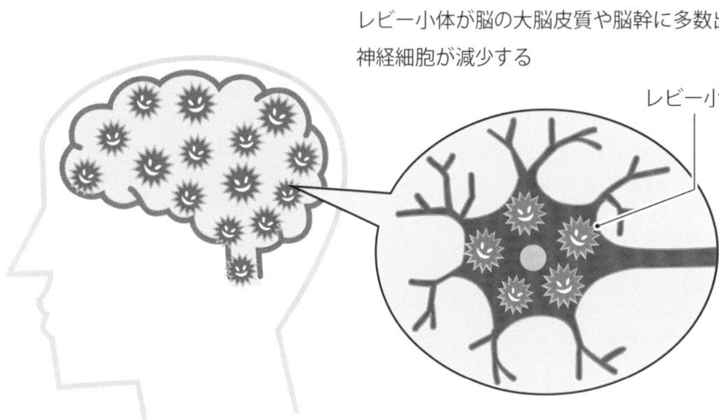

症状

- おもな症状には、幻視、パーキンソニズム、認知機能の変動、レム睡眠行動障害などがある。とくに、幻視や「手足が震(ふる)える」「動きが遅くなる」などのパーキンソニズムは、アルツハイマー型認知症やほかの変性性認知症にはみられないか、少なくとも初期にはみられないことから重要な特徴となる。
- レビー小体型認知症の症状として、「中心的特徴※」「中核的特徴」「支持的特徴」の3種類がある(**図3**)。

※「中心的特徴」という表現は現在の診断基準では使用されなくなっている[1]

図3 レビー小体型認知症の症状

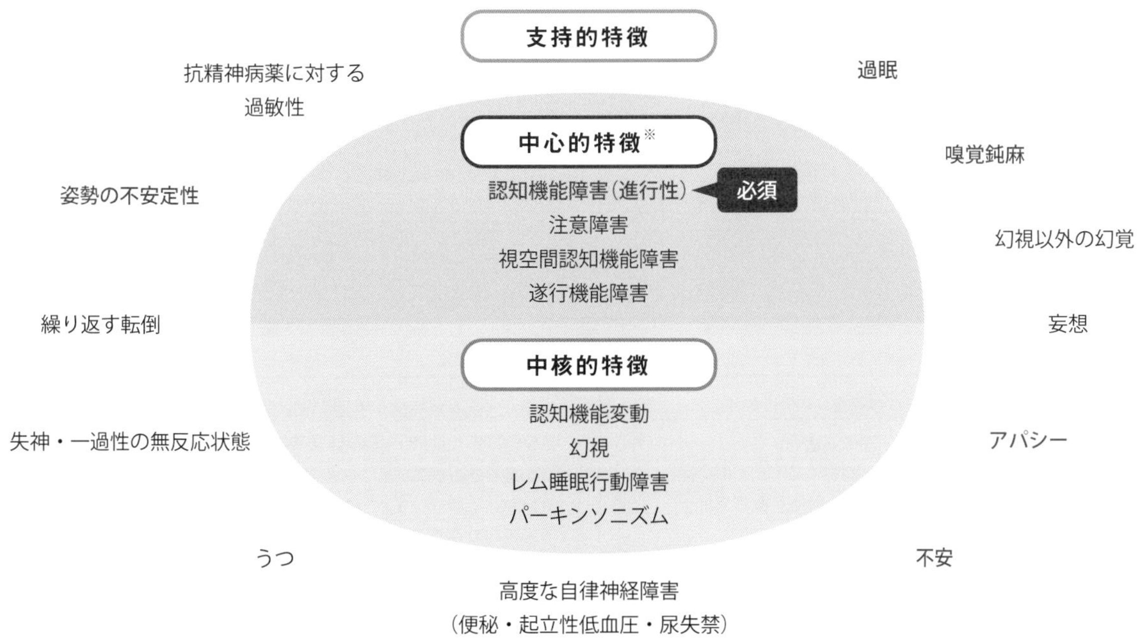

小田原俊成 監修:レビー小体型認知症とは. 2023年01月31日更新. みんなの介護.
https://www.minnanokaigo.com/guide/dementia/type/lewy/ (2023/05/01アクセス)と
日本神経学会 監修:認知症疾患診療ガイドライン2017. 医学書院, 東京, 2017:239. を参考に作成

検査

脳の機能障害の有無や重症度を調べる

1. 神経心理学的検査

- 認知症が疑われる場合、改訂長谷川式簡易知能スケール(HDS-R*)、ミニメンタルステート検査(MMSE*)を、レビー小体型認知症が疑われる場合、時計描画テスト、山口式キツネ・ハト模倣テストを行い、認知機能の状態を評価する(**表2**、**表3**)。

画像検査で脳内の疾患を確認する

1. 形態画像検査

- CT*・MRI*検査などで脳内の疾患(脳腫瘍、脳梗塞、脳出血、慢性硬膜下血腫、特発性正常圧水頭症などの器質性疾患の有無)を確認する。

2. 機能画像検査

- 脳の血液の流れや代謝を測定するために行う。脳血流SPECT*検査、ドパミントランスポーターシンチグラフィ、MRIのVSRAD*、MIBG*心筋シンチグラフィ、睡眠時ポリソムノグラフィがある。
- 単一の検査で診断が難しい場合は、複数の検査を組み合わせる。

表2 認知症が疑われる場合

改訂長谷川式簡易知能スケール(HDS-R)	・9つの質問に本人が答え、その答えかた次第で点数が決まる ・30点満点、**20点以下の場合は**認知機能が低下していて日常生活に影響を及ぼしている可能性があるというめやすになる
ミニメンタルステート検査(MMSE)	・11の質問に本人が答え、その答えかた次第で点数が決まる ・30点満点、**23点以下の場合は**認知機能が低下していて日常生活に影響を及ぼしている可能性があるというめやすになる

表3 レビー小体型認知症が疑われる場合

時計描画テスト	・何も書かれていない白紙に、紙の大きさに見合った円を描いてもらう。次に時計の文字盤の数字を全部描いてもらう。最後に、10時10分を示す針を描いてもらう
山口式キツネ・ハト模倣テスト	・問診者が影絵のキツネとハトの形を手で作り、それをまねしてもらうもの(山口晴保氏が考案)

診断

- **日常活動に支障をきたす進行性の認知機能障害**があることが、レビー小体型認知症の診断においては**必須**である(**図4**)。

図4 レビー小体型認知症の臨床診断基準(2017年改訂版)

必須の症状※
- 日常活動に支障をきたす進行性の認知機能低下

※以前は「中心的症状」とされていたもの

＋

中核的特徴
- 注意や明晰さの著明な変化を伴う認知の変動
- 繰り返し出現する構築された具体的な幻視
- 認知機能の低下に先行することもあるレム睡眠行動異常症
- 特発性のパーキンソニズム

指標的バイオマーカー
- SPECTまたはPET*での基底核におけるドパミントランスポーターの取り込み低下
- MIBG*心筋シンチグラフィでの取り込み低下
- 睡眠ポリグラフ検査による筋緊張低下を伴わないレム睡眠の確認

診断	基準
ほぼ確実である	・2項目以上の中核的特徴 ・1項目以上の中核的特徴と1項目以上の指標的バイオマーカー
疑いがある	・1項目の中核的特徴が存在するが、指標的バイオマーカーの証拠を伴わない ・1項目以上の指標的バイオマーカーが存在するが、中核的特徴が存在しない

日本神経学会 監修:認知症疾患診療ガイドライン2017. 医学書院, 東京, 2017:239. より作成

治療

- レビー小体型認知症そのものを根本的に治療する方法は現在のところ確立されていない。
- 治療の中核は、症状に合わせた対症療法が中心となり、アルツハイマー型認知症と同様に薬物療法と非薬物療法を行う。

薬物療法(表4)

- 薬物療法では、コリンエステラーゼ阻害薬、抗パーキンソン病薬、抗精神病薬、漢方薬などが用いられる。
- レビー小体型認知症では、薬物療法による有害事象が出現しやすいため、注意が必要である。

非薬物療法

- 幻視や妄想の訴えへの対応、散歩や体操などで運動機能低下を予防する、回想法、音楽療法、幻視や誤認などの不快な症状や転倒の危険性を減らすための環境整備などを行う。

パーソン・センタード・ケア

- その人の人間性を尊重したケアのことをいい、認知症の人たちは、「くつろぎ」「アイデンティティ」「愛着・結びつき」「携わること」「ともにあること」の5つが満たされているとき、よい状態でいられるという考えかたである。

表4 レビー小体型認知症の治療薬

分類	薬剤名	一般名	副作用など
抗認知症薬	コリンエステラーゼ阻害薬	・ドネペジル ・リバスチグミン ・ガランタミン	消化器症状
	NMDA受容体拮抗薬	・メマンチン	消化器症状
抗パーキンソン病薬	レボドパ製剤	・メネシット ・ネオドパストン	悪心・嘔吐、食欲不振、便秘
	ゾニサミド	・トレリーフ	眠気、体重減少、食欲不振
抗精神病薬 ※できるだけ使用しない	定型抗精神病薬	・セレネース ・コントミン　など	過敏性に注意
	非定型抗精神病薬	・リスパダール ・セロクエル　など	
漢方薬	抑肝散(よくかんさん)	・抑肝散(薬剤名と同じ)	低カリウム血症に注意

経過と予後

- レビー小体型認知症とアルツハイマー型認知症の経過や予後を比較すると、認知機能障害の進行や生活機能障害の進行についての違いはみられないという報告が多い。一方、初診からエンドポイント(入所、入院、死亡)までの期間が、レビー小体型認知症のほうが短いとする報告や、認知症発症時からあるいは診断時からの生存期間は、レビー小体型認知症のほうが短いとする報告がある。いずれにしても、肺炎などの合併症が予後を悪化させることに留意する[1]。

Part 2

アセスメント力がつく ヘルスアセスメント

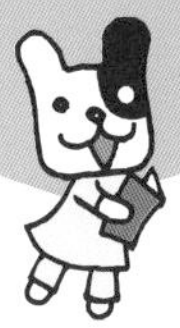

高齢者と家族の身体面・生活面・心理面・社会面のアセスメント項目と根拠を解説します。

1 レビー小体型認知症に至るまでの経過

- 年齢・性別・生活状況、もともとの性格
- バイタルサイン、うつ症状、服薬状況、薬への過敏性
- 幻視、錯視、錯覚、妄想
- パーキンソニズム：手足の震え、すくみ足、動作緩慢、筋固縮
- 自律神経症状：立ちくらみ、眩暈、頻尿、失禁・便秘、動悸、倦怠感、失神
- レム睡眠行動障害：睡眠中大声で話す、歩く、奇声を上げる、暴れる
- 認知機能の変動、家事の状況・役割、認知機能の変動、運動習慣

アセスメントの根拠

もの忘れなどの認知障害が現れる前に、幻視、うつ、嗅覚低下、起立性低血圧、レム睡眠行動障害が現れることがある。認知機能の変動も特徴的で、記憶力・判断力・理解力が低下するときと回復するときがあり、一時的なものであると見逃されることもある。

上記症状の有無、いつから・どのように出現しているのかなど、看護師の観察力・アセスメント能力が必要となる。今後の見立て、予後、生活環境の調整などにつながる重要な項目でありていねいに確認していく。

Gさんはパーキンソニズム、便秘・食欲低下など身体症状悪化につながる症状、うつ・幻視などの生活に支障をきたす症状を認める。環境調整から身体症状まで生活全般・Gさんを取り巻くすべてのことに注意し、困りごとを確認する。レビー小体型認知症となってもGさんらしく生活ができるように支えるための重要な項目である。

2 栄養・代謝

- 身長・体重・BMI
- 食事量、水分量、Alb*/TP*
- 食事の時間・回数・内容・摂取量
- 食事の姿勢・場所、誰が食事をつくっているのか、嗜好、食欲不振、倦怠感
- 褥瘡の有無、嚥下の状態

アセスメントの根拠

うつ、自律神経障害、認知機能の変動で調子が悪いときは食欲低下を認め、幻視などで食事内に虫が見えたりすると食事を拒まれ、食事量にもムラを認める。これにより、体重減少、体力低下、倦怠感など全身状態の悪化につながる。パーキンソニズムの出現で嚥下機能低下、誤嚥性肺炎のリスクが高まり、全身状態の悪化・危機的状態に陥ることもある。さまざまな症状の特徴を理解し、生活状況・癖なども考慮し食事が摂れる援助を考え、環境調整・体位の工夫・嚥下機能が維持できるよう幅広い視野でかかわる必要がある。

Gさんも幻視やうつ症状、パーキンソニズム、日内変動による食事のムラがあり、体重減少を認めており、食事・栄養は重要なポイントである。

3 排泄

- 排泄回数・色・1回量・失禁の有無・臭い
- 排泄方法、排泄困難、腸蠕動音、腹部膨満感、便秘、下痢
- 下剤の有無、治療薬など内服状況

アセスメントの根拠

自律神経症状・パーキンソニズムや内服の影響により、かなりの頻度で便秘傾向を認め、Gさんも自覚している。高齢者にとって便秘は生活の質を下げるだけでなく、食欲低下・全身状態の悪化にもつながるので十分注意する。排便コントロールは重要になる。

頻尿・過活動膀胱などで失禁も認めることがある。

4 活動・運動

- 歩行状態、筋骨格系の外観（対称・外形・姿勢）
- ADL*、安静度、介護度、自発的な動き、住居環境
- 日内変動、手足の震え、すくみ足、動作緩慢、筋固縮、立ちくらみ、眩暈
- 呼吸困難、脈拍数、血圧・活動時の酸素化との関連

アセスメントの根拠

パーキンソニズムはすくみ足、動作緩慢、筋固縮により少しの段差で転倒しやすく、ADL・活動低下を認める。環境調整や衣服の工夫、歩行の恐怖心を理解しリハビリにつなげるなど、ていねいな対応が必要である。さまざまな介助が必要となり、家族を含め、生活環境に合わせた具体的なケアを考慮する。認知機能の変動も特徴的で、調子のよいときと悪いときとの対応・見守りや声かけのしかたなどを具体的に考えていく。

Gさんの場合も、ADLの低下を自覚し不安も強いため、日内変動などの症状をていねいに聞き取り、できることを維持できるよう対応を考慮していく。

5 睡眠・休息

- 1日の休息時間・睡眠時間、熟睡度
- レム睡眠障害の有無（大声で叫ぶ、手足をバタバタ動かす、夢遊病のように歩く）
- 睡眠不足の状況、睡眠薬の有無
- 睡眠・休息を阻害する因子

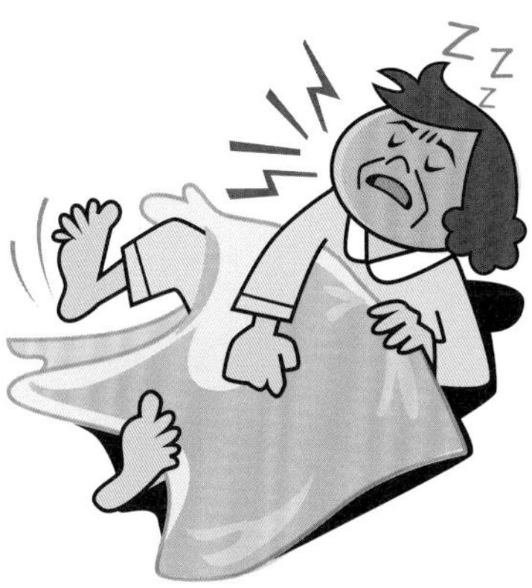

アセスメントの根拠

レム睡眠障害は、筋肉の緊張が保たれてしまうため、睡眠中に手足を動かしたり大きな声を出したりする。Gさんも大きな声を上げるなどの症状、不眠や日中の過度な眠気があり、家族関係性にも課題を生じている。夜間の睡眠障害が日中の活動性を低下させ、人とのかかわりも減り、認知症の進行につながる。

6 認知・知覚

- 幻視、幻聴、意識、認知症、見当識、せん妄
- 日内変動、どのようなときに出現するか
- 瞳孔の状態、嗅覚異常
- 内服状況

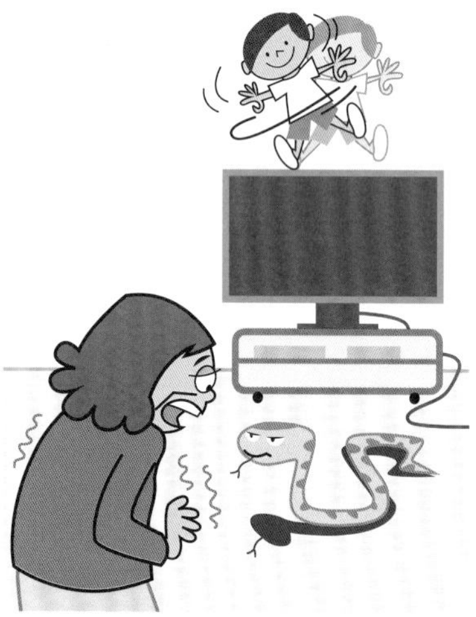

アセスメントの根拠

うつ傾向、幻視・幻覚、認知機能・判断力の低下など変動性を認める。症状が起こりやすいとき、安定している時間帯を知り、その状態に適したかかわりかたを行う。薬に対して過敏に反応することも多い。抗精神病薬などの過敏性症状出現も特徴的なので、使用時は過鎮静（かちんせい）・悪化など体調変化にも十分注意する必要がある。

Gさんも幻視により不安や恐怖を認め妄想をきたしており、生活・活動性の質が低下、混乱もある。否定せず受け止め、Gさんが見えている事実・訴えをしっかり聴き、安心してもらうことが重要である。夫のデイサービス送迎の職員が浮気相手だと妄想し怒り出すため、夫がデイサービスを休むなど、Gさん・家族の生活に影響を及ぼし困りごとが起こっている。家族を含めたケア、具体的対応を考え、夫のケアマネジャーやサービス機関との連携が必要なときもある。

7 役割・関係、自己知覚・自己疑念

- 年齢（発達課題）、家庭内役割、社会的役割、育った環境の文化や周囲の期待
- 経済状況、趣味、キーパーソンとの関係
- 性格、ボディイメージ、疾患に対する認識、自尊感情

アセスメントの根拠

老年期にさしかかり、身体的・精神的喪失感やさまざまな衰えに対し恐怖を感じるとともに、人生を回顧し受け入れることが課題の時期である。真面目で人に迷惑をかけずできることは自分ですると、人のためにがんばってきたGさんは、頼ることが苦手で、しんどいながら今も家事を自分で行っている。今までのような役割は困難になっているが、できなくなってきていることも受け入れがたく、ホームヘルパーなどの導入も拒んでいる。老年期の喪失感なども考慮し精神的な支えも重要である。Gさんの役割・できることに着眼し、いっしょに考え、見守りながらタイミングを見計らい、必要なサービスにつなげることも考慮する。

Part 3

アセスメント時点での 患者さんの全体像

アセスメント時点(現時点)での高齢者の全体像を、イラスト中心にまとめます。

1 患者さんの思っていること

「子どもが見えたり、おかしなことが起こる。みんなには見えないらしく不安になる。私は変な病気なのかしら。人と会うのもしんどい。今までできていたことができなくて悲しい」

「子どもたちに心配かけたくないし、迷惑もかけられない。あれだけ毎日こなしてきた家事の段取りも、たまにわからなくなる。情けない」

「調子のよいときは家事もこなせるけど、調子が悪くなるとだるくなったり、眠くなったり、思うように動けないときもあって。何の病気なんだろう、不安になる」

2 患者さんの生活に関すること

「身体がだるくて横になる。夫に怠け者と言われてつらい」

「かがんで洗濯物を取って立つと、ふらついて倒れそうになった。でも、時間をかけるとまだ何でもできるから、ホームヘルパーなどの手助けはいらない」

「子どもが見えて怖い。テレビの上に子どもがいるって言うと、そんなものは見えないと主人に怒られて変な顔されるから、もう言わない」

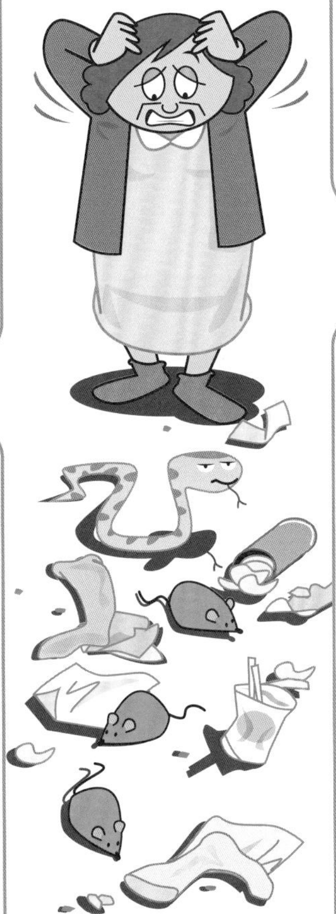

3 患者さんの人生に関すること

「子育て、家事、忙しい夫の分まで地域の役員も引き受けた。子どもが小さいときは学校の行事や役員もやりとげた。民生委員にもなり、地域の困りごとにも対応してきた」

「子どももそれぞれ独立して、孫も生まれて安心。夫とゆっくり生活し、散歩したり、ささやかなことに幸せを感じてきた」

「人のためにがんばってきて誰かの役に立てることがうれしかったのに、助けてもらう立場になるのかと思うとつらい」

4 病気に関すること

Gさん：「足が出にくくなったりして、ちょっとの段差もつまずきやすい。子どもや動物がいるのに夫はいないと怒る。便が出にくくてお腹が張ってしんどい。最近、息子がいてくれてありがたい(夫を息子と思っている)。ネズミが走り回って、蛇が出てきて怖くてしかたない。知らない人が来て2階に上がっていったり、宴会していたり、怖くて警察に駆け込んだ」

Gさん：「最近、朝、夫を誘惑しにくる人がいるので、出かけるのを止めている(夫のデイサービスの職員)」

夫：「いつも小ぎれいにしていたのに、"着たきり雀"のときもある。部屋が散らかることも多い。子どもが見えるとおかしなことを言い出す。寝ているとき大声で叫んだり、泣いたりしてびっくりする。息子の名前で私を呼び寄せる。急に家を飛び出したり、警察に駆け込んだり、困っている」

夫：「調子のよいときは家事もできるのに、ぼーっとして何もしないことも増えていて、怠けている。デイサービスに行こうとすると、浮気相手が来たと騒いで、休まないといけない日がある」

現在利用している社会資源

要介護1。訪問看護(週1回)、介護用ベッド(主治医意見書にて導入)。

区分変更申請も相談中。

Part 4

看護診断につなげる関連図

関連図を書くことで、アセスメントした内容を整理し、看護診断を明らかにします。

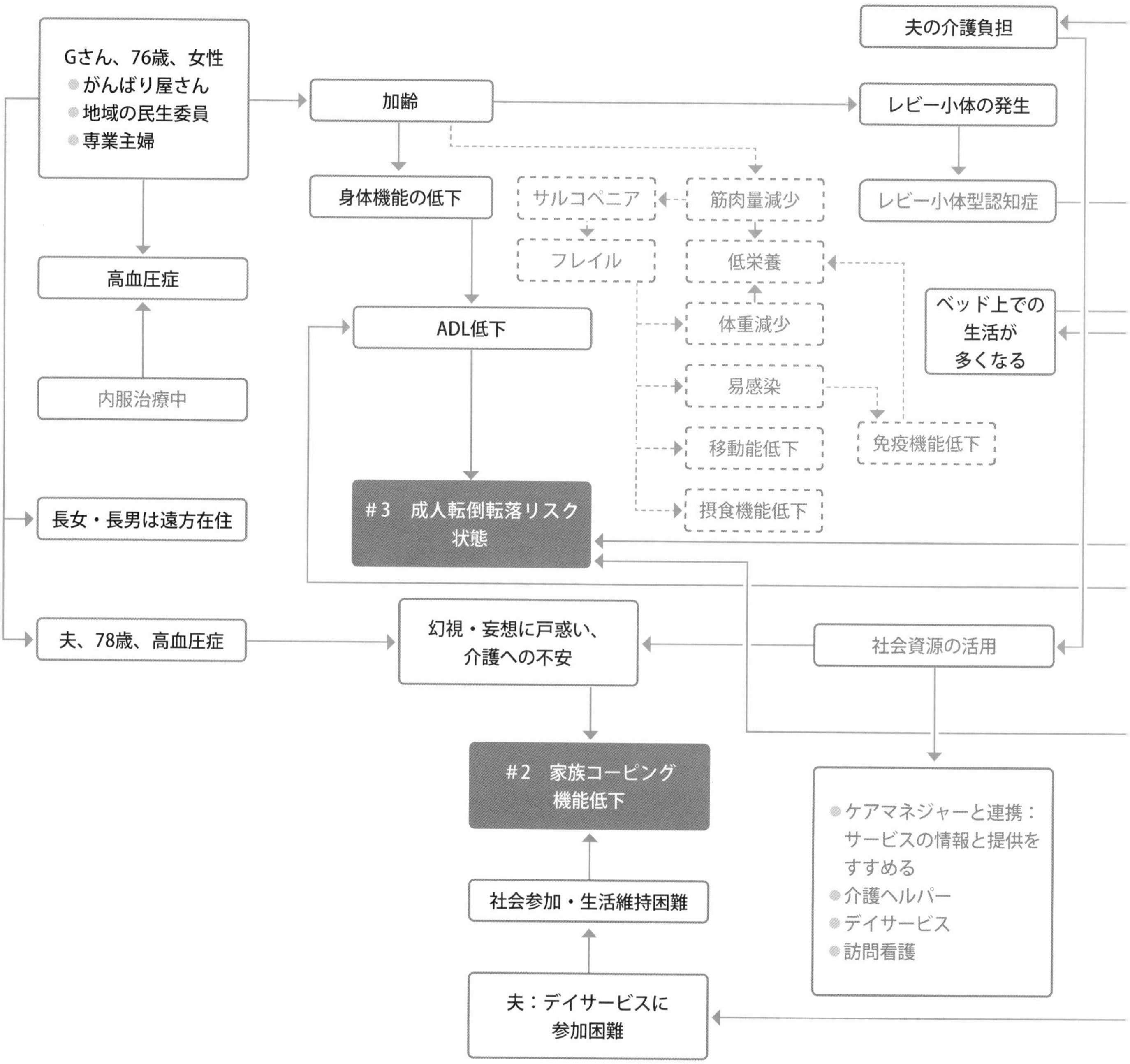

凡例　実在する状態　潜在する状態　治療・ケア　看護診断　合併症　関連（実在）　関連（潜在）

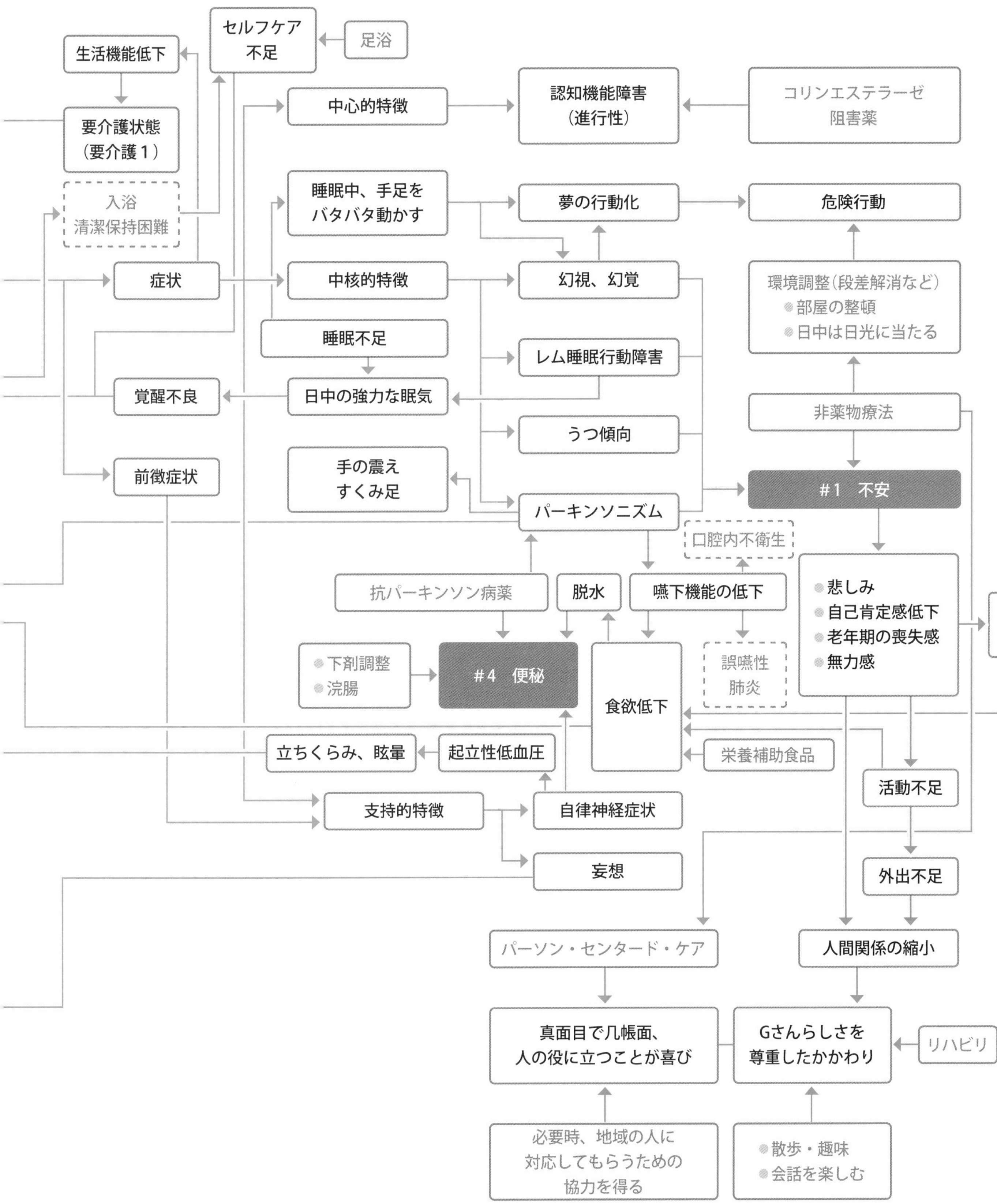
生活機能低下
セルフケア不足
足浴
要介護状態（要介護1）
中心的特徴
認知機能障害（進行性）
コリンエステラーゼ阻害薬
入浴 清潔保持困難
睡眠中、手足をバタバタ動かす
夢の行動化
危険行動
症状
中核的特徴
幻視、幻覚
環境調整（段差解消など）
部屋の整頓
日中は日光に当たる
睡眠不足
レム睡眠行動障害
覚醒不良
日中の強力な眠気
非薬物療法
うつ傾向
前徴症状
手の震え すくみ足
#1　不安
パーキンソニズム
口腔内不衛生
抗パーキンソン病薬
脱水
嚥下機能の低下
悲しみ
自己肯定感低下
老年期の喪失感
無力感
偏食 孤食
下剤調整
浣腸
#4　便秘
食欲低下
誤嚥性肺炎
立ちくらみ、眩暈
起立性低血圧
栄養補助食品
活動不足
支持的特徴
自律神経症状
妄想
外出不足
パーソン・センタード・ケア
人間関係の縮小
真面目で几帳面、人の役に立つことが喜び
Gさんらしさを尊重したかかわり
リハビリ
必要時、地域の人に対応してもらうための協力を得る
散歩・趣味
会話を楽しむ

Part 5

看護診断と根拠

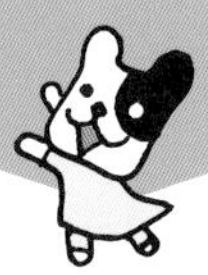

明らかになった看護診断に優先順位をつけて根拠を示します。

No	看護診断	根拠
#1	幻視・幻覚、うつ傾向・パーキンソニズムなどさまざまな症状が出現し、現状が理解できず困惑した状況に関連した**不安**※1	Gさん自身も異変を感じ、受け入れがたい状況にあり、家族も幻視などの対応にどうしたらよいのか混乱している時期である。生活のしにくさも不安の大きな要因となる。転倒のリスクを軽減し、環境整備、幻視の対応など、ていねいなかかわりのなかで、多岐にわたる要因に幅広い視野で対応していく必要がある。不安の軽減によって生活の質を維持できる状況であり、少しでも安心して過ごせるように#1とした。
#2	幻視や妄想、今までとは違うGさんに対する戸惑い、介護への不安に関連した**家族コーピング機能低下**※2	夫は介護者であり、Gさんを含めた看護の対象でもある。Gさんは幻視・妄想・警察に駆け込むなどの行動、レム睡眠行動障害などがあり、介護者の夫にも不安や対応に戸惑いがある。病状にもムラがあり、現状が理解しがたい状況でGさんへの不満も口にしている。今後進行していく症状に対し危機的状態に陥る可能性があり、家族を含めた看護介入が必要と考え、#2とした。
#3	パーキンソニズムやうつによるADL低下に関連した**成人転倒転落リスク状態**※3	パーキンソニズムの症状はすくみ足・動作緩慢・筋固縮などで、少しの段差で転倒するおそれがあり、ADL・活動量低下をきたす。リハビリ、環境調整も必要である。
#4	自律神経症状・パーキンソニズムや内服の影響に関連した**便秘**※4	Gさんはパーキンソニズムや内服の影響などにより便秘傾向を自覚している。高齢者にとって便秘は生活の質を下げるだけでなく、全身状態の悪化にもつながるため、排便コントロールは重要になる。

※1 定義：漠然とした差し迫った危険・大惨事・不運を予期するような、広範な脅威に対する情動反応[7]

※2 定義：患者が健康課題に関連する適応課題を管理・習得するうえで必要な、普段は支援的なプライマリパーソン(家族メンバー、大切な人、親しい友人)からの、サポート・慰め・援助・励ましが、足りない、役に立たない、低下した状態[7]

※3 定義：成人がうっかりして、地面や床などの低い高さのところに着地する事故を経験しやすく、健康を損なうおそれのある状態[7]

※4 定義：便の排出が低頻度または困難な状態[7]

Part 6

根拠に基づいた看護計画

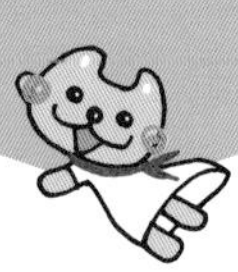

看護診断の優先度の高い#1～2の期待される成果、看護計画と根拠を示します。

#1 幻視・幻覚、うつ傾向・パーキンソニズムなどさまざまな症状が出現し、現状が理解できず困惑した状況に関連した不安

期待される成果（長期目標）	●認知機能・ADLの低下を防ぎ、できている家事が維持でき、好きだった散歩にも行くことができる。
期待される成果（短期目標）	●1人で悩まず、今の現状・症状を言葉にでき、安心した気持ちで過ごすことができる。 ●安心できる環境が整い、生活のリズム、体調に合わせた活動ができる。 ●恐怖心が軽減し、落ち着いて安心して過ごすことができる。 ●幻視・妄想が悪化しない。

	看護計画	根拠・留意点
観察計画 O-P	❶表情、元々の性格、身だしなみ ❷レビー小体型認知症になるまでの経過 ❸バイタルサイン・全身状態 ❹生活状況（入浴・部屋の状況）	
	❺睡眠状況、レム睡眠行動障害：睡眠中大声で話す・奇声を上げる・暴れる	●レム睡眠行動障害：筋肉の緊張が保たれてしまうため、睡眠中に手足を動かしたり大きな声を出したりする。不眠や日中の過度な眠気、家族関係性にも課題を生ずる。
	❻うつ症状	●初めはうつ症状が目立ちうつと診断されることもあるため、内服の効果やその他の症状と併せてアセスメントする必要がある。
	❼幻視・錯視・錯覚・幻聴・妄想の程度や内容	●幻視は不安や恐怖を認め妄想につながり、生活の質・活動性も低下、混乱などもきたし、わかってもらえないと孤立する。否定せず受け止め、Gさんが見えている事実・訴えをしっかり聴き、安心してもらうことが重要である。
	❽認知機能の状況 ❾食欲・食事量 ❿排便・排尿状況	
	⓫パーキンソニズム：手足の震え・すくみ足・動作緩慢・筋固縮	●Gさんはすくみ足のためつまずきやすく、少しの段差で転倒しそうになっている。状況を確認し、環境調整や衣服の工夫、家事のやりかたなどをアセスメントし、Gさんに適した看護につないでいく。
	⓬自律神経症状：倦怠感・立ちくらみ・眩暈・頻尿・失神・失禁・便秘・動悸・起立性低血圧・食事性低血圧	●レビー小体が中枢神経・末梢神経系にも認められ、さまざまな症状が現れ生活に影響を及ぼす。Gさんも洗濯などで立ちくらみも認め、不安がある。
	⓭薬物療法、薬への過敏性	●抗精神病薬などの薬に対する過敏性症状反応も特徴的なので、使用時は過鎮静・悪化など体調変化にも十分注意する必要がある。
	⓮認知機能の変動、日内変動の有無	●これらのレビー小体型認知症に特徴的な症状がいつから・どのように出現しているかなど、症状の観察経過を知ることが重要である。今後の見立て、予後、生活環境の調整などの重要な指標となり、看護師の観察力・アセスメント能力が必要となる。日常生活のなかでの変化、いつもと違うという認識はとても重要であり、ていねいに確認すべき項目である。

	看護計画	根拠・留意点
ケア計画 C-P	❶生活状況を把握する（生活歴、性格傾向、環境、家事・役割）。	●部屋の整頓状況は認知機能の変動、自律神経症状などの指標になる。 ●入浴ができないときは、適宜、保清の介助を行う。
	❷本人の受け止めかた、思い・ご家族の思いなどの確認、話の傾聴 ❸ゆっくりかかわり、安心感を与える対応を心がける。 ❹医師や各種サービス機関との連携	●今後どう生きたいかなど、向き合い考えていくために思いを確認することは必要である。 ●Gさんは幻視や認知機能の低下に不安を感じ、病気へ疑心暗鬼な状態でさらに孤独も感じている。幻視などについて説明し、いっしょに対応することで納得・安心が得られ、不安が軽減することもある。医師からどのように説明されているか確認し、看護師がさらにわかりやすく説明し、状況を医師にフィードバックするなど連携を図る。
	❺幻視などの訴えは否定せず、しっかりていねいに話を聴き安心できる声かけを行う。 ●見えている状況での思いを聴く（怖い、気持ち悪い／幸せ）。表情をよく観察し思いを理解しようとする姿勢で、それは不安ですねと気持ちを受け止める。 ●興奮しているとき：転倒・けがをしないよう、まずは寄り添う。「大丈夫ですよ」と落ち着いた声かけを行い、いっしょに動揺しない。 ●触ってみる、音を立てる、電気をつけるなどで幻視が消えることもある。	●幻視に対する不安が、さらに恐怖感のある幻視などにつながることもある。ときには内服治療の介入が不安を軽減し、恐怖感の少ない幻視に変化することもあるため医師とも連携する。
	❻幻視・幻聴・妄想などの状態、困りごとなどの確認・対応 ●暗い室内の洗濯物を人と間違うこともあるため室内を明るくする、洗濯物を室内・見えるところに置かないようにする、コードなど蛇に見えそうなものは隠すなどの工夫をする、室内をすっきり整理するなど環境調整を行う。 ●家事の状況をアセスメントし、できているところは維持できるように、困難になっているところはどのように支えればGさんが実施できるか考える。 例）▶洗濯機は回せるが干すことが困難→干す場所を低くする ▶料理の献立が立てられない・手順を忘れる→献立をいっしょに考える・手順を書いたメモを貼る。 ▶夫のデイサービスお迎えの介護職員を浮気相手と被害妄想→ケアマネジャーを通じて夫のケアマネジャーと連携、送り迎えの介護職員を男性にするなど配慮してもらう。	●今後、さまざまな介護が必要となってくるため、家族を含めた具体的で生活環境に合わせたケアを考慮する必要がある。しかし、必要性があっても焦らず、何ごともGさんの気持ちを大切に受け止め、Gさんが必要だと実感するまでいっしょに考え確認しながら進めていく。 ●Gさんは家事に対してプライドもある。役割・できることに着眼し、いっしょに考え、見守りながら、自信につなげる。 ●家族を含めたケアも必要となる老々介護では、パートナーのサービス機関とも連携を図り、広い視野で対応していく。
	❼認知機能障害の程度・自覚があるかを確認し、できていることを認め安心・自信がつく声かけを行う。	●行動には意味・意図があることを前提にかかわる。
	❽パーキンソニズム（手足の震え・すくみ足・動作緩慢・筋固縮）による転倒予防 ●環境整備：段差、トイレや洗濯・家事の導線、風呂場の確認、手すりやタッチアップなど福祉用具の必要性の評価 ●調子のよいときにリハビリが行えるようなリハビリメニューの作成 ●必要に応じ訪問リハビリに入ってもらうことも考慮する。 ●嚥下機能の評価、嚥下リハビリ、マッサージの実施	●歩行の恐怖心を理解して、いっしょに歩いてリハビリにつなげるなどていねいな対応が必要である。 ●進行していくと嚥下力低下・誤嚥性肺炎を引き起こすため、嚥下機能の評価・リハビリも重要である。

	看護計画	根拠・留意点
ケア計画 C-P	**❾日中、しっかり体を動かし夜間に良眠できる工夫をする。** ● レム睡眠行動障害時は中途覚醒させないためにも起こさない。 ● 回想法、音楽療法、足浴、マッサージ	● 不安を軽減し、好きだった散歩ができるよう、はたらきかける。安心できることで生活の質も向上する。
	❿認知機能の変動を確認しGさんの状況に合わせた具体的な対応を説明する。 ● 悪化のサインを知る：眠ってばかりでほとんど話さない、幻視・誤認が増える、動作が鈍くなる。 ● 生活のリズムを知る。 ● 調子がよいときに家事やリハビリを行う。 ● 調子が悪いときはゆっくり休む・無理をしない。 ● Gさんが伝えられないことは家族から聞き取り、生活リズムをつかむ。	● 認知機能の変動も特徴的で、調子のよいときと悪いときがある。調子の悪いときは記憶力・判断力・理解力が低下する。よいときと悪いときとの対応・見守り声かけのしかたなども具体的に考えていく。
	⓫排便コントロール ● 排便状況の確認（忘れてしまうため排便時はカレンダーに○をつけてもらう） ● 食事量・内容・水分量の確認 ● 腹部症状・腹部マッサージ ● 下剤の調整	● Gさんも自律神経症状・パーキンソニズムや内服の影響により便秘を認める。高齢者にとって便秘は生活の質を下げるだけでなく、食欲低下・全身状態の悪化にもつながるので十分注意する。排便コントロールは重要になる。
	⓬レム睡眠行動障害 ● 昼寝をしているときは起こさず見守る。 ● 環境を工夫しけがを予防する（ベッド柵をクッションになる素材で保護するなど） ● 窓ガラスからベッドを離す。 ● ベッド周囲に物を置かない。	● 昼寝も体調を整えるためには必要で、無理に起こすと意識がはっきりせず歩行し転倒につながるので注意する。
	⓭自律神経症状 ● 血圧低下の早期発見、医師への共有 ● 体温調整障害などは室温調整・衣服の工夫 ● 手足が冷えるときは手浴・足浴を行う。	● Gさんは高血圧症で降圧薬を内服している。起立性低血圧・食欲低下や脱水などで血圧が低下していくことも予測される。内服にも注意し必要時は医師に情報提供、指示の確認を行う。
	⓮社会資源の支援（デイサービス・ホームヘルパー）などについて身体状況・生活状況をアセスメントしながら説明する。 **⓯今後進行していく状況も考慮し、恐怖で家を飛び出したときなど必要時、警察・地域のコンビニ・近所の人にも対応してもらえるよう協力を得る。**	● 個人情報などもあり、家族の了承が必須である。Gさんは民生委員もしていたので近所には知られたくない思いはあると想定できる。認知機能の低下が進行し危機的状況予防が必要なときに対応を考えるなど進行のステージにも考慮する。
教育計画 E-P	**❶日内変動・幻視はレビー小体型認知症の影響であり、不安・怖いことなど話してもらうよう伝える。** **❷認知機能の変動も特徴的であり波があることを説明する。** **❸レビー小体型認知症の中核的特徴「認知機能の変動」「レム睡眠行動障害」「幻視」「パーキンソニズム」について説明する。**	● ただし、まず医師がどのように説明しているのかIC*内容を確認する。 ＊家族に対するケアは＃2で対応する。

#2 幻視や妄想、今までとは違うGさんに対する戸惑い、介護への不安に関連した家族コーピング機能低下

期待される成果（長期目標）	●Gさんの病状・症状が理解でき、受け止め、幻視など困りごとにも対応できGさんも夫も安定して生活できる。
期待される成果（短期目標）	●症状の理解ができ、落ち着いて対応できる。 ●体調を崩さず生活できる。

	看護計画	根拠・留意点
観察計画 O-P	❶幻視・錯覚・幻聴・妄想の程度や内容 ❷レム睡眠行動障害の程度 ❸認知症状の程度、日内変動の状況 ❹夫のかかわりかた ❺夫の健康状態、夫のサービスの利用状況 ❻幻視や妄想のあるGさんへの夫の思い・介護に対する思い ❼夫の役割、家事の分担の程度 ❽子どもとの関係性、子どもの病状理解・介護の理解 ❾サービス利用の状況	●今後進行していく病気であり、子どもたちに状況を伝え、遠方でもさまざまな形で協力してもらうことも可能であること（精神的な支え・ACP*など）を説明していく。
ケア計画 C-P	❶夫のストレス・不安・悩みについて話を聴く。 ●Gさんに寄り添いながら生活している夫の苦労を理解し十分ねぎらい、気持ちを表出してもらう。 ❷幻視・誤認・妄想の内容・困りごとを傾聴し受容する。 ❸＃1のC-P⑤・⑥・⑩・⑫・⑭の具体的対応を夫に説明し、いっしょに片づけなども行ってみる。 ❹Gさんのできること・夫の負担・役割分担の見守り、負担やストレスの状況を評価、必要時、アドバイスする。 ❺社会資源の利用に対する支援（ショートステイ、デイサービス、ホームヘルパーの導入）などをケアマネジャーとともに行う。 ❻レム睡眠行動障害時は混乱させないために起こさず見守る。 ●＃1のC-P⑫を参照。	●高齢の夫にとって、さまざまな環境整備や対応はかなり負担になる。夫自身の体調や精神的ストレスも評価しながら、必要時にはケアマネジャーやサービス機関にも協力を得るよう、はたらきかける。また、環境整備など現状・状況を把握してもらうよい機会になるので、可能なら子どもたちにも協力を得るはたらきかけをする。 ※ただし、子どもへのはたらきかけなどの家族関係性はとてもデリケートな部分であり、Gさん・夫に確認したうえで細心の注意を払う必要がある。 ●無理やり起こされると、本人は起きたときに夢と現実がわからず、混乱・興奮につながる。
教育計画 E-P	❶認知機能の変動も特徴的であり波があることを説明する。 ❷レビー小体型認知症の中核的特徴「認知機能の変動」「レム睡眠行動障害」「幻視」「パーキンソニズム」を説明する。 ❸日内変動・幻視はレビー小体型認知症の影響であり、怠けているわけではなく病気が原因であることなどを家族に説明する。 ❹幻視などは否定せず、聴くことが安心につながることを説明する。 ❺レム睡眠行動障害では、日中うとうとすることが多いが体調を整えるため必要であることを説明する。 ❻Gさんが攻撃的・暴力的になったとき、対応に困ったときは訪問看護に連絡してもらうよう伝える。	●夫の理解度を確認しながら、プレッシャーにならないよう説明するなど、夫の精神的負担を考慮したかかわりを心がける。 ●Gさんおよび子どもたちとの関係性に注意し、夫との信頼関係を築き、長女・長男に迷惑をかけたくない思いも大切にしながら、家族としてどうかかわるか、などの相談に乗ることも重要である。 ●Gさんもしんどくつらい思いをしていることを伝えつつ、それに寄り添いながら生活している夫の苦労を理解しねぎらうことはとても重要である。 ●疾患がGさんの症状を引き起こしていることを説明し、今まで築いてきた関係性が維持できるようはたらきかける。

Part 7 評価

実施した看護計画を評価する際の視点を解説します。

レビー小体型認知症の初期から中期にかけての状態で、Gさん自身、認知機能の変動、幻視やパーキンソニズムなど活動性の変化も伴い、何が起こり、今後どうなるのか、戸惑いや恐怖と葛藤しながら生活している。そのような状況で、家族もどう対応したらよいのか混乱のなかにいる。

Gさんは家事ができていることが安心感・自信につながり、強みにもなっている。Gさんの強みを引き出す看護の展開も重要である。認知機能の低下や変動で、表現しがたい思い・症状などにも細心の注意を払い、ていねいにかかわり、パーソン・センタード・ケア（その人の人間性を尊重したケア）を忘れてはならない。認知症を伴い今後進行しても、意思決定の中心はGさんであることは言うまでもない。

また、レビー小体型認知症はさまざまな症状が絡み合って出現するため、生活に支障をきたし不安につながる。精神的にも身体的にもしんどい時期であるため、症状をていねいに観察・アセスメントし、Gさんと家族が対応できるよう、具体的に考え個別性のある看護ケアにつなげていく。今後、症状が進行・介護負担が増えることは必須であり、先を見据えてGさん・家族を支えていくことも重要である。

評価の視点

- **レビー小体型認知症の症状、時期をとらえてアセスメント・モニタリング・適切な看護ケアにつなげているか。**
- **Gさんがとらえている現実を否定することなく傾聴し、安心できる対応ができているか。**
- **生活環境・家族関係性なども把握できているか。各種サービス機関・医師・ケアマネジャーと情報共有・連携がとれているか。**
- **幻視・認知症などに対する思い、家族の受け止めかた、医師の説明の理解度を確認できているか。**
- **パーキンソニズム、自律神経症状などによる、歩行障害・眩暈・便秘・食欲不振などの身体症状に対する適切な看護ケアが行われているか。**
- **包括的な視点でかかわれているか。**

〈略語〉

＊【BPSD】behavioral and psychological symptoms of dementia：行動・心理症状
＊【HDS-R】Hasegawa's Dementia Scale-Revised
＊【MMSE】Mini-Mental State Examination
＊【CT】computed tomography：コンピュータ断層撮影法
＊【MRI】magnetic resonance imaging：磁気共鳴画像
＊【SPECT】single photon emission computed tomography：単一光子放射断層撮影
＊【VSRAD】voxel-based specific regional analysis system for atrophy detection：脳萎縮評価支援システム
＊【MIBG】metaiodobenzylguanidine：メタヨードベンジルグアニジン
＊【PET】positron emission tomography：陽電子放出断層撮影
＊【Alb】albumin：アルブミン
＊【TP】total protein：総タンパク
＊【ADL】activities of daily living：日常生活動作
＊【IC】informed consent：インフォームド・コンセント
＊【ACP】advance care planning：アドバンス・ケア・プランニング

〈引用・参考文献〉

1. 日本神経学会 編：認知症疾患ガイドライン2017. 医学書院, 東京, 2017：1-7.
2. 東海大学医学部付属八王子病院看護部 編著:本当に大切なことが1冊でわかる脳神経. 照林社, 東京, 2020：315.
3. 小阪憲司 監修：レビー小体型認知症がよくわかる本. 講談社, 東京, 2014.
4. 小田原俊成 監修：レビー小体型認知症とは. 2023年01月31日更新. みんなの介護. https://www.minnanokaigo.com/guide/dementia/type/lewy/（2023/5/1アクセス）
5. 日本神経学会 編：認知症疾患ガイドライン2017. 医学書院, 東京, 2017:239.
6. 内門大丈 監修：レビー小体型認知症の治療方法. 介護のほんね. https://www.kaigonohonne.com/guide/dementia/type-symptom/lewybodies（2022/11/15アクセス）
7. T. ヘザー・ハードマン, 上鶴重美, カミラ・タカオ・ロペス 原書編集, 上鶴重美 訳：NANDA-I看護診断　定義と分類　2021-2023　原書第12版. 医学書院, 東京, 2021：230,395,405,474.
8. 内門大丈 監修：レビー小体型認知症　正しい基礎知識とケア. 池田書店, 東京, 2022.
9. レビー小体型認知症サポートネットワーク：http://dlbsn.org/what_dlb.html（2022/11/15アクセス）

資料 おもな介護保険サービス

- 介護保険サービスを大別すると、**施設サービス**と**居宅サービス**、**地域密着型サービス**の3つに分けられる。
- 施設サービスは「介護老人福祉施設（特別養護老人ホーム）」「介護老人保健施設」「介護医療院*」の3つである。

＊旧来の「介護療養型医療施設」は2024年3月末を期限として介護医療院に転換中

おもな居宅サービス

サービスの種類	サービスの内容
訪問介護（ホームヘルプサービス）	ホームヘルパーが要介護者などの居宅を訪問して、入浴、排せつ、食事などの**介護**、調理、洗濯、掃除などの**家事**、生活などに関する相談、助言その他の必要な**日常生活上の世話**を行う
訪問入浴介護	入浴車などにより居宅を訪問して浴槽を提供して**入浴の介護**を行う
訪問看護	病状が安定期にあり、訪問看護を要すると主治医が認めた要介護者などについて、病院、診療所または訪問介護ステーションの看護師などが居宅に訪問して**療養上の世話**または必要な**診療の補助**を行う
訪問リハビリテーション	病状が安定期にあり、医学的管理のもとにおけるリハビリテーションを要すると主治医が認めた要介護者などについて、病院、診療所または介護老人保健施設等において**理学療法士**または**作業療法士**が居宅に訪問して心身の機能の維持回復を図り、日常生活の自立を助けるために**リハビリテーション**を行う
通所介護（デイサービス）	入浴、排せつ、食事などの**介護**、生活に関する相談、健康状態の確認を**日帰りで行う**
通所リハビリテーション	介護老人保健施設や病院などにおいて心身の機能維持回復を図り、必要な**リハビリテーションを日帰りで行う**
短期入所生活介護（ショートステイ）	特別養護老人ホームなどに短期間入所しその施設で入浴、排せつ、食事などの**介護**そのほかの日常生活上の世話および機能訓練を行う
短期入所療養介護	介護老人保健施設などに短期間入所し、その施設で**看護**、**医学的管理下における介護**、機能訓練そのほかの必要な医療や**日常生活上の世話**を行う
福祉用具の貸与	在宅の要介護者などについて**福祉用具の貸与**を行う
居宅介護住宅改修費	手すりの取り付けその他の厚生労働大臣が定める種類の住宅改修費の支給を行う

おもな地域密着型サービス

サービスの種類	サービスの内容
定期巡回・随時対応型訪問介護看護	重度者をはじめとした要介護高齢者の在宅生活を支えるため、**日中・夜間**を通じて、**訪問介護**と**訪問看護**が密接に連携しながら、短時間の定期巡回型訪問と随時対応を行う
小規模多機能型居宅介護	利用者の選択に応じて、施設への「**通い**」を中心に短期間の「**宿泊**」や利用者の自宅への「**訪問**」を組み合わせて日常生活上の支援や機能訓練を行う
看護小規模多機能型居宅介護	小規模多機能型居宅介護に**訪問看護がプラスされたもの**で、より医療的ニーズが高い利用者に対応する
地域密着型通所介護	**定員18人以下**の小規模なデイサービス。日帰りで、日常生活上の支援や機能訓練を行う
認知症対応型共同生活介護（グループホーム）	認知症の要介護者が共同生活を営むべく、住居において、**家庭的な環境**と地域住民との交流のもとで、入浴、排せつ、食事などの介護その他の日常生活上の世話および機能訓練を行う

【統合失調症】

とうごうしっちょうしょう

執筆
山之内智子

患者紹介・学生の受け持ち

患者紹介

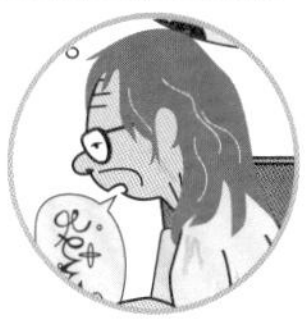

【氏名・年齢・性別】

Hさん、82歳、女性

【身長・体重】

155cm、55kg、BMI 22.9

【役割・職業】

現在は無職。発症前は印刷会社での職歴あり、発症後は専業主婦。

【家族背景】

両親は20年以上前に他界。3人姉妹の長女、妹2人は近隣に在住。夫は3年前に他界。息子（独身）が1人おり他県に在住。

【主訴】

「皆が悪口を言っている」「眠れない」「尾行されている」「髪にいたずらをされる」

【主要症状】

妄想（もうそう）・幻聴（げんちょう）

【主病名】

統合失調症

【現病歴】

初発は24歳、これまでに13回の入院歴がある。3年前に夫が脳梗塞（のうこうそく）で他界したことをきっかけに妄想・幻聴が徐々に強く出現、怠薬もみられるようになった。半年前「電波が飛んでくる」「男の人が家に侵入してくる」「頭を剃られた」と隣家に苦情を言いに行ったり、近所のコンビニの床に座り込んで制止した店員に物を投げて警察を呼ばれるなどのトラブルが相次ぎ、妹の説得で受診し医療保護入院となった。

【既往歴】

高血圧症

【治療方針】

入院環境下での薬剤調整にて症状安定を図り、その後退院調整を行う。

【治療内容】

薬物療法・精神療法・作業療法

【看護方針】

確実な内服にて精神症状の悪化を予防し改善を図る。

学生の受け持ち

入院180日目から受け持ち、183日目に計画を立案した。

【受け持ち時の状況】

薬物療法・精神療法により症状改善を図っているが、陽性症状に左右された言動がしばしばみられている。被害妄想を起因とした衝動行為（物を投げる、他者を叩こうとする）もときどきある。家族は同居を拒否しており通院による加療が困難で、また病識の獲得も難しく同意が得られないため医療保護入院を継続している状況である。過去3回の転倒歴あり。

Part 1

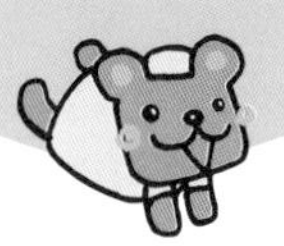

看護に必要な 疾患の基礎知識

疾患の定義、分類、病態、症状、検査・診断、治療、合併症などについて解説します。

定義・疫学

統合失調症は、一般的には、思考と知覚の根本的で独自な歪み、および状況にそぐわないか鈍麻した感情によって特徴づけられる。ある程度の認知障害が経過中に進行することはあるが、意識の清明さと知的能力は通常保たれる。この障害には、人に個性・独自性・志向性といった感覚を与える最も根本的な諸機能の障害が含まれる[1]。

現在、世界的によく使われている統合失調症の診断基準はWHOの「国際疾病分類 第10版(ICD-10*)」と米国精神医学会の「精神疾患の診断・統計マニュアル第5版(DSM-5*)」であり、**表1・2**に示す。

統合失調症の有病率は、世界的に見ても人口1,000人あたり2.0〜8.0人であり、およそ100人に1人弱の人が、一生の間に罹患(りかん)するリスクがある。好発年齢は15〜35歳で、思春期・青年期に発症するものが多い[3]。

性差はほとんどないといわれているが、統合失調症の罹患率を報告した49論文をメタ解析したAlemanらは、男性の罹患率は女性より1.42倍多いことを報告している[4]。

※なお、ICDの最新版は2022年に発効したICD-11であるが、ICD-11は日本での適用に向けて翻訳などの検討中であり、臨床的にはICD-10が現在使用されている。DSMの最新版は2013年に刊行されたDSM-5である。

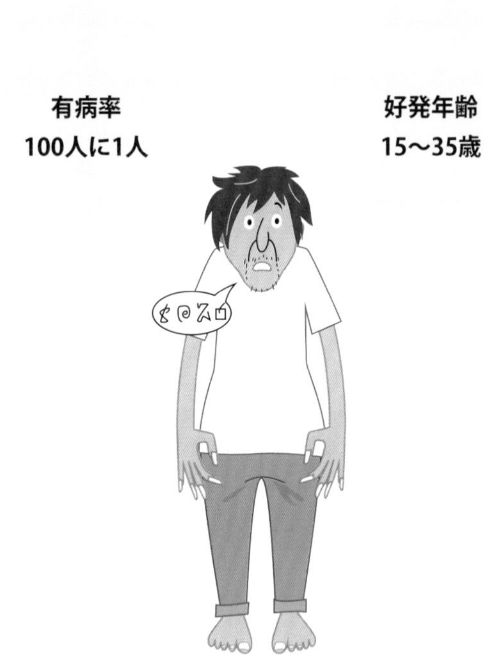

表1 統合失調症の診断基準：ICD-10[1]

(a) 考想化声、考想吹入あるいは考想奪取、考想伝播。

(b) 支配される、影響される、あるいは抵抗できないという妄想で、身体や四肢の運動や特定の思考、行動あるいは感覚に関するものである。それに加えて妄想知覚。

(c) 患者の行動を実況解説する幻声、患者のことを話し合う幻声。あるいは身体のある部分から聞こえる他のタイプの幻声。

(d) 宗教的あるいは政治的身分、超人的力や能力などの文化的にそぐわないまったくありえない他のタイプの持続的妄想(たとえば、天候をコントロールできるとか宇宙人と交信しているなど)。

(e) どのような種類であれ、持続的な幻覚が、感情症状ではない浮動性や部分的妄想あるいは持続的な支配観念を伴って生じる、あるいは数週間か数か月間毎日継続的に生じる。

(f) 思考の流れに途絶や挿入があるために、まとまりのない、あるいは関連性を欠いた話し方になり、言語新作がみられたりする。

(g) 興奮、常同姿勢あるいはろう屈症、拒絶症、緘黙(かんもく)、および昏迷などの緊張病性行動。

(h) 著しい無気力、会話の貧困、および情動的反応の鈍麻あるいは状況へのそぐわなさなど、通常社会的引きこもりや社会的能力低下をもたらす「陰性症状」。それは抑うつや向精神薬によるものでないこと。

(i) 関心喪失、目的欠如、無為、自己没頭、および社会的引きこもりとしてあらわれる、個人的行動のいくつかの側面の質が全般的に、著明で一貫して変化する。

統合失調症の診断のために通常必要とされるのは、上記の(a)から(d)のいずれか1つに属する症状のうち少なくとも1つの明らかな症状(十分に明らかでなければ、ふつう2つ以上)、あるいは(e)から(h)の少なくとも2つの症状が、1か月以上、ほとんどいつも明らかに存在していなければならない。

融道夫 他監訳：ICD-10 精神および行動の障害 臨床記述と診断ガイドライン(新訂版). 医学書院, 東京, 2013：98-99, より転載

表2 統合失調症の診断基準：DSM-5（基準Aのみを抜粋）[2]

A.特徴的症状：以下のうち2つ（またはそれ以上）、おのおのが1か月間（または治療が成功した際はより短い期間）ほとんどいつも存在する。これらのうち少なくとも1つは（1）か（2）か（3）である。

（1）妄想、（2）幻覚、（3）まとまりのない発語（例：頻繁な脱線または滅裂）、（4）ひどくまとまりのない、または緊張病性の行動、（5）陰性症状（すなわち感情の平板化、意欲欠如）

日本精神神経学会 日本語版用語監修，髙橋三郎，大野裕 監訳：DSM-5 精神疾患の診断・統計マニュアル．医学書院，東京，2014：99．より一部抜粋して転載

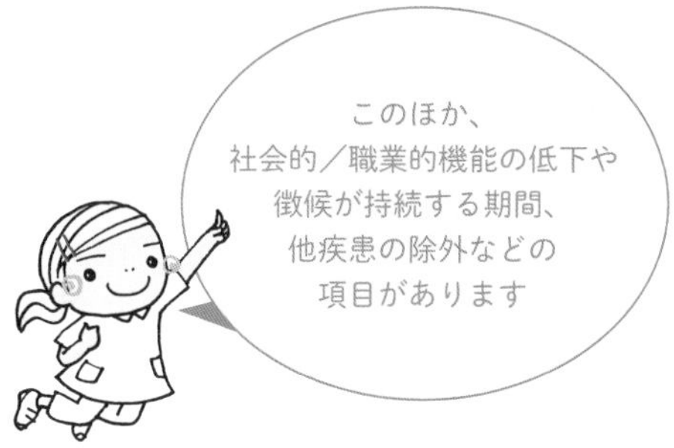
このほか、
社会的／職業的機能の低下や
徴候が持続する期間、
他疾患の除外などの
項目があります

原因・病態

- 他の精神疾患と同様に統合失調症の原因も不明な点が多く、さまざまな仮説が提唱されている。代表的なものを**表3**に紹介する[5]。

表3 統合失調症の原因の仮説

神経発達障害・神経変性仮説	●胎生期に、神経細胞に何らかの障害が生じ、思春期までに神経が正常に発達しないことが統合失調症発症の背景にあることが指摘され、神経発達障害仮説が提唱された。その後、脳の構造異常を伴っていることが確認され、進行性であることから、神経発達障害・神経変性仮説が提唱されている。
ドパミン仮説	●統合失調症の症状を改善させる物質、すなわち抗精神病薬には共通してドパミンD_2受容体の遮断作用があることからこの仮説が提唱されるようになっている。中脳—辺縁系のドパミン神経系の機能亢進が陽性症状に、中脳—皮質系のドパミン神経系の機能低下が陰性症状に関与していると考えられている。統合失調症でもドパミン分泌量に差がないという指摘もあるが、部位によってドパミン・トランスポーターやドパミン受容体に変化が生じているとする報告は多い。
セロトニン仮説	●非定型抗精神病薬は、セロトニン5-HT_{2A}の受容体の遮断作用により中脳—皮質系のドパミン神経系を亢進させて陰性症状を改善させている。統合失調症の陰性症状は、中脳—皮質系におけるドパミン神経系と、それを抑制するセロトニン神経系とのバランスが崩れることで生じている可能性が指摘されている。
グルタミン酸仮説	●NMDA*型グルタミン酸受容体の機能異常が、ドパミン神経系の異常を介して、陽性症状や陰性症状、認知機能障害などを引き起こしていると考えられている。患者の脳脊髄液でグルタミン酸が減少していることや、フェンサイクリジン（PCP*）やケタミンといったNMDA型グルタミン酸受容体の拮抗薬で統合失調症に類似した陽性症状も陰性症状も出現すること、そして、それらの投与で統合失調症が増悪することからグルタミン酸仮説は提唱された。
ストレス脆弱性仮説	●元来の脆弱性、すなわち出生時や発達早期からの問題である遺伝や妊娠出産時の合併症、ウイルス感染など、さまざまな小さなリスクが積み重なった発症脆弱性があるなか、その対処能力を超えた心理社会的ストレスが引き金となり統合失調症を発症すると考えられている。かなり似た概念として二段階仮説（Two-hit hypothesis）もあり、そこでは元来の脆弱性が生じた時点がfirst hit、発症をもたらしたストレスはsecond hitと呼ばれている。
サリエンス仮説	●ドパミンの過剰な放出が、どのように統合失調症の症状をもたらすのだろうか。その説明を試みているのが、このサリエンス仮説である。本来、好ましい状況や嫌悪すべき状況で放出されるドパミンが、本人にとって意味のある対象物を際立たせると考えられている。ドパミンの過剰な放出は、やたらと周囲の物事に意味ありげな際立ちをもたらし、それが統合失調症の過敏性や妄想をもたらすと考えられている。

症状

- 統合失調症の発病初期には、神経衰弱状態、離人（周囲の物事がいきいきと感じられず、現実感が失われること）、強迫などの神経症症状、不眠、抑うつ症状、一過性の精神病症状など、非特異的な前駆症状がみられる。また、社会適応が悪くなり、成績低下、不登校や欠勤などの行動面の変化もよくみられる。
- 統合失調症のおもな症状は大きく分けて、陽性症状、陰性症状、認知機能障害の3つに分類することができる（**表4～6**）[6, 7]。
- 統合失調症の陽性症状では被害妄想（他人から危害を加えられる）、誇大妄想（自己を過大評価する）などが多くみられる。

表4 陽性症状

思考の障害	思考形式の障害	●連合弛緩（話の文脈にまとまりを欠き、脱線する）、思考途絶（思考が急に停止する）、滅裂思考（何を言おうとするのかという思考の目的が定まらず、他者には支離滅裂に聞こえる）など。
	思考内容の障害	●被害妄想、誇大妄想、関係妄想、血統妄想、被毒妄想など。 ●妄想とは、病的な誤った思考内容で、根拠が薄弱なのに強く確信され、かつ訂正不能なものを指す。
知覚の異常		●幻聴、幻視、幻臭、幻味、体感幻覚などがある。 ●幻聴が主体であり、特徴的なものとしては、自分の行動や考えに対する批判や注釈、声としての対話、自分のことを話題にした第三者同士の対話、考想化声（自分の考えがそのまま声として聞こえる）がある。 ●内臓がおかしい、身体の一部が空っぽになったなどの体感幻覚も比較的多くみられる。
思考と行動の障害		●文法的に誤った発言をする、頻繁に脱線するなど、会話の解体がみられる。また、過度に子どもじみた実年齢に不相応な行動をしたり、目的にそぐわない行動をするなどがあり、これらの行動の解体のためにごく簡単な日常生活も営めなくなる。 ●行動の解体が顕著になると、緊張病性の病状（激しい興奮、拒絶、奇妙な姿勢など）が生じる。

表5 陰性症状

感情の障害	●刺激に対する感受性が低下し、喜怒哀楽の感情が鈍くなる。無関心になるなどの感情鈍麻、感情の平板化がみられる。感情の易変性、両価性（1つの事柄に対して相反する感情が同時に起こる）、不安、抑うつ気分もみられる。
意欲・社会性の障害	●社会的引きこもり（周囲とのかかわりを避ける）、無為自閉、疎通性の低下、能動性の低下、興味の喪失がみられる。

表6 認知機能障害

- 外部からの情報の取り込み、記録、再生のすべての情報処理プロセスで障害が起こる、脳の高次機能の低下。仕事や対人関係など社会生活のしづらさにつながる障害である。

言語性記憶の障害	●人から言われたことがすぐに頭に入らない。書類を正確に読んだり適切な文章を書いたりすることが難しい。
注意の障害	●同じ仕事を短い時間しか続けられない、多くのことを言われると混乱する、まわりが騒がしいと周囲の動きや物音にとらわれて会話に集中できない。
実行機能の障害	●何から手をつけていいかわからない、優先順位がつけられない、複雑な課題を順序立てて行うことができない、自分で工夫して適当なやりかたを見つけられない、融通がきかない、臨機応変に対応できない。

検査・診断

本邦ではおもに、装置の面で恵まれた状況にある磁気共鳴画像(MRI*)と近赤外線スペクトロスコピー(NIRS*)が統合失調症の診断補助として研究が進められつつある。

磁気共鳴画像(MRI)

放射線を利用せず磁気を用いたMRI法は安全性が高い検査方法である。

臨床での一般的なMRI検査によって、統合失調症に特異的な異常所見を見出すことは難しい。脳室の拡大、側頭葉・前頭葉を中心とした大脳皮質の萎縮(いしゅく)、および海馬(かいば)の萎縮などが肉眼的に明らかな場合もあるが、正常範囲内と判定されることも多い。

神経画像解析の発展によって、三次元的に解析することで、健常者と比較し有意な変化を見出すことが可能となった。近い将来、個々の患者の脳形態異常を臨床現場で瞬時に測定することが可能になると予想されている[8]。

近赤外線スペクトロスコピー(NIRS)

NIRSは光トポグラフィーとも呼ばれ、簡便に脳機能を計測できる機器である。近赤外線がヘモグロビンに一部吸収される特徴を利用して、組織内のヘモグロビン濃度変化を検出し、組織内の血液量・酸素代謝を検討する(**図1**)。

NIRSの長所として、①非侵襲的である、②0.1秒ごとといった高い時間分解能をもつ、③装置が小型で移動可能である、④座位や立位などの自然な姿勢で発声や運動を行いながら検査可能であるといった点が挙げられる。

言語流暢(りゅうちょう)性課題(神経心理検査でよく用いられており「特定の単語をできるだけ多く答えてください」といった言語課題の一種。統合失調症患者では課題成績が低下することが知られている)においては、健常対照群では課題中の脳活動タイミングを示す重心値が小さく、統合失調症では重心値が大きくなることが示唆されている[9]。

NIRSを精神疾患臨床に応用するためには、脳機能画像計測で得られる信号が疾患要因以外の要因で変動しうることを理解し、それらを取り除いて精度を上げる試みが必要であり、現在も研究が進められている。

図1 光トポグラフィー臨床検査データ

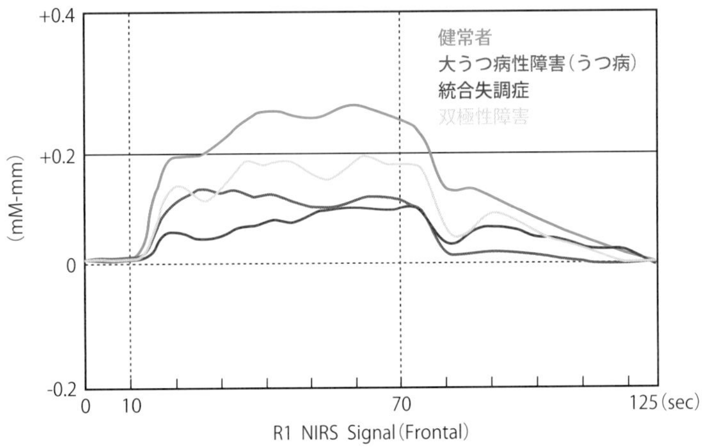

群馬大学が収集した各精神疾患患者と健常者の光トポグラフィー臨床検査データ。前頭葉左下部の酸素化ヘモグロビンについて、平均値の推移を示した。

Ryu Takizawa, Masato Fukuda et al. Neuroimaging-aided differential diagnosis of the depressive state, NeuroImage 85(2014), 498-507より引用

重症度分類

DSM-5では、妄想型、緊張型、解体型、単純型、残遺(ざんい)型の病型分類が廃止された。これらの変更は曖昧さを排し、信頼性と臨床上の利便性を高めるためであり、ICD-11においてもこの方針を踏襲し統合失調症の亜型は廃止されている。この変更に際し、DSM-5では、個々の患者の精神症状の特徴を表すための手段として、疾患の次元評価が導入された[10]。これは、主要症状である下記の8つのディメンションを定め、それぞれ5段階で定量的に評価するものである。

①幻覚、②妄想、③まとまりのない発語、④異常な精神運動行動、⑤陰性症状、⑥認知機能低下、⑦抑うつ、⑧躁状態

それぞれの症状について、下記5段階で評価し得点化することにより、現在の重症度について評価する[2]。個々の患者の精神症状の特徴を表すうえでは信頼性、臨床的有用性が高いとされている。

0=「症状なし」
1=「疑わしい」
2=「存在するが軽度」
3=「存在する・中等度」
4=「存在する・重度」

治療

統合失調症の治療は、身体的側面と心理・社会的側面の双方について、包括的に行うことが基本である。以下に身体的治療と心理・社会的治療に分けて述べる。

身体的治療

1．薬物療法

薬物療法は、統合失調症急性期の陽性症状（幻覚、妄想、精神運動興奮、攻撃性など）に顕著な効果を示すほか、慢性期に多い陰性症状（無為・自閉・感情鈍麻・意欲低下など）にも効果がみられる。また、継続的な服用によって、長期間の寛解状態の維持や患者の社会的活動を円滑に維持する効果があり、治療の要となる。

統合失調症の基本治療薬は抗精神病薬であり、第1世代抗精神病薬（定型抗精神病薬）と第2世代抗精神病薬（非定型抗精神病薬）に大別できる（**表7・8**[11]）。第1世代抗精神病薬の主要な薬理学的特徴はドパミン受容体の遮断であり、幻覚・妄想などの陽性症状に効果があるが、眠気やパーキンソン症状などの副作用が生じやすい。第2世代抗精神病薬は、ドパミン受容体の遮断作用だけでなく、セロトニン受容体をはじめとするさまざまな受容体への遮断効果をもつため、陽性症状・陰性症状の両方に効果を示すうえ、定型抗精神病薬よりも錐体外路症状（P.131）は生じにくい特性をもつ。

表7 おもな第1世代（定型）抗精神病薬

一般名		おもな商品名	おもな副作用
フェノチアジン系	クロルプロマジン	コントミン、ウインタミン	過鎮静、便秘・口渇・尿閉
	レボメプロマジン	ヒルナミン、レボトミン	
ブチロフェノン系	ハロペリドール	セレネース	錐体外路症状、高プロラクチン血症
	ブロムペリドール	ブロムペリドール	
	チミペロン	トロペロン	
ベンザミド系	スルピリド	ドグマチール	高プロラクチン血症、高齢者では錐体外路症状
	スルトプリド	バルチネール	

表8 おもな第2世代（非定型）抗精神病薬

一般名		おもな商品名	おもな副作用
SDA*（セロトニン・ドパミン遮断薬）	リスペリドン	リスパダール	高プロラクチン血症
	ペロスピロン	ルーラン	
	ブロナンセリン	ロナセン	
	パリペリドン	インヴェガ	
MARTA*（多元受容体作用抗精神病薬）	オランザピン	ジプレキサ	体重増加、過鎮静、血糖上昇（糖尿病患者には禁忌）
	クエチアピン	セロクエル	
DPA*（ドパミン受容体部分作動薬）	アリピプラゾール	エビリファイ	比較的少ない（不安、焦燥、胃腸症状）

2. 電気けいれん療法（ECT*）

電気けいれん療法とは、全身麻酔下で頭部に通電することで意図的にけいれん発作を誘発し、精神状態を安定化させる治療法である。全身にけいれんを起こす古典的な有けいれん型と、身体的なリスクを低減するために筋弛緩薬を投与する無けいれん型の修正型電気けいれん療法（m-ECT*）の2つがあり、現在はm-ECTが広く普及している。治療抵抗性の統合失調症に効果があることが報告されている。

心理・社会的治療

1. 精神療法

統合失調症の患者は自我構造が脆く、外界のストレス調節機能が障害されているといわれる。精神療法とは、精神症状や人間関係の問題、情緒的問題、ストレスなど患者が抱いている問題について、治療者との対話を通じて気づきを促し、患者の不安・苦痛を軽減し適応力を増加させるために行われる。

精神療法では、治療者と患者が1対1で行う個人精神療法のほかに、急性期を脱して比較的状態が安定している場合は、グループで実施する集団精神療法なども行われる。

2. 精神科リハビリテーション

作業療法：さまざまな作業過程を通して低下した活動性や作業能力を改善し、自発性・社会性の回復、生活リズムの改善、興味や集中力の育成、他者との交流など患者の健康的な部分の増大を図ることを目的に行われる。

作業療法の種類として、感覚・運動活動（ダンス、体操、軽スポーツ）、生活活動（起居・移乗、道具の操作、家事や金銭管理などの生活維持管理活動）、創作・表現活動（革細工、絵画、手芸、編み物、園芸）、学習活動（書字、計算、PC操作）などがある。

社会生活技能訓練（SST*）：認知行動療法と社会学習理論を基盤とした支援方法で、対人コミュニケーションの改善や生活技能を向上させ、社会生活を円滑に営むために必要なスキルを獲得するための方法である。

SSTは個人を対象に行う場合もあるが、通常は4〜8人程度の集団で行う。ロールプレイ、モデリング、正のフィードバックなどが活用され、習得した技能を生活の場面でも使用できるように具体的な日常生活場面を想定した課題が設定される。

認知行動療法（CBT*）：できごと自体ではなく、そのできごとの主観的なとらえかた（認知）に焦点を当てて変えていこうとする心理療法である。思考や行動の癖を把握し自分の認知・行動パターンを変化させることで不適応反応を軽減させ、気持ちを楽にしたり日常生活におけるストレスを減少させることが目的で行われる。

CBTで強調されているのは、患者の自発性と、治療者と患者間の信頼関係である。治療者と患者の間に構築される、いっしょに問題解決をめざす同志となる関係性が、患者に人とのつながりに対するポジティブな感覚を生み出し、患者のもつ否定的なスキーマ（その人の思考を方向づける確信）に変化が生じるといわれる。

作業療法

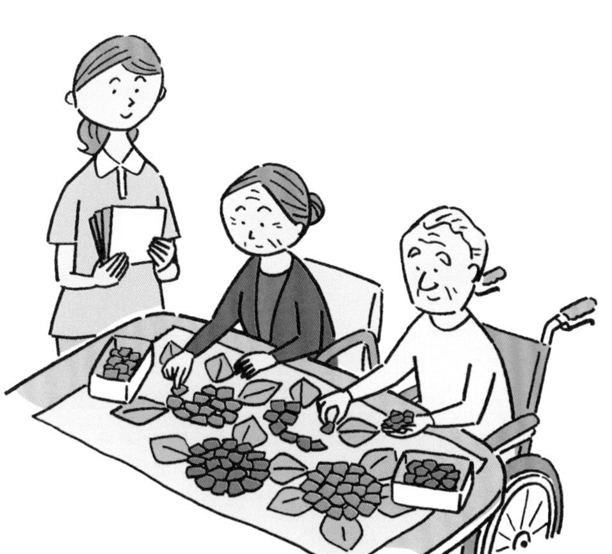

社会生活技能訓練（SST）

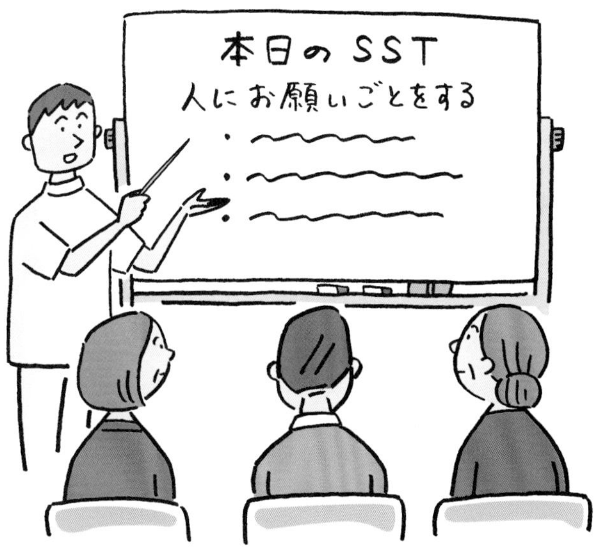

Part 2

アセスメント力がつく ヘルスアセスメント

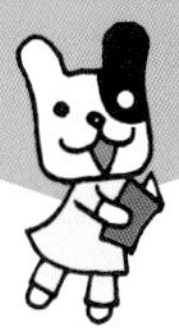

高齢者と家族の身体面・生活面・心理面・社会面のアセスメント項目と根拠を解説します。

1 普遍的セルフケアの要件（表9）

- 空気・水・食物の十分な摂取
  - ▶呼吸状態、水分・食事の摂取状況、栄養状態、飲酒や喫煙の有無、拒食や過食の有無、盗食や異食の有無、食事の準備を自分でできるかどうかなど
- 排泄物と排泄のプロセスに関するケア
  - ▶排尿・排便の回数や量、排泄に関する一連のプロセスが自分でできるかどうか、下剤の使用・乱用の有無、失禁や頻尿・尿閉がないかなど
- 個人衛生の維持
  - ▶更衣・入浴・洗面の状況、部屋の整理整頓ができるか、洗濯・掃除ができるか、衣類や寝具を季節や温度に合わせて調整できるか、不潔恐怖による強迫行為の有無など
- 活動と休息のバランスの維持
  - ▶睡眠状況、昼夜逆転がないか、多弁・多動などの過活動もしくは無為自閉などがないか、余暇活動の有無、自分なりの計画を立てて規則的な日常生活を送れているかなど
- 孤独と人付き合いのバランスの維持
  - ▶他者との関係性において被害的・依存的・操作的などの特徴はないか、1人で過ごすことが多いか、他者と親密で心の通った交流が可能か、家族関係、異性との付き合いかたなど
- 安全と安寧を保つ能力
  - ▶自殺企図や希死念慮、他者への暴力や器物破損、暴言・怒声などの不穏な言動や衝動行為、性的逸脱行為の有無、服薬管理、抗精神病薬の副作用のふらつきや眠気の有無など

アセスメントの根拠

精神疾患では、身体疾患とは異なり治療のゴールが見えにくいという特徴がある。幻覚・妄想といった精神症状の消失や病前の機能回復をめざしたいところであるが、再発や再燃を繰り返しながら、少しずつ病態が進行し社会的能力・職業的機能が低下していくケースも多い。したがって、精神症状へのアプローチだけでなく、社会生活機能障害の改善を視野に入れ、社会復帰を目標とした治療の重要性が指摘されている。すなわち、どれだけ自立した生活ができるかどうかが、精神疾患の患者のゴールを考えるうえで非常に重要な要素となってくる。よって、精神疾患の患者への支援を考える際、セルフケア理論をアセスメントの枠組みとして用いることは非常に有用であるといえる。

表9 オレム・アンダーウッド理論による普遍的セルフケア要件

- 日本においてセルフケア理論といえば、概ねオレム・アンダーウッド理論のことを指す。アメリカの看護学者であるドロセア E. オレムが構築したセルフケア理論を精神科看護の専門家であるパトリシア R. アンダーウッドが修正したものがオレム・アンダーウッド理論である。
- セルフケア理論によれば、セルフケアとは個人が健康で安寧な生活を送るためになくてはならないものであり、その人の性別や年齢や文化にかかわらず、また、その人の健康状態がどのようなものであろうとも、誰にとっても必要なものであるとされている。
- オレムは、人がセルフケアとして行うべき具体的な事柄をセルフケア要件と呼び、普遍的セルフケア要件、発達的セルフケア要件、健康逸脱に対するセルフケア要件の3つに分けた。
- アンダーウッドは自身の臨床経験から、精神疾患の患者に対しては普遍的セルフケア要件が最も重要であると考えた。精神科看護においては、アンダーウッドが開発したこの普遍的セルフケア要件がアセスメントの枠組みとして使用されている。

2 生物学的側面・心理学的側面・社会的側面

生物学的側面

▶身体的健康、遺伝的素因、既往歴、診断名、採血やCT*などの検査結果、薬物療法などの身体的治療、症状や合併症、生理学的反応、年齢や性別、薬の副作用など

心理学的側面

▶精神的健康、コーピングスキル、防衛機制の有無、思考や感情、不安や恐怖の有無、信仰、精神心理学的な治療の有無と内容、自己肯定感、ソーシャルスキル、心理的トラウマなど

社会的側面

▶家庭環境、学校・仕事、地域社会など所属しているコミュニティの様子、住居環境、家族の様子、経済状況、受けている福祉サービス、対人関係、文化的背景、友人との交流など

アセスメントの根拠

医療者は、身体的な側面の診断と治療に注目しがちであるが、人は身体的な活動のみではなく、家族や社会という大きな領域のなかに存在している。症状とは無関係にみえる社会や他者とのかかわりや患者の心の動きにも焦点を当てることで、今まで見えていなかったものを新たに発見したり、対象のもつ隠れた一面が顕在化して対象理解が深まる。身体的アプローチだけでなく、対象に影響を与えている生活全体に視野を広げることで、患者をより全人的にアセスメントできるようになる。

3 身体面－薬物療法の実施状況

処方されている薬剤名、量、回数
薬物の血中濃度、in-out
副作用の有無（錐体外路症状、抗コリン作用、高プロラクチン血症、悪性症候群など）
頓服薬の使用状況
薬剤は看護師管理か自己管理か
服薬指導の有無、拒薬・怠薬の有無
服薬アドヒアランス
薬の飲み心地に関する発言、服薬自己管理への意欲
加齢による薬物動態の変化
加齢による服薬アドヒアランスの低下

アセスメントの根拠

高齢者では、消化器の蠕動（ぜんどう）運動が低下して摂取したものが長く腸管内に滞留する傾向にある。その結果、長時間腸管内にある薬物はゆっくりとすべて吸収されることになり過量摂取につながる。そのうえ、加齢による筋力や活動量の低下、食事・水分摂取量の低下、抗精神病薬の副作用などの多様な要因が重なり便秘のリスクが高いため、腸管内に薬物が滞留する時間はさらに延長し、過鎮静や悪性症候群を引き起こす可能性が高くなる。高齢の統合失調症患者に関しては、可能な限り低用量で慎重な薬物療法が必要である。

錐体外路症状

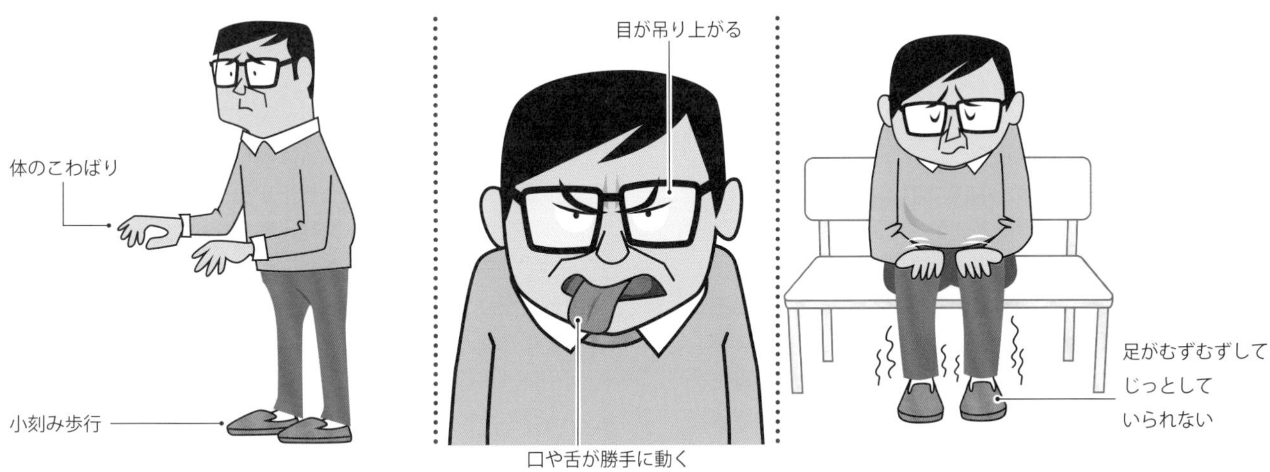
体のこわばり
小刻み歩行
目が吊り上がる
口や舌が勝手に動く
足がむずむずしてじっとしていられない

4 生活面−地域移行への準備状況

- 退院への意欲、退院後の生活への不安、退院後の住居確保の状況
- 入院形態、入院期間
- おもなキーパーソン
- 退院後の支援方法
  - ▶服薬管理、金銭管理、家事や食事の支援、デイケアや訪問看護の活用、心理的支援
- 利用可能な社会資源
- 入院中のセルフケア状況
  - ▶余暇活動の有無、ストレスコーピング、病識の有無、治療継続への意欲、家族関係、家族のサポート状況、経済的状況

アセスメントの根拠

高齢の統合失調症患者は再発を繰り返すなかで、地域生活移行への意欲低下・住居探しの困難などを背景に、長期入院患者のさらなる入院期間の延長や、新たに長期入院となってしまっているケースがある。

高齢の患者の場合、これまでの長い経過のなかで精神症状に由来して生じたさまざまな問題(妄想・暴言・暴力・浪費・近隣への迷惑行為など)を理由に兄弟や配偶者・子どもなど周囲の家族と軋轢(あつれき)や不和が生じている場合もある。親世代を失っており、重要他者である近親者も高齢で身体的不自由を抱えていることも多い。

退院後はこれまでよりも一層の自立した生活が求められるため、退院の話が進むと不安が高まり病状が悪化することも珍しくない。生活環境の変化に伴う患者の不安を受け止め、患者本人の意向を確認しながら退院への意欲を支えることが必要である。

5 現在出現している精神症状

- 統合失調症のおもな症状
  - ▶陽性症状(幻覚・妄想・思考の障害など)、陰性症状(感情鈍麻・意欲の減退・集中力の低下など)、認知機能障害(注意力・実行機能の低下など)。
- 主観的症状：自覚的症状(患者が直接体験する症状、患者自身の説明が必要な症状)
  - ▶患者が説明する意思がない、もしくは説明する余裕がない場合、症状の詳細を把握することができない、幻聴や妄想など
- 客観的症状：他覚的症状(患者以外の者でも認識できる症状)
  - ▶患者の表情・服装・行動・話しかたなどから把握する。面接時の様子などから重症度を確認できる場合もある。セルフケア能力の低下や独語・空笑などの行動上の異常など
- 同伴者による語りから推察される症状(家族やパートナー、職場の同僚など、患者の同伴者による話から推察される症状)
  - ▶患者の病識が欠如している場合、または病識が不十分な場合は、症状を軽めに申告したり逆に実際より重症に訴えるケースがある。患者本人と第三者、双方から話を聞いたうえで客観的に精神症状を評価する必要がある。

アセスメントの根拠

精神症状を正しく評価するためには、一般的にいわれている統合失調症のおもな症状のみをみるのではなく、主観的症状・客観的症状・同伴者による語りから推察される症状といったとらえかたもあるということを念頭に置いておく必要がある。

一般に加齢に伴い全般的な精神症状、幻覚妄想・滅裂思考などの陽性症状、不安・抑うつ、攻撃性は減少し、精神症状は平穏化する傾向があり、50〜60歳代で晩期寛解に至る患者も珍しくない。しかし、陽性症状は軽減しても、無為自閉・感情の平板化などの陰性症状を伴った残遺状態が目立つようになる。陰性症状の改善は難しく、社会的孤立を深めていく要因となることが多い。

認知機能障害の程度は個人差が大きく、通常はアルツハイマー型認知症のような急速な進行はみられない。しかし、精神症状の再燃を繰り返すと大きく低下することが示唆されている。高齢の統合失調症患者は、再発・再燃を繰り返して認知機能が低下しているケースが多いため、病識欠如や妄想などの疾患本来の特性だけでなく、加齢によって認知機能が以前と比べどの程度変化したかについてもアセスメントする必要がある。

アセスメント時点での 患者さんの全体像

アセスメント時点(現時点)での高齢者の全体像を、イラスト中心にまとめます。

1 患者さんの思っていること

「皆が悪口を言っている」「眠れない」「いつも尾行されている」「電波が飛んでくる」「知らない人によく髪にいたずらをされる」「頭を剃られた」「妹に頼まれたから入院した」「病気じゃないので、いつでも退院できる」「今回の入院は、夜よく眠れなくなったから」「薬を飲めって皆が言うから仕方なく飲んでいる」

3 患者さんの人生に関すること

高校卒業後、印刷会社に勤め22歳で結婚し一子をもうける。24歳のとき、「職場で悪口を言われている」「上司にお金を盗まれる」といった被害妄想が出現し、統合失調症との診断を受けて入院した。1年間の入院後に症状が安定して退院したが、怠薬や日常生活上のストレス・疲労等がきっかけで症状が再燃することを繰り返し、過去13回の入院歴あり。

他県在住の息子は、「今まで散々迷惑を掛けられてきたから、もうかかわりたくない」と10年程前より没交渉。キーパーソンは妹2人で協力的だが、高齢のうえ(77歳、75歳)、2人とも持病をもっているため面会に来ることは難しい。

現在利用している社会資源

訪問看護を週3回(入院前)、精神科デイケアを週2回(入院前)、精神障害者保健福祉手帳2級、障害年金

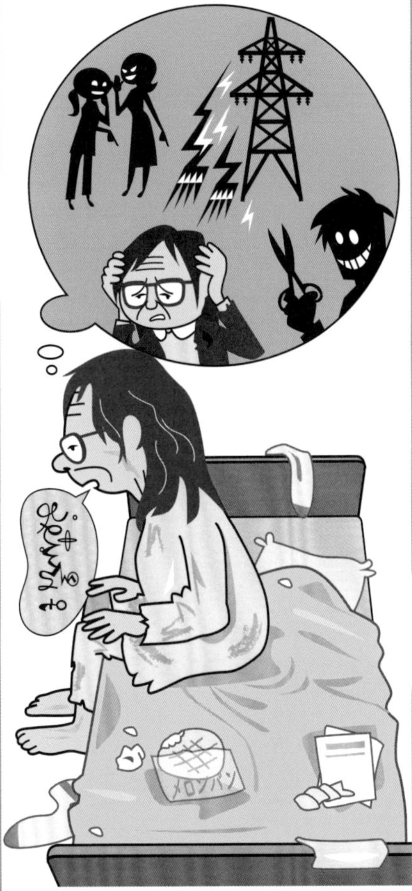

2 患者さんの生活に関すること

日中は自室のベッドで臥床傾向。ときどき小声で会話調の独語あり。食事・排泄以外では、自発的に離床することは少ない。清潔セルフケア(入浴・洗面・更衣・整容・歯磨き)への意欲が乏しく、自発的に行動することはないため毎回促しにて実施している。

夜間は入眠困難や中途覚醒があり、ときどき頓服で睡眠導入薬を使用している。

入院中の金銭管理は看護師にて実施しており、週に2回院内の売店へ買い物に行き、菓子(どら焼きやカステラなど)を購入して食べることが入院生活のなかで一番の楽しみ。他患者と交流する様子はなく、大抵1人で過ごしている。

下肢筋力の低下があり過去3回の転倒歴があるため、手すりを持ってゆっくりと歩行。認知機能障害があるため、新しいことを覚えたり何かに集中して取り組むことが困難。

4 病気に関すること

病識が欠如しており、ほぼ毎回医療保護入院にて入院。

薬の必要性の理解が乏しく、夫亡きあとは訪問看護により服薬を管理。

今後の生活・人生、治療方針については、病識が乏しいことと82歳と高齢で理解力が低いこと、認知機能障害がみられることもあり、本人との話し合いは進んでいない状態。キーパーソンである妹2人は「よくわからないので、お任せします」と受動的・消極的な態度。

Part 4

看護診断につなげる関連図

関連図を書くことで、アセスメントした内容を整理し、看護診断を明らかにします。

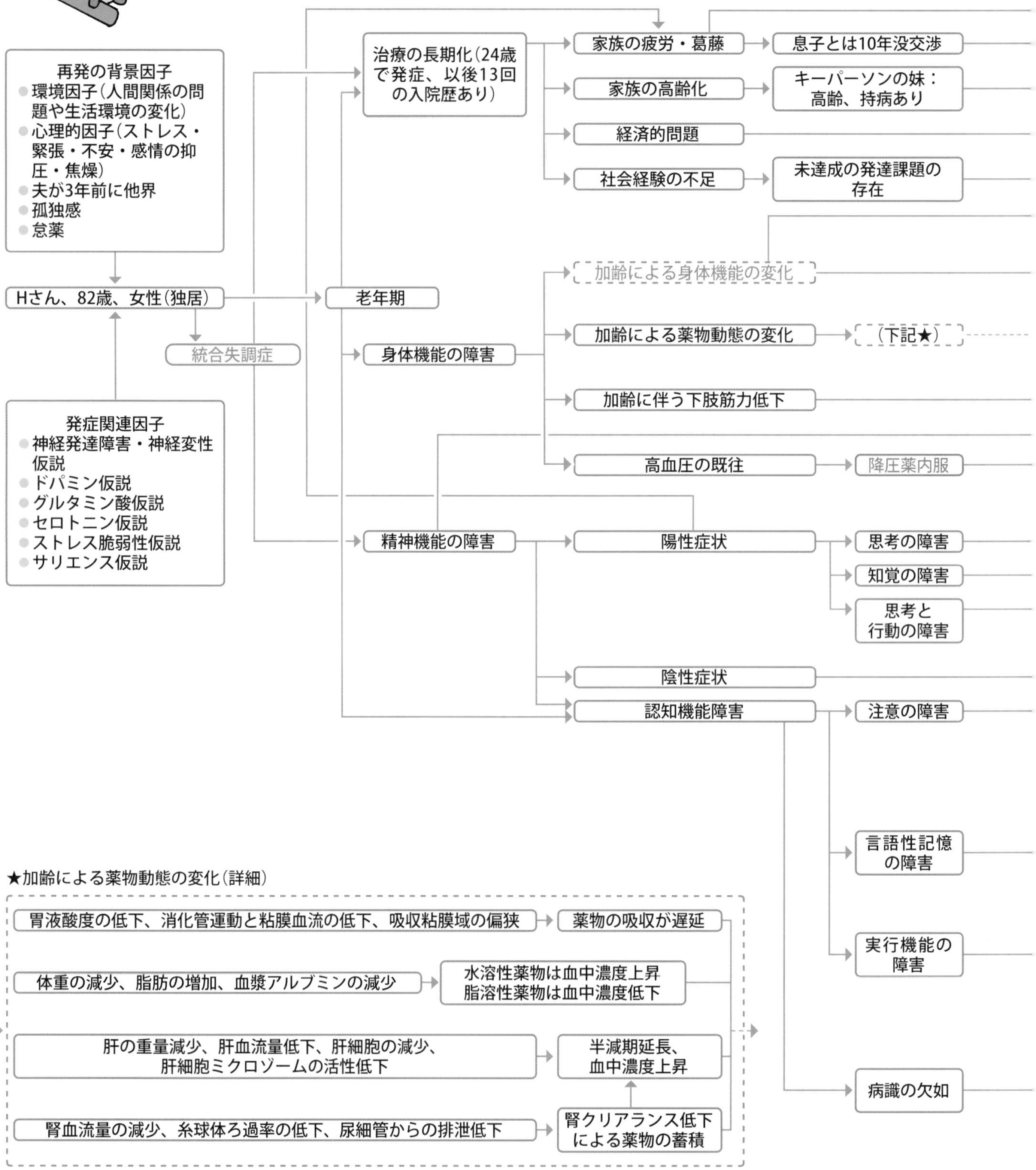

再発の背景因子
環境因子（人間関係の問題や生活環境の変化）
心理的因子（ストレス・緊張・不安・感情の抑圧・焦燥）
夫が3年前に他界
孤独感
怠薬
Hさん、82歳、女性（独居）
統合失調症
発症関連因子
神経発達障害・神経変性仮説
ドパミン仮説
グルタミン酸仮説
セロトニン仮説
ストレス脆弱性仮説
サリエンス仮説
治療の長期化（24歳で発症、以後13回の入院歴あり）
家族の疲労・葛藤
息子とは10年没交渉
家族の高齢化
キーパーソンの妹：高齢、持病あり
経済的問題
社会経験の不足
未達成の発達課題の存在
老年期
加齢による身体機能の変化
身体機能の障害
加齢による薬物動態の変化
（下記★）
加齢に伴う下肢筋力低下
高血圧の既往
降圧薬内服
精神機能の障害
陽性症状
思考の障害
知覚の障害
思考と行動の障害
陰性症状
認知機能障害
注意の障害
言語性記憶の障害
実行機能の障害
病識の欠如
★加齢による薬物動態の変化（詳細）
胃液酸度の低下、消化管運動と粘膜血流の低下、吸収粘膜域の偏狭
薬物の吸収が遅延
体重の減少、脂肪の増加、血漿アルブミンの減少
水溶性薬物は血中濃度上昇
脂溶性薬物は血中濃度低下
肝の重量減少、肝血流量低下、肝細胞の減少、
肝細胞ミクロゾームの活性低下
半減期延長、
血中濃度上昇
腎血流量の減少、糸球体ろ過率の低下、尿細管からの排泄低下
腎クリアランス低下による薬物の蓄積

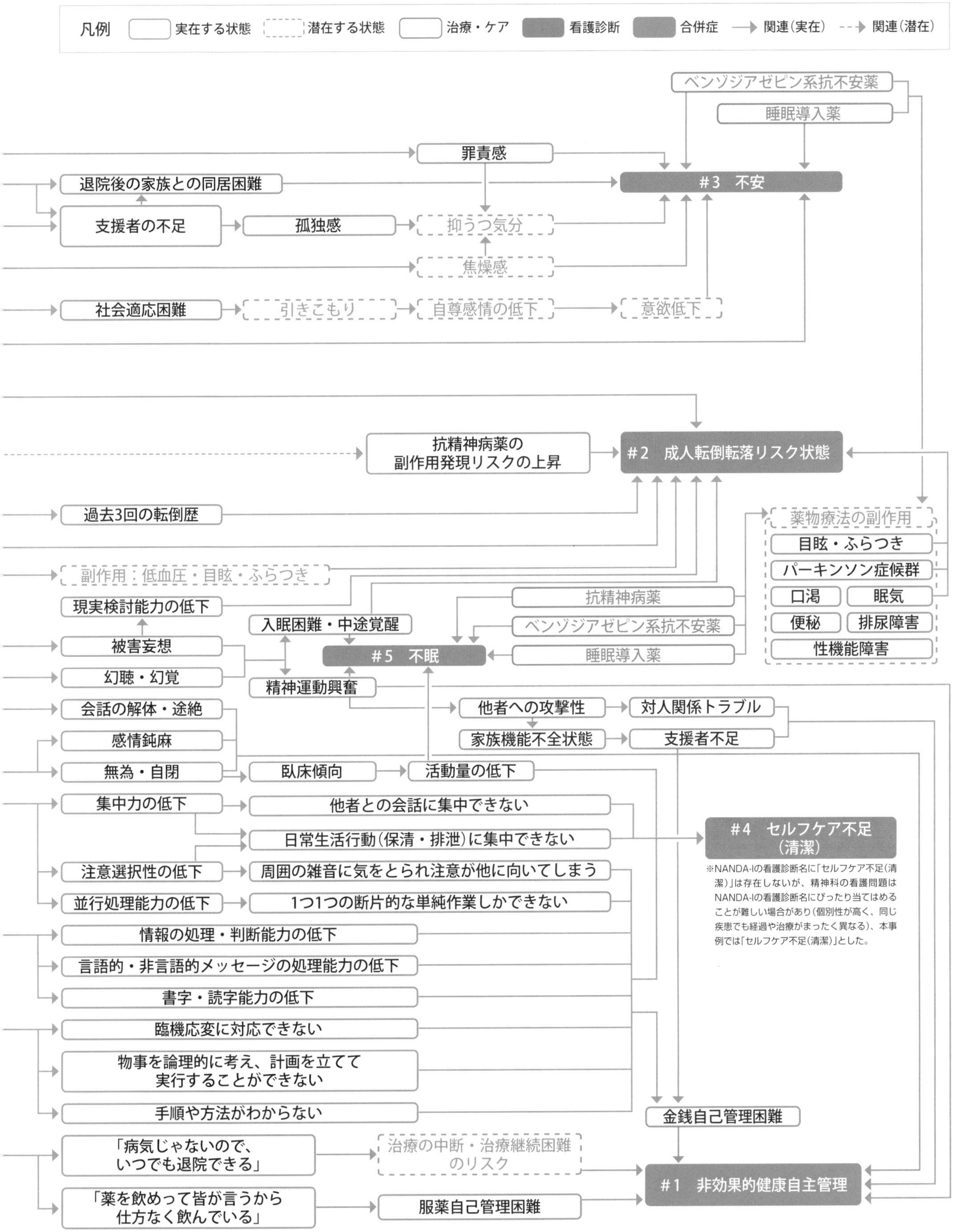

※NANDA-Iの看護診断名に「セルフケア不足(清潔)」は存在しないが、精神科の看護問題はNANDA-Iの看護診断名にぴったり当てはめることが難しい場合があり(個別性が高く、同じ疾患でも経過や治療がまったく異なる)、本事例では「セルフケア不足(清潔)」とした。

Part 5

看護診断と根拠

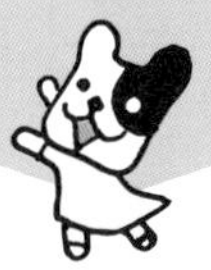

明らかになった看護診断に優先順位をつけて根拠を示します。

No	看護診断	根拠
#1	病識の欠如、認知機能障害、意欲の低下、支援者の不足に関連した**非効果的健康自主管理**※1	病識が乏しく服薬の必要性を理解できないため、服薬自己管理が困難な状態である。陰性症状である意欲の低下や認知機能障害もあるため、金銭自己管理も難しい。高齢であることから、今後の病識の獲得や認知機能の改善は困難であり、家族も高齢で支援が期待できないため、#1を非効果的健康自主管理とした。
#2	加齢に伴う下肢筋力低下、陽性症状に起因した現実検討能力の低下、薬物療法の副作用、睡眠障害に関連した**成人転倒転落リスク状態**※2	陽性症状に左右された言動があり現実検討能力が低下しており、認知機能障害や睡眠障害を背景とした注意力欠如もみられる。加齢や臥床傾向といった要因から、下肢筋力低下があり、薬物療法の副作用である眠気・ふらつきがあること、過去3回の転倒歴があることから、今後の転倒転落リスクは高いため、#2を成人転倒転落リスク状態とした。
#3	被害的妄想・幻聴、病状の長期化による家族の疲労・高齢化に起因した支援者不足に関連した**不安**※3	妄想・幻聴が「悪口を言われている」「尾行されている」などの被害的な内容であることから、他者への不信感があり日常生活のなかでの心の安寧は損なわれている状態であると考えられる。また、病状の長期化から、息子と没交渉であるなど家族の疲労もみられており、支援者不足による不安感が存在すると考えられるため、#3を不安とした。
#4	陰性症状、被害的妄想・幻聴、支援者の不足、認知機能障害に関連した**セルフケア不足（清潔）**	意欲の低下や日中の臥床傾向など陰性症状がみられておりセルフケア能力が低下している状態である。妄想・幻聴や認知機能障害によって注意力・集中力・判断力が低下していることもそれを助長している。家族の支援も期待できないため、#4をセルフケア不足とした。
#5	陽性症状による精神運動興奮、陰性症状に起因した活動量低下に関連した**不眠**※4	被害的な妄想・幻聴が持続していることと、衝動行為がときどきあり、その際の精神運動興奮などが不眠の一因であると予測される。また陰性症状のため日中臥床傾向で、活動量が低下していることも睡眠障害を助長しているため#5を不眠とした。

※1 定義：慢性疾患を抱えた生活に固有の、症状や治療計画の管理、身体・心理社会・スピリチュアル面への影響の管理、ライフスタイル変化の管理が不十分な状態[11]
※2 定義：成人がうっかりして、地面や床などの低い高さのところに着地する事故を経験しやすく、健康を損なうおそれのある状態[11]
※3 定義：漠然とした差し迫った危険・大惨事・不運を予期するような、広範な脅威に対する情動反応[11]
※4 定義：睡眠を開始または継続できず、機能が低下する状態[11]

Part 6

根拠に基づいた看護計画

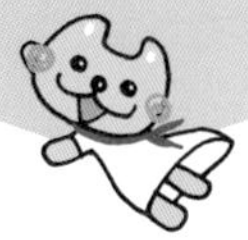

看護診断の優先度の高い＃1の期待される成果、看護計画と根拠を示します。

＃1 病識の欠如、認知機能障害、意欲の低下、支援者の不足に関連した非効果的健康自主管理

期待される成果（長期目標）	●治療を中断することなく継続し、健康的な生活を送るために必要なこと（確実な服薬や金銭管理など）を周囲の支援を得ながら実施することができる。
期待される成果（短期目標）	●治療を継続することが自身の心身に与える肯定的な影響について、言葉で表出することができる。 ●陽性症状が出現している場合でも看護師の促しにて拒否なく服薬することができる。 ●服薬によって得られた効果を言葉で表出することができる。 ●金銭管理の必要性を理解したことを言葉で表出することができる。

	看護計画	根拠・留意点
観察計画 O-P	❶精神症状 ●陽性症状 ●陰性症状 ●認知機能障害 ●精神症状に付随した不安・混乱・焦燥感	●統合失調症のおもな症状である陽性症状・陰性症状・認知機能障害についての情報を収集して、それらの症状によって日常生活がどの程度障害されているかをまず確認することが重要である。治療計画が円滑に遂行できていない場合は、疾患特有の症状が患者にどのような影響を及ぼしているかをアセスメントしていく必要がある。
	❷病識について ●疾患や治療・入院生活をどのように受け止めているか、治療計画を肯定的に受け止めて協力的な姿勢を示すかどうか、治療の効果の自覚 ●現在の自身の状態が不調であるという自覚の有無	●疾病に対する自覚をもつ、いわゆる病識の有無は治療を進めるうえで大切な点ではあるが、病識の獲得は一朝一夕にできることではない。よって「どこかおかしい。自分は今、不調である」と感じる感覚（病感）があるかどうかをまず確認することが、支援者が介入するためのポイントとなってくる。
	❸セルフケア能力 ●食事 ▶食事摂取状況、水分摂取量、拒食・偏食の有無、間食の有無と内容、食事のスピード、食べこぼしの有無、咀嚼や嚥下の能力、自主的に食事摂取するか、誘導時の反応等 ●排泄 ▶排便の回数や量、便の性状、排尿回数や量、排泄動作は自立しているか、尿失禁・便失禁の有無と頻度	●陽性症状が活発な際は幻覚・妄想などの非現実的思考に意識が集中して、現実的な事柄に対する関心が著しく低下した結果、セルフケア能力が低下していることが多い。陰性症状による意欲・自発性の低下が併存している場合、さらにそれが助長されるため、統合失調症においてはセルフケア能力の確認は必須である。 ●Hさんのように高齢である場合、加齢による身体機能の低下・認知機能の低下の影響も考慮する必要がある。

看護計画	根拠・留意点
観察計画 O-P ●清潔：入浴、洗面、更衣、整容 ▶保清全般について、自主的に可能な範囲はどこまでか、誘導でできる範囲はどこまでか、促しても拒否するかどうか。義歯の洗浄は自身で可能かどうか。口臭や体臭の有無、季節や場面に適した服装を選択しているかどうか等 ●セルフケア能力低下についての本人の自覚の有無、必要時に支援を自ら求められるかどうか、自尊感情の低下の有無	
❹血液検査データ **❺バイタルサイン** **❻身長、体重、BMI**	●セルフケア能力の低下によって、食事・排泄・保清などの日常生活行動が阻害されていることが多いため、低栄養や脱水、貧血、感染などのリスクが考えられる。したがって、体重の増減や血液検査データ、バイタルサインなどの数値の変動について日頃から意識を向けることが必要である。
❼服薬状況 ●定期処方薬・頓服薬、拒薬の有無、服薬への思い、薬剤の効果の自覚の有無、服薬の必要性の理解、内服している薬剤についての理解度、服薬管理状況、服薬指導状況 **❽薬の副作用の有無** **❾治療方針、治療内容**	●高齢の患者の場合、加齢により起こる薬物の肝代謝能や薬物代謝産物の腎排出能の低下により、薬物の血中濃度が上昇して体内に蓄積したり副作用が強く出たりする可能性が高くなる。したがって、服薬状況や副作用の有無の確認が重要である。長期で継続投与が続いている場合は、かつては必要量であったとしても、老年期に入ったことを考慮して減量を検討することも必要になってくる。
❿活動状況（1日の過ごしかた） **⓫睡眠や休息の状況** ●入眠困難・中途覚醒・早朝覚醒・熟眠感の欠如などの睡眠障害の有無、日中の午睡の有無、疲労を感じたときに適時休息を自発的にとることが可能か	●陽性症状の出現時は、自己の精神世界へ没入している場合が多いため、現実的な活動への関心が低下したり適切なタイミングで休息をとることが困難であったりする。睡眠障害を契機に生活のリズムが崩れて、不食・怠薬・精神症状の悪化へと連鎖することも多い。よって活動と休息のバランスが保持できているかを確認し、適宜介入することが大切である。
⓬作業療法・レクリエーション・リハビリテーションへの参加状況、余暇活動 **⓭活動時の様子** ●表情、言動、積極性、活動に集中しているか、作業をスムーズにできているかなど	●精神科においては、症状によって社会生活に支障をきたし自信を喪失して社会復帰への意欲が低下していることが多い。よって作業療法などのさまざまな活動を通じて、現在もっている健康的な部分を保持・増進し自信を取り戻せるように支援していく。
⓮対人関係 ●他者との関係 ▶他患者との交流、同室者との会話の有無・内容、医療職者への接しかた、対人関係トラブルの有無、他者と交流時の表情や言動・会話内容、他者と交流後の疲労感、特定の他者に対する強い関心や敵意など ●家族との関係 ▶家族構成、入院前の家庭内での役割、家族の面会や物品差し入れの有無、電話や手紙による家族との交流、家族への思い・希望、家族について話すときの表情・感情表出、家族からの患者の病状・様子についての問い合わせの有無、退院後のおもな支援者、治療計画にも参与するキーパーソンは誰か	●統合失調症では、幻覚・妄想などの非現実的な思考に左右されるため、対人関係上のトラブルを起こしやすい。入院中最も身近な存在といえる看護師への接しかたや家族への思いを確認するとともに、集団のなかでの振る舞いかた、他者と適切な距離をとって交流できるか、自身の思いや考えを表現できるか等を観察していく。 ●高齢の統合失調症患者の場合、青年期に発症したあとの長い経過のなかで、症状に左右された言動（暴言・暴力、近隣への迷惑行為など）が家族を悩ませて、老年期に至った際には絶縁していることも珍しくない。関係が良好な場合でも、患者とともに家族も高齢化しており支援者が不在になることも多いため、退院後の支援者や実質的なキーパーソンは誰なのかは常に把握しておく必要がある。

	看護計画	根拠・留意点
観察計画 O-P	⑮金銭管理について ● 金銭感覚、金銭自己管理への思い・意欲、入院中の金銭使用状況、現在の残額や使用可能な金額を把握しているかどうか、購買意欲の有無と程度、過去の浪費経験	● 統合失調症患者は、陽性症状に起因する非現実的な思考の優先、陰性症状による意欲・自発性の低下、認知機能障害などから、論理的に物事の段取りを考えて順序立てて進めることが難しいため、金銭管理は苦手とする患者が多い。退院後の生活を見据えて、金銭管理がどこまで可能か、どのような支援が必要かを観察し具体的な介入方法について入院中に模索していくことが重要である。
	⑯治療継続によって生じた変化の有無と内容 ● 精神的・身体的な変化、客観的にとらえた日常生活上の改善された点や対人関係における変化、薬物療法の効果など	● 精神症状の出現時は現実検討能力が低下することと認知機能の低下があるため、自身の変化に自ら気づくことは困難である。したがって、他覚的にとらえた肯定的な変化を積極的に患者へ伝えていくことが必要である。
ケア計画 C-P	❶患者が現在抱いている生活上の困りごと(便秘や睡眠障害など)について確認し、入院加療を継続するなかで対処方法を見出せることを伝える。 ❷治療を継続するなかで生じた患者のポジティブな変化を適時フィードバックしていく。	● 病識が欠如しているため、治療や入院の必要性を理解できず治療アドヒアランスが低い状態である。したがってまずは、患者の抱く生活上の困りごとに対する対処方法についていっしょに検討することで、自身の不調を改善するために現在の治療は有効であると実感してもらうことから始める。
	❸陽性症状出現時や不安・興奮が強い場合は、刺激を避けた静かな場所へ誘導し落ち着くまでそばに付き添う。適宜、頓服薬の使用を促す。	● 精神症状や不安・興奮が出現している際は、不要な刺激を与えないように環境をコントロールすることがまず必要である。興奮を助長するような批判的言動や不用意に身体に触れるなどの患者に脅威を与えるような対応は避けるようにする。
	❹確実な服薬管理を行う。薬の時間になっても服薬にこない場合は適宜、声かけをして誘導する。 ❺服薬時に確実に嚥下したか喉の動きを見て確認する。服薬直後に洗面所やトイレへ駆け込むなどの拒薬を疑う行動がないか確認する。 ❻服薬を拒否した場合は、拒否する理由について本人なりの思いを傾聴する。	● 拒薬する際は大抵、本人なりの理由がある。妄想に起因する理由の場合もあれば、入院前からの患者の個人的なこだわりが理由の場合もある。したがって拒薬がみられた場合は、一方的に咎(とが)めたりするのではなく、まずは拒薬の理由を確認することが大切である。
	❼薬剤の剤形や服用方法などに不満の訴えがあり、変更が可能な場合は、患者の希望に可能な限り添える方法を検討する(薬剤師や主治医に相談する)。	● 薬の剤形によって効果発現時間や効力・持続時間・副作用の発現などが変化するため、安易に患者の希望に応えることはできないが、主治医や薬剤師に相談して患者の希望に添う方法を検討することは必要である。
	❽金銭管理の必要性について、本人の理解度を確認しながら伝える。 ❾売店にて物品や菓子を購入する際に、どのような基準で購入物品を決めているか、品物の値段を意識して購入しているか等を確認する。 ❿金銭の管理方法について、定期的に本人と話し合い、より管理しやすい方法や工夫点について検討する。	● 認知機能の低下によって、思考がまとまらないことが考えられるため、本人の理解度を常に確認しながら支援する必要がある。本事例においては、家族からの支援は望めないため、どこまで自立しており、介入が必要な箇所はどの部分かを入院中に確認していく。
	⓫日常生活や治療のなかで、患者なりの工夫や他者への配慮などの健康的な側面が見られた場合は、積極的にポジティブフィードバックを行う。	● 患者は入退院を繰り返すなかで、できないことを他者から指摘され支援を受ける機会が多いことから自尊感情が低下していることが多い。健康的な側面を積極的に見出してフィードバックしていくことが必要である。
	⓬不安や緊張、困っていることなどを気軽に相談できるように、日頃から患者の心情に寄り添い、受容と共感を示して信頼関係を構築する。	● 患者を支持的に受容して共感と関心を示し続けるだけでも、患者の不安感が減少し情緒が安定して、精神症状の安定につながる効果がある。

	看護計画	根拠・留意点
教育計画 E-P	❶現在処方されている薬剤の作用・副作用について、患者の理解度に配慮した言葉・表現で説明する。	●高齢であること、認知機能障害があること、病識が欠如していることをふまえてわかりやすい具体的な説明を行う必要がある。服薬指導を行う際は、主治医や薬剤師と連携して実施する。
	❷患者に何かを説明する際は、複雑な長い説明は避け、簡潔で明瞭な表現にする。必要時、図やイラスト・表など、視覚的情報を積極的に使用して説明するようにする。	●認知機能の低下があるため、情報処理能力や言語的メッセージの理解度は低下していることが予測される。したがって、言葉による説明だけではなく視覚的情報を活用したコミュニケーション方法を検討する必要がある。
	❸服薬によって、現在抱えている心身の不調を改善できる可能性があることを伝える。	●病識が欠如している患者の場合、本人が感じている「いつもより不調である」という感覚にアプローチすることが必要である。
	❹不安に思うことや疑問点がある場合は、いつでも遠慮なく医療者へ尋ねるよう伝える。 ❺体調に変化を感じた場合は、すぐに医療者へ伝えるように説明する。	●統合失調症の思考の障害や感情障害などによって、自己表現が苦手な患者が多いため、些細な事柄であっても、いつでも相談可能であるということを繰り返し伝えていく。

資料 精神保健福祉法による入院形態

形態	主旨	指定医の診察	同意者	書面告知
任意入院（20条、21条）	本人の同意による入院 精神保健指定医による診察で72時間の退院制限が可能※	-	本人	要
医療保護入院（33条）	精神保健指定医により医療および保護のために入院の必要があると認められたもので、本人の同意が得られにくい場合	要　1名※	家族等	要
応急入院（33条の7）	ただちに入院させなければ、医療および保護をするうえで著しく支障がある精神障害者で、保護者の同意がすぐに得ることができない場合は72時間に限る	要　1名※	精神科病院管理者	要
措置入院（29条）	入院させなければ自傷他害のおそれがある精神障害者の入院	要　2名以上	都道府県知事	要
緊急措置入院（29条の2）	上記で急速を要する場合。72時間に限る	要　1名	都道府県知事	要

※特定医師でも可。特定医師は、医籍登録後4年以上、精神科での臨床経験2年以上の、申請して認定された特定病院の医師。指定医が不在の場合、特定医師の診察で12時間に限った任意入院患者の退院制限、医療保護入院、応急入院ができる。

Part 7

評価

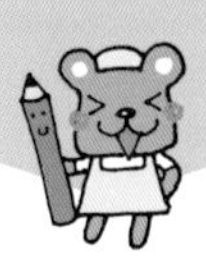

実施した看護計画を評価する際の視点を解説します。

本事例は、若年発症の統合失調症患者が発症後の数十年の間に入退院を何度も繰り返しながら老年期に至った例である。病識が欠如しているため、治療アドヒアランスが低いという特徴がある。高齢であり認知機能障害もあるため、今後の病識獲得は困難であるという点を勘案し、Hさんが受け入れやすい形で支援方法を検討し実践することができているかどうかが、評価をするうえで大切な視点である。本人が感じている生活上の困難に対して受容・共感を示したうえで支援方法を考案することができている場合は、信頼関係の構築と治療計画の円滑な遂行につながる。

今回入院に至った症状再燃のきっかけは、3年前の夫の逝去である。老年期の精神症状は、孤独・居場所の喪失・拠りどころのなさといった生活状況を背景にしていることが多い。生きるうえでの確かな拠りどころの構築という心理社会的な支援が必要であるため、患者の表情や言動・対人関係の状況などを確認し、患者が心理的安寧を得るためにはどのような支援が必要かについて検討していくことが重要である。

評価の視点

- **治療計画に対して肯定的に受け入れることができているか。**
- **医療者との間に信頼関係の構築ができているか。**
- **生活上の困難を解決するために治療が有用であると感じることができているか。**
- **治療を継続することが自身の心身に与える肯定的な影響について理解できているか。**
- **陽性症状が出現している場合でも看護師の促しにて拒否なく服薬することができているか。**
- **服薬によって得られた効果を言葉で表出することができるか。**
- **金銭管理の必要性を理解したことを言葉で表出することができるか。**

〈略語〉

＊【ICD-10】international classification of disease-10
＊【DSM-5】diagnostic and statistical manual of mental disorders-5
＊【NMDA】N-methyl-D-aspartic acid：N-メチル-D-アスパラギン酸
＊【PCP】phencyclidine
＊【MRI】magnetic resonance imaging
＊【NIRS】near-infrared spectroscopy
＊【SDA】serotonin dopamine antagonist
＊【MARTA】multi-acting receptor targeted antipsychotic
＊【DSS】dopamine system stabilizer
＊【ECT】electro convulsive therapy
＊【m-ECT】modified electro convulsive therapy
＊【SST】social skills training
＊【CBT】cognitive behavioral therapy
＊【CT】computed tomography：コンピュータ断層撮影

〈引用文献〉

1. 融道夫 他監訳：ICD-10　精神および行動の障害　臨床記述と診断ガイドライン(新訂版). 医学書院, 東京, 2013.
2. 高橋三郎, 大野裕監訳 日本精神神経学会監修：DSM-5　精神疾患の診断・統計マニュアル. 医学書院, 東京, 2014.
3. 武井麻子他：系統看護学講座 専門分野Ⅱ 精神看護学1 精神看護の基礎(第6版). 医学書院, 東京, 2021.
4. Aleman A, Kahn RS, Selten J：Sex Differences in the Risk of Schizophrenia: Evidence From Meta-analysis. *Archives of general psychiatry* 2003；60：565-571.
5. 松﨑朝樹：統合失調症のみかた、治療のすすめかた. 中外医学社, 東京, 2017.
6. 鄭怜奈, 稲田健, 石郷岡純：統合失調症. 薬局 2007；58：987-998.
7. 落合慈之 監修：精神神経疾患ビジュアルブック. 学研メディカル秀潤社, 東京, 2020.
8. 平安良雄：統合失調症のMRI所見. Schizophrenia frontier 2005；6：257-261.
9. 小池進介：脳機能画像を精神疾患臨床に応用する - 統合失調症スペクトラムの近赤外線スペクトロスコピー. Igaku no ayumi [serial online] 2019；270：784-788.
10. 橋本直樹, 久住一郎：統合失調症の診断の動向 ～DSM-5をふまえて. Pharma medica 2016；34：9-12.
11. T. ヘザー・ハードマン, 上鶴重美, カミラ・タカオ・ロペス 原書編集, 上鶴重美 訳：NANDA-I看護診断　定義と分類　2021-2023　原書　第12版. 医学書院, 東京, 2021：169,249,395,474.

〈参考文献〉

1. 須田史朗：ICD-11とDSM-5の対比と社会的背景・疾病化. 日本社会精神医学会雑誌 2019；28：129-138.
2. 南裕子編著：実践オレム―アンダーウッド理論　こころを癒す. 講談社, 東京, 2005.
3. Engel GL. The Need for a New Medical Model: A Challenge for Biomedicine. Science (American Association for the Advancement of Science). 1977；196：129-136.
4. 竹内啓善：統合失調症の薬物療法 ～高齢者と女性への配慮について. 精神科臨床Legato 2022；8：38-43.
5. 村松大, 上島国利：老年期統合失調症の薬物治療. 老年精神医学雑誌 2004；15：1142-1149.
6. 堀彰：高齢化と病像の変化. Schizophrenia frontier 2004；5：7-11.
7. 浅井昌弘：統合失調症の高齢期認知症症状について. 老年精神医学雑誌 2007；18：37-41.
8. 宋敏鎬, 濱田秀伯：高齢者の統合失調症―特徴とその周辺. 老年精神医学雑誌 2011；22：901-905.
9. 姫井昭男：精神科の薬が分かる本(第3版). 医学書院, 東京, 2017.
10. 島田和幸, 川合眞一, 伊豆津宏二 他 編：今日の治療薬2022. 南江堂, 東京, 2022：849-877.

【腰部脊柱管狭窄症】

ようぶせきちゅうかんきょうさくしょう

執筆
出雲幸美・小林 瞳

患者紹介・学生の受け持ち

患者紹介

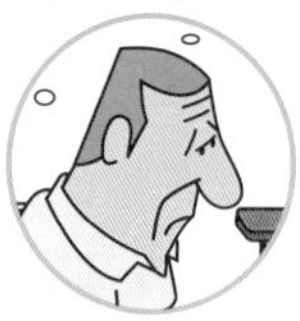

【氏名・年齢・性別】
Iさん、87歳、男性
【身長・体重】
162cm、64.2kg、BMI 24.5
【役割・職業】
無職。55歳まで運送業者に勤務し、65歳までタクシーの運転手をしていた。
【家族背景】
妻(84歳)と2人暮らし。娘は遠方に住んでいる。
【主訴】両下肢痛、とくに右下肢が強い。
【主要症状】下肢痛により歩行が困難
【主病名】腰部脊柱管狭窄症
【現病歴】
3か月前より、とくに誘因なく右下肢痛を自覚。徐々に左下肢痛も出現する。10分程度の歩行でしびれと痛みが増強し、座って休憩すると再び歩行可能な程度に改善するが、この状態を繰り返すことと、徐々に歩行できる時間が短くなってきたため整形外科を受診。鎮痛薬を処方され、経過をみていたが症状はさらに悪化し、歩行が困難となり、寝たきりの生活となった。脊椎科へ紹介され手術適応のため入院となった。
【既往歴】
22歳で肺結核に罹患し、胸郭形成術を受けている。糖尿病と診断されたことはないが、術前のHbA1cは6.5%。
【治療方針】
手術療法
【治療内容】
L 3/4/5顕微鏡下腰部脊柱管拡大減圧術
【看護方針】
安心して手術を受けることができ、術後の合併症を予防し、疼痛の緩和・リハビリにより歩行状態が安定するように援助する。

学生の受け持ち

入院2日目から受け持ち、4日目に計画を立案した。
【受け持ち時の状況】
手術当日。術前は緊張している様子だったが、「手術をして早く痛みから解放されたい」という発言がみられた。術後は、麻酔からの覚醒は良好であったが、肺結核の既往歴があり、呼吸状態が不安定であったため、酸素吸入をしている。術後せん妄はなく、創痛は自制内であったが、右下肢の挙上運動が弱い。創部にドレーンが挿入しており、排液の流出は良好。創部の腫脹はない。術前にあった下肢痛はほとんどなくなっていた。翌日にドレーン抜去とガーゼ交換が行われた。移動には車椅子を使用している。

Part 1

看護に必要な 疾患の基礎知識

疾患の定義、分類、病態、症状、検査・診断、治療、合併症などについて解説します。

定義・疫学

脊柱は椎骨（**図1**）が積み重なったもので、頸椎7個、胸椎12個、腰椎5個（L_1〜L_5）、仙骨、尾骨からなる。椎孔が上下につながってできた管状の空間を脊柱管といい、中に脊髄が収められている。

脊柱管狭窄症は、脊柱管が脊椎症性変化（退行変性による椎間板の変性、椎間関節の変形性、黄色靱帯の肥厚など）により狭小化し、その内部にある馬尾や神経根の圧迫障害が生じている状態である（**図2**）。

頸部脊柱管狭窄症の場合、C_5における日本人の平均値が男性16.7mm、女性15.8mmであり、12mm以下であれば、脊柱管狭窄とみなし、脊髄圧迫をきたしやすいとされる[1]。

脊柱管狭窄の存在下では、脊髄が前後に余裕のない狭い空間に収められているため、変性によって神経根や脊髄など

図1 椎骨

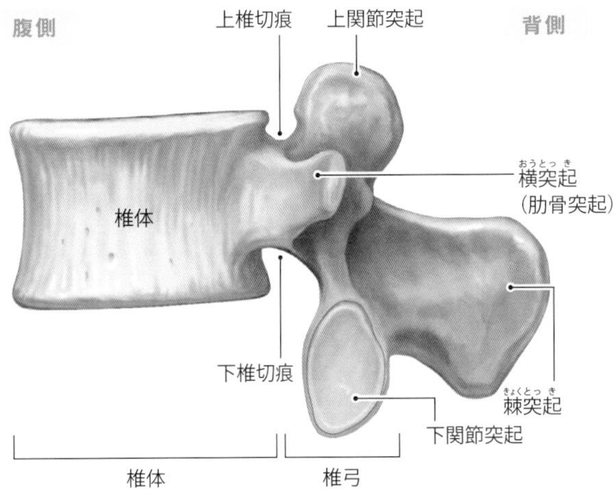

図2 脊柱の構造と腰部脊柱管狭窄症の病態

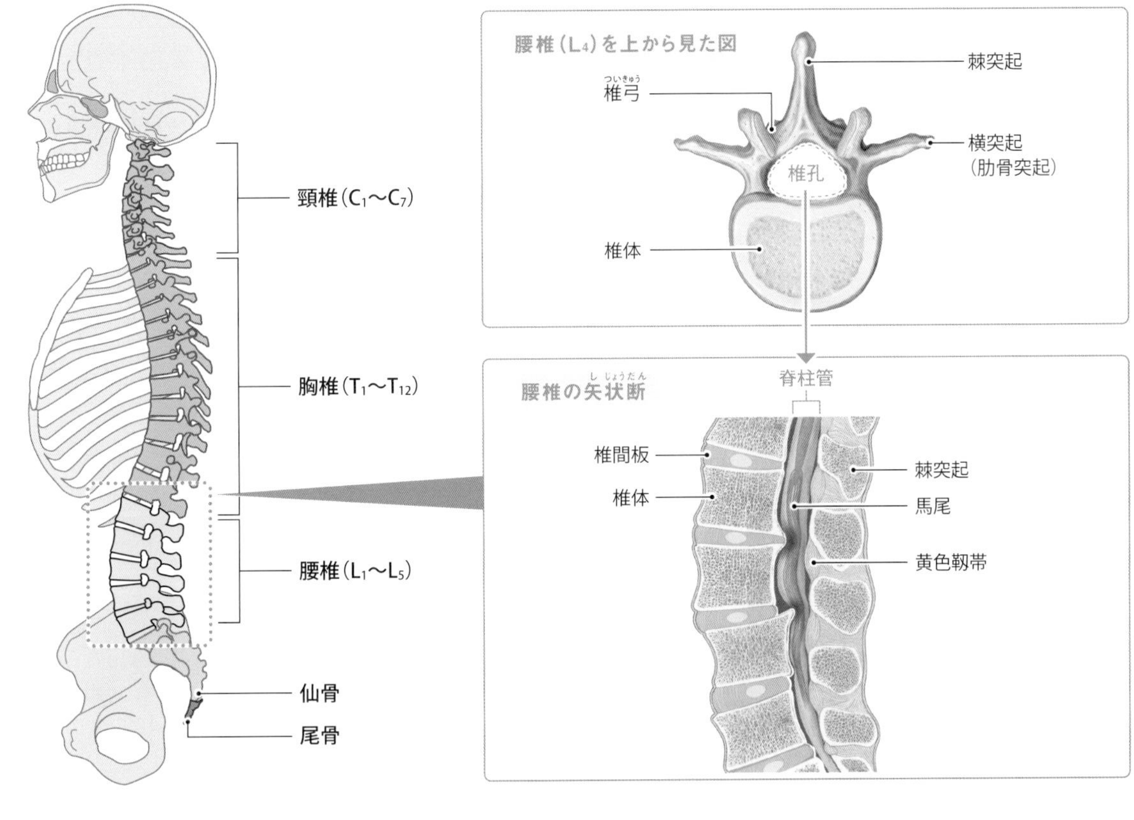

の神経組織が容易に圧迫される。すなわち、頸部脊柱管狭窄症は、神経障害が出現しやすい状況といえる[1]。

一方、腰部脊柱管狭窄症（LSS*）の特徴としては、上半身を支え、体幹の運動のもとになる運動器としての要素が大きく、経年的に変化するため長い期間を経て複数回の治療を要する場合があること、治療・術式にさまざまな選択肢があることが挙げられる[1]。

『腰部脊柱管狭窄症診療ガイドライン2021』[2]では、「腰部脊柱管狭窄症は、1つの疾患ではなく種々の症候の組み合わせからなる」[2]とされ、「関連するさまざまな病状を包括する定義はなく、また、成因が完全に解明されていないことから、現在のところ、腰部脊柱管狭窄症の定義について統一された見解はない」[2]とされている。

フェルビーストは、「患者は歩行や立位において、馬尾障害、すなわち下肢における両側性の根性痛（こんせいつう）、感覚障害および筋力低下を示す。患者が臥位になるとそれらの症状は即座に消失し、安静時の神経学的所見には異常がない。一見するとそれらの愁訴（しゅうそ）は血管性の間欠跛行（かんけつはこう）と誤解されうる。脊髄造影により硬膜外からの圧迫によりブロック像を示す」[3]と述べている[2]。

アーノルディは、「脊柱管、神経根管、椎間孔における部分的、分節的あるいは全体的な狭小化であり、骨によるものも軟部組織によるものもあり、骨性脊柱管のみ、硬膜管のみ、あるいは両方が狭小化しているものがある」[4]と述べている[2]。

本邦におけるLSS患者の一般人に対する割合は、年齢層別にみると40〜49歳までは1.7〜2.2%であるのに対し、70〜79歳では10.3〜11.2%と、高齢になるほど増加傾向がみられる。また、腰部脊柱管狭窄症は本邦で約10%の罹患率と多くみられるが、軽症・中等症では改善例も多く、治療当初は保存治療が原則である[5]。

原因・病態

腰部脊柱管狭窄症を原因別に分類した国際分類（**表1**）[4,6]があるが、臨床で遭遇することが多い脊柱管狭窄症は加齢による退行変性から生じる変性性（**表1**－2－a）のものである。つまり、椎間板の変性から椎間板腔の狭小化、脊柱管側への膨隆、椎間関節の肥厚、後方の黄色靭帯のたわみ、肥厚などによって中心性狭窄、外側陥没部狭窄、椎間孔狭窄を生じる。

腰部脊柱管狭窄症の症候別分類として馬尾型・神経根型・混合型がある（**表2**）[7]。

表1 腰部脊柱管狭窄症の国際分類

1. 先天性/発育性狭窄
a. 特発性
b. 軟骨形成不全症性
2. 後天性狭窄
a. 変性性
1）中心性
2）外側性
3）変性すべり症性
b. 合併性（先天性/発育性、変性、椎間板ヘルニアなどの合併狭窄）
c. 脊椎すべり症性／脊柱分離症性
d. 医原性
1）椎弓切除術後性
2）固定術後性
3）化学的髄核融解術後性
e. 外傷後性
f. その他
1）Paget病に伴うもの
2）フッ素沈着性に伴うもの

(Arnoldi CC, Brodsky AE, Cauchoix J, et al：Lumbar spinal stenosis and nerve root entrapment syndromes. Definition and classification. Clin Orthop 1976；115：4-6)
二階堂琢也 他：腰部脊柱管狭窄症の国際分類．脊椎脊髄ジャーナル 2020；33(4)：343．を参考に作成

表2 症候別分類

馬尾型	圧迫レベル以下の多根性障害で、両側性の下肢症状であることが多い
	下肢・殿部・会陰部の異常感覚や膀胱直腸障害（頻尿、残尿感、失禁、便秘など）を伴う
神経根型	下肢・殿部の疼痛を特徴とした単根性障害
混合型	馬尾型と神経根型の症状が合併したもの

菊地臣一、星加一郎、松井達也 他：腰椎疾患における神経性間欠跛行（第1報）分類と責任高位・部位診断．整形外科 1986；37：1429-1439．

症状

- 腰痛：動作時に増悪(ぞうあく)し、安静時には軽減することが多い。神経圧迫や椎間板性、椎間板不安定性、筋・筋膜性腰痛などの病態が混在する。
- 下肢症状：神経根性疼痛として下肢に放散する痛みが生じる。馬尾障害に伴い、立位・歩行時に両下肢から会陰部(えいんぶ)にかけてのしびれや冷感、灼熱感、ひきつれ(つっぱり感)、締め付けなどが出現または増悪する。
- 間欠跛行：腰部の伸展、立位や歩行負荷によって馬尾神経が障害され徐々に下肢症状が出現し、跛行を生じているものである。腰椎の前屈や屈み込み、座位で症状が軽減・消失する。
- 膀胱直腸障害：馬尾障害により頻尿や残尿感、尿失禁などの症状が出ることがある。

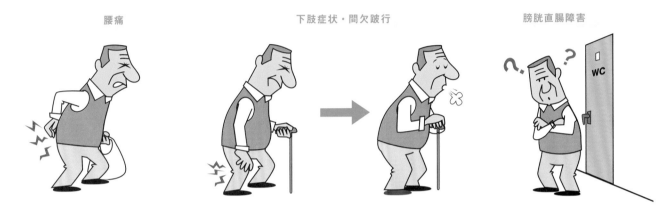

検査・診断

理学所見

- 姿勢と歩行：前屈姿勢での歩行で下肢症状が改善したり、症状出現後の前屈によって症状が改善する。
- 腰椎可動域と神経伸展試験：立位での腰椎前屈は制限なく可能だが、伸展位の保持にて下肢症状が再現または増強する。立位で腰椎を伸展させ、さらに患側へ傾斜させ、下肢痛の有無を調べるKempテスト、仰臥位での下肢伸展挙上(SLR*)テスト、腹臥位での大腿神経伸展(FNS*)テストなどの神経伸展テストを行う。腰部脊柱管狭窄症の場合、Kempテストは陽性、SLRテストは通常陰性のことが多い。FNSテストは上位腰椎の神経根型の場合、陽性であることが多い。
- 神経症状：下肢の筋力低下や知覚障害、深部腱反射の異常について検査する。
- 膀胱直腸障害の有無：頻尿や残尿感が多く、ときには歩行時に会陰部の知覚異常の出現とともに失禁する例もある。
- 下肢表在動脈の触知：足背(そくはい)動脈や後脛骨(こうけいこつ)動脈の触知と左右差を調べ、重篤な血管疾患と鑑別する。

画像診断

- 単純X線撮影：腰椎6方向(正面・側面・側面前・後屈・両斜位)撮影を行う。脊椎のラインや椎間板の高さの減少の有無、すべりの有無をチェックする。
- MRI*：非侵襲的に脊柱管内の脊髄や馬尾神経、また椎間板や椎間関節などを評価できる有用な検査である。通常、水平断と矢状断だが、冠状断(かんじょうだん)によって神経根撮影が可能で、脊柱管以外の椎間孔での狭窄も描出(びょうしゅつ)できる。

治療

- 腰部脊柱管狭窄症の自然経過は比較的良好とされており、保存治療が基本となる。しかし保存治療で効果が得られず、下肢痛やしびれ、間欠跛行などにより日常生活が制限され、筋力低下や膀胱直腸障害などの麻痺を有する症例は手術適応と考えられる。

保存治療

- 薬物療法：鎮痛薬・筋弛緩薬・ビタミンB_{12}製剤、プロスタグランジンE_1製剤が投与される。

神経ブロック：硬膜外ブロック、神経根ブロックなどがある。

外固定：マックスベルト（腰部固定帯）やダーメンコルセット（軟性装具）などがある。

運動療法：腹筋・背筋の強化訓練によって体幹バランスの向上をめざす。

手術療法

腰椎後方除圧術（**図3**）：棘突起を含めて椎弓を大きく切除する**椎弓切除術**と、椎弓の後方から窓を開けるような形で切除する**拡大開窓術**がある。近年は腰椎の片側のみからアプローチするより低侵襲な開窓術も増加している。

腰椎後方除圧固定術（**図4**）：手術の目的は、神経の除圧であるが、その範囲が大きくなると脊柱安定性が損なわれる。このような解剖学的破綻を即時に安定化させて、早期の離床や社会復帰を図るために固定術が実施される。脊椎固定術の本質は、インプラントの設置ではなく、骨癒合の誘導である。したがって、脊椎安定化に十分な骨癒合が得られるように症例ごとに手術計画を立てる必要がある[1]。

神経を圧迫している椎間板を除去し、スクリューやケージによって固定する。進入経路によって、後側方腰椎固定術、後方経路腰椎椎体間固定術、経椎間孔的腰椎椎体間固定術[8]などの種類がある。

図3 腰椎後方除圧術

椎弓切除術	拡大開窓術
●椎弓を広範囲に切除する	●椎弓の一部と黄色靭帯を切除する。

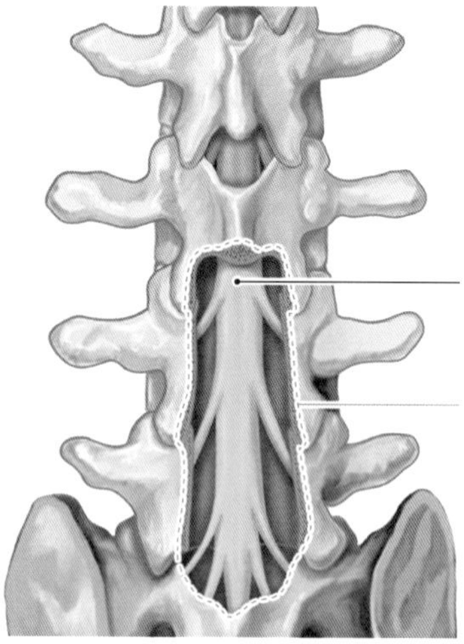

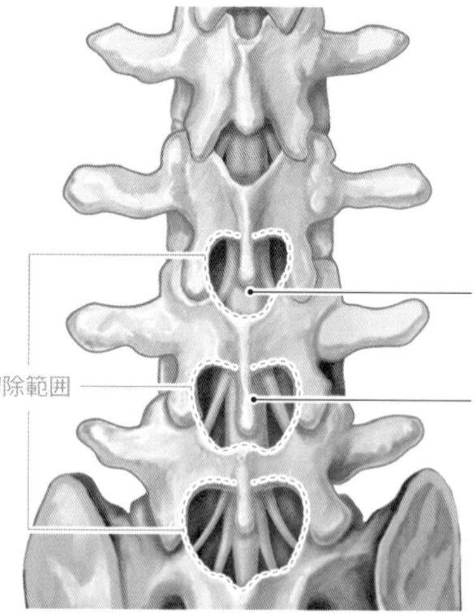

図4 腰椎後方除圧固定術のイメージ

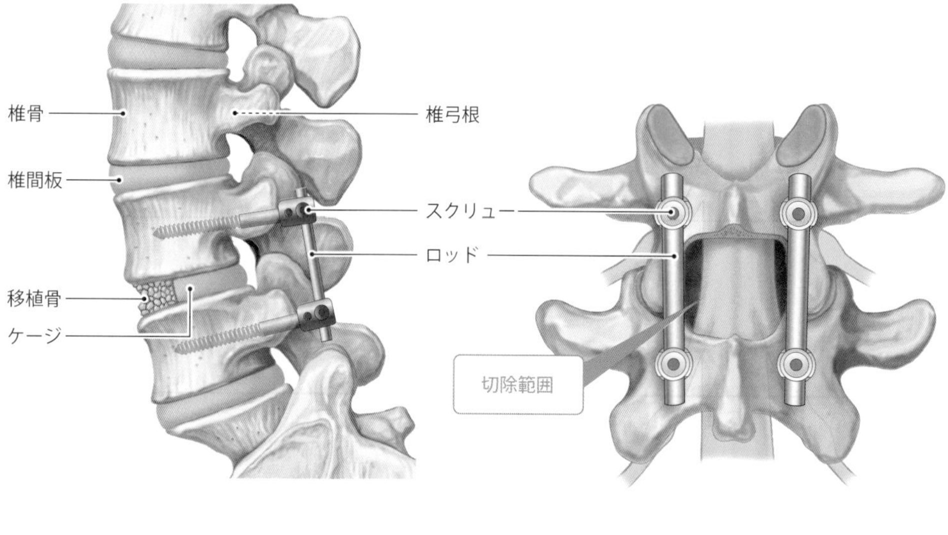

Part 2

アセスメント力がつく ヘルスアセスメント

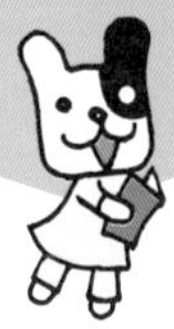

高齢者と家族の身体面・生活面・心理面・社会面のアセスメント項目と根拠を解説します。

1 既往歴

循環器疾患
▶狭心症、心筋梗塞、不整脈など
呼吸器疾患
▶喘息、COPD*、肺炎、肺結核、肺がんなど
高血圧
糖尿病

アセスメントの根拠

全身麻酔で手術を受けるため、術後合併症を予防するために術前から確認する必要がある。心疾患のある患者で抗凝固薬や抗血小板薬を使用している場合、術後出血や血腫に注意する必要がある。また、in/outバランスや心機能によっては術後心不全となる場合があるため、尿量や呼吸状態の観察が必要である。呼吸器疾患のある患者は、麻酔や長期臥床などによって肺合併症になるリスクがある。術後の呼吸機能の低下が存在する呼吸器疾患によるものなのか、術後合併症によるものなのかアセスメントする必要がある。糖尿病がある場合、創治癒や感染のリスクに影響を及ぼすおそれがあるため、コントロール不良の場合は、術前から血糖コントロールが必要となる。

2 疼痛について

腰痛
創痛
神経痛

アセスメントの根拠

術後はさまざまな痛みが出現するおそれがある。腰痛は、術前からあったものが持続しているのか、術後に増強または軽減しているのか比較することも必要である。また、術直後は同一体位により、腰痛が出現することがある。ドレーンの管理や、腰部に無理な力が入らないようにするために、看護師が体位変換を行い、体位調整の介助を行う。創痛は患者に苦痛を与えるだけでなく、術後の早期離床に影響を及ぼすおそれがあるため、必要時鎮痛薬を使用し、疼痛のコントロールを図る。術後の腰部・殿部・下肢の疼痛の増強は、血腫による神経圧迫による可能性がある。血腫除去の再手術を要することがあるため、医師への報告が必要である。

3 創部の観察

出血
腫脹
発赤
皮下出血
滲出液の性状

アセスメントの根拠

術直後の出血や創部の腫脹はドレーン閉塞のおそれがあり、血腫の形成により神経を圧迫する可能性があるため注意を要する。ドレーンの排液量と併せて観察を行い、量が少ない場合や、1時間に100mL以上の排液がある場合は医師への報告が必要である。また、ドレーンの閉塞予防のためにミルキングを適宜行う。手術の翌日にはドレーンは抜去される

ことが多い。ドレーン抜去後は、ガーゼ汚染時に消毒しガーゼ交換を行う。滲出液の性状を観察し、感染徴候がないか確認する。

4 歩行状態・膀胱直腸障害

- 神経症状、疼痛
- 移乗・歩行の状態
- 便意、尿意の感じにくさはないか

アセスメントの根拠

手術によって神経の圧迫が解除されても、ただちに神経症状が改善されないことがある。また、術後は疼痛によって、ADL*が低下することがある。術後の早期離床は重要であるが、下肢の運動機能の状態によっては歩行が困難となる。歩行状態をアセスメントし、自立した歩行が困難な場合は、歩行器や車椅子の使用を検討し、患者にとって安全な移動手段を選択する必要がある。また、膀胱直腸障害により便意や尿意の感じにくさや、排泄の感覚がわかりにくくなることがあるため、排泄の援助が必要になる。ADLの低下によりリハビリテーションが長期に及ぶ可能性がある場合は、回復期リハビリテーション病棟への転棟(転院)も検討する。

5 精神状態

- 認知症の有無
- 過去にせん妄状態になったことはあるか
- ストレス

アセスメントの根拠

入院による環境の変化やストレスにより、高齢者は術後せん妄を起こしやすい。点滴ルートやドレーン等が抜去されてしまう危険性や、創痛や麻酔の影響による体動困難による転倒・転落のおそれなどにより、創部の安静保持が守れない可能性があるため、術後せん妄による危険を予防しなければならない。数日～1週間程度で後遺症もなく回復することがほとんどである。

6 生活背景

- 介護保険について(要介護認定の有無、入院前に利用していたサービス)
- 家庭環境
- 住宅環境

アセスメントの根拠

介護保険給付を受けている患者については、退院後のことを考えて、入院時のADLから変化のある場合にサービス調整を行ったり、要介護認定の変更申請を行ったりする必要がある。高齢の患者の場合、独居もしくは高齢の配偶者との2人暮らしの場合も多い。要介護認定が未申請の場合、認定を受けるためには時間を要するため、退院調整をスムーズに進めるためにも、生活背景についてのアセスメントは早期から必要となる。

Part 3

アセスメント時点での 患者さんの全体像

アセスメント時点(現時点)での高齢者の全体像を、イラスト中心にまとめます。

1 患者さんの思っていること

「はじめに整形外科を受診して、痛み止めを出されて様子をみていたが、症状はひどくなっていった。誤診だったのではないだろうか」「だんだん痛みがひどくなって、歩けなくなった。手術でよくなると知って安心した」「手術をして、痛みは取れたが、右の足が動かしにくい。尿意や便意がわかりにくい。本当に歩けるようになるのだろうか」

2 患者さんの生活に関すること

病気になる前は、ADLは自立していた。下肢痛が出現してからは間欠跛行で、家の中の移動もだんだんできなくなっていた。そのため、ほとんどベッドで寝たきりの状態となり、身の回りのことはすべて妻が手伝っていた。

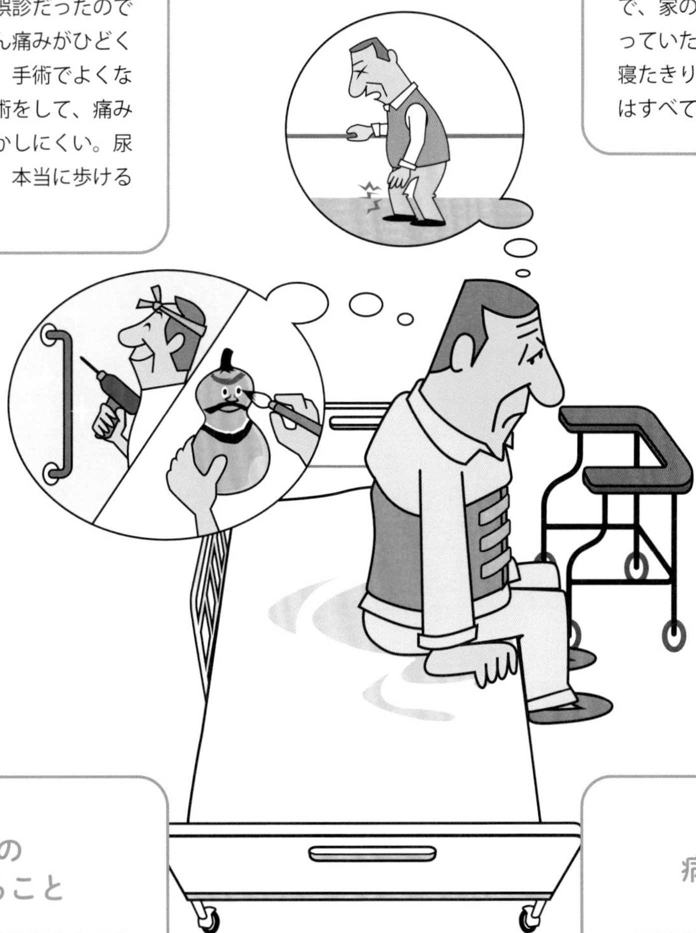

3 患者さんの人生に関すること

力仕事や、長時間座位の姿勢をとる仕事を退職して20年近くになる。妻と2人暮らし。一人娘は遠方に在住。大工仕事が趣味で、自宅に手すりを付けたり、床を張り直したりしている。趣味はひょうたんの絵付け。妻と買い物に行くのを楽しみにしていた。

4 病気に関すること

下肢痛の症状が出てから、急激に症状が進行していった。

現在利用している社会資源

要介護認定なし、申請を検討中。

Part 4

看護診断につなげる関連図

関連図を書くことで、アセスメントした内容を整理し、看護診断を明らかにします。

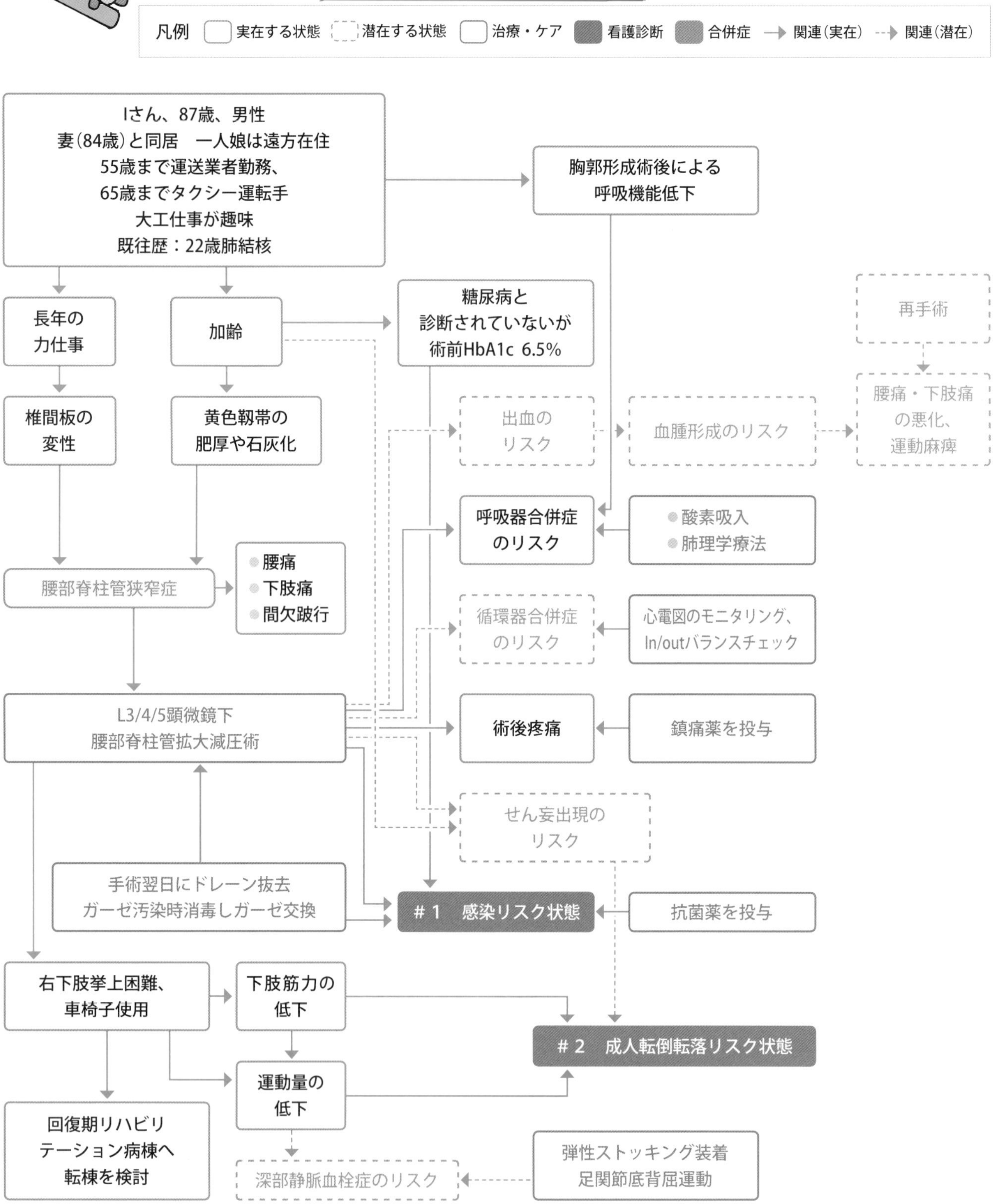

Part 5

看護診断と根拠

明らかになった看護診断に優先順位をつけて根拠を示します。

No	看護診断	根拠
#1	手術による観血的処置や、HbA1c 6.5%という高血糖状態に関連した**感染リスク状態**※1	ドレーン抜去部や創部からはしばらく滲出液がみられるため、ガーゼ交換を行う。HbA1cが高値であるため、易感染状態の可能性がある。創部感染を起こすと、脊髄炎へ悪化するおそれがあるため、予防する必要がある。
#2	創痛や右下肢挙上困難に関連した**成人転倒転落リスク状態**※2	歩行困難な状況であるため、転倒リスクがある。転倒によって、早期離床・リハビリの遅れや、骨折してしまうおそれがあるため、予防が必要である。

※1　定義：病原体が侵入して増殖しやすく、健康を損なうおそれのある状態[9]
※2　定義：成人がうっかりして、地面や床などの低い高さのところに着地する事故を経験しやすく、健康を損なうおそれのある状態[9]

Part 6

根拠に基づいた看護計画

看護診断の優先度の高い＃1〜2の期待される成果、看護計画と根拠を示します。

#1 手術による観血的処置や、HbA1c 6.5%という高血糖状態に関連した感染リスク状態

期待される成果（長期目標）	● 感染を起こさない。
期待される成果（短期目標）	● 血糖コントロールができる。 ● 創・ドレーンの適切な管理について理解し、違和感や痛みがあればすぐに報告できる。

	看護計画	根拠・留意点
観察計画 O-P	❶バイタルサイン ❷検査データ（CRP*、WBC*） ❸創部の状態 ❹疼痛 ❺滲出液の状態 ❻保清の状況	●バイタルサインや炎症反応、白血球の数値によって、感染徴候がないか確認する。 ●創部の感染徴候では、発赤・腫脹・疼痛がみられる。 ●正常な滲出液は、淡い血性〜黄色でサラサラしている。創部感染が疑われるときの滲出液は、緑色やクリーム色で粘性があり、臭気があることもある。 ●創部の状態により、保清の方法を考える。
ケア計画 C-P	❶創部の清潔を保つ ●保清の援助：術後3日目よりシャワー浴が可能なため、車椅子でシャワー浴を行うことを介助する。ガーゼ汚染が多い場合は創部を防水テープで保護する。または、全身清拭を行う。 ●ガーゼ交換：交換前に手指衛生を行う。ガーゼ汚染がみられた場合、消毒を行い、ガーゼを交換する。 ❷環境整備	●浴槽につかることは細菌による感染リスクがあるため、術後はシャワー浴を行う。 ●ガーゼ汚染が多い場合は、濡れないように保護する。 ●清潔操作で行うため、手指衛生を行う。 ●滲出液で汚染されたガーゼを長時間貼ったままにすると、感染リスクとなるため、滲出液の量に応じ交換時間を考慮する。 ●患者の生活スペースが不潔にならないように環境整備を行う。
教育計画 E-P	❶創部には触れないように説明する。 ❷滲出液で寝衣が汚染した場合、看護師に伝えるように説明する。 ❸創部に疼痛や熱感、違和感などがある場合は看護師に伝えるように説明する。	●瘙痒感（そうようかん）や違和感がある場合は、患者が創部を触ってしまうことがあり、創部が不潔になることを避けるため。 ●寝衣が汚染した場合、患者自身で更衣を行う場合がある。新しい寝衣にも滲出液が付着してしまうので、ガーゼ交換が必要となる。 ●感染の早期発見は患者の訴えも重要である。

#2 創痛や右下肢挙上困難に関連した成人転倒転落リスク状態

期待される成果（長期目標）	●安全な移動手段を獲得し、転倒・転落を起こさない。
期待される成果（短期目標）	●手術後の苦痛の緩和を図り、腰椎の安静保持ができる。 ●術後の合併症を防止し、下肢の知覚・運動状態の変化に対応する。 ●腰椎の安静を保持しながらもADLが充足、自立の方向へ進められる。

	看護計画	根拠・留意点
観察計画 O-P	❶創痛 ❷その他の痛み（腰痛・下肢痛） ❸歩行状態	●疼痛は歩行状態に影響を及ぼすことがある。創部をかばうように歩くことにより、跛行や膝折れを起こすことがある。 ●下肢に神経麻痺が起こっていると、歩行時に下肢挙上動作や方向転換などの動作が困難になる。
	❹移動の状況（車椅子、歩行器、杖の使用）	●独歩が不可能な場合は補助具を使用する必要があるが、患者の状態に合っていないとかえって危険なため、適切なものを選択する必要がある。 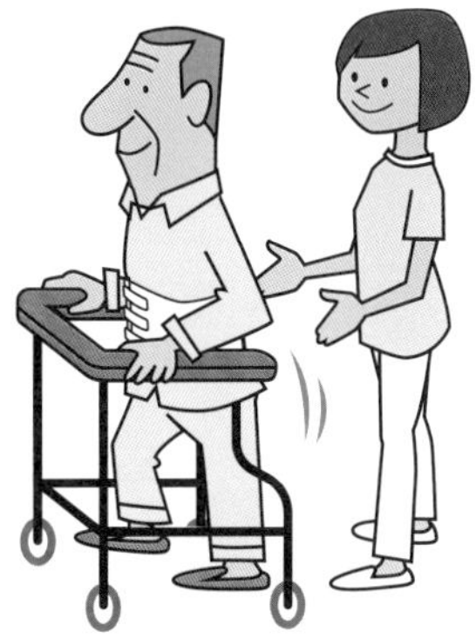
ケア計画 C-P	❶疼痛のコントロールを図る。 ●疼痛が我慢できない場合は医師の指示のもと、鎮痛薬を使用する。	●疼痛によって動作が困難になるときは、適切に鎮痛薬を使用し疼痛を軽減する必要がある。
	❷移動の際、補助具を使用する。 ●患者の歩行状態や異常の状況をアセスメントし、適切な補助具を選択する。 ❸環境整備 ●オーバーテーブルや床頭台（しょうとうだい）はキャスターを固定し、手で支えようとした際に動かないようにする。 ●足元にはつまずきそうなものがないようにする。 ●車椅子移乗は見守りが必要なため、見えるところに置かない。	●立位や方向転換、移乗動作のときに手で支えるものは固定し、手で支えたときに動かないようにすることにより安全に移動を行う。 ●下肢の動作が低下しているときは、床にあるものでつまずいてしまうので、除去する。 ●患者自身が1人でできると思い込んでいたり、看護師へ介助を依頼することへの遠慮があったりすると、患者自身で移乗してしまい、危険なため、患者の手の届くところには置かない。
教育計画 E-P	❶疼痛が我慢できないときは看護師に伝えるように説明する。 ❷移動をする際は看護師が見守るため、ナースコールをするように説明する。 ❸退院後の生活で気をつけることについて指導する。	●転倒リスクについてわかりやすく説明し、患者の理解を得ることで、ナースコールの必要性がわかり、患者自身で移乗を行ってしまうことを防ぐ。 ●重い物を持ち上げたり、同じ姿勢を長時間続けることは腰に負担がかかるため避ける。ADLの変化をふまえて、退院後に安全な生活が送れるよう指導する。パンフレットなども活用するとよい（**図5**）。

図5 脊椎術後における生活指導（暖生会脳神経外科病院 パンフレットより抜粋）

寝方・起き上がり方

畳や布団への寝方

布団の上に正座します

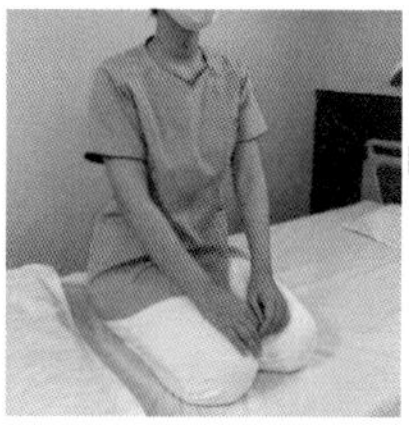

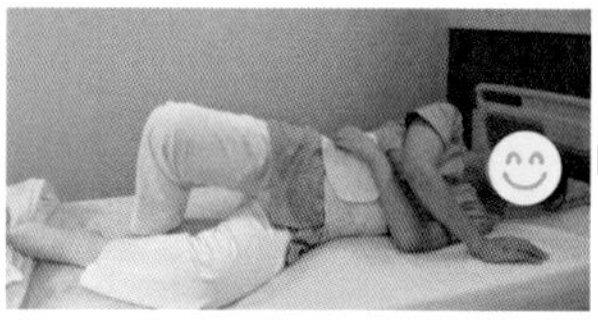

手や腕を使って体を支え、横向きのままタオルの上に頭を乗せます

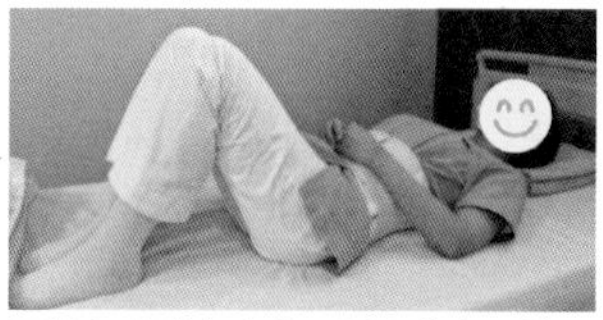

両膝を曲げたまま、腰と体を一緒に回転させ、仰向けになり足を伸ばします

畳や布団からの起き方

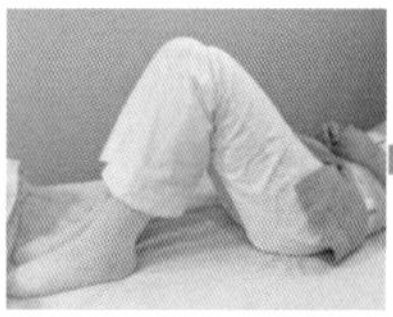

仰向けのまま両膝を立てます

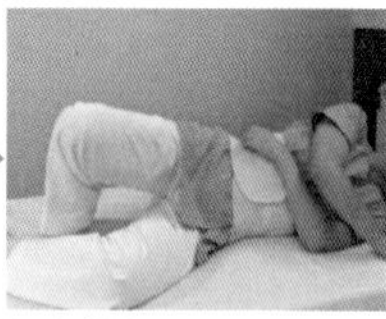

腰を捻らないように横向きになります

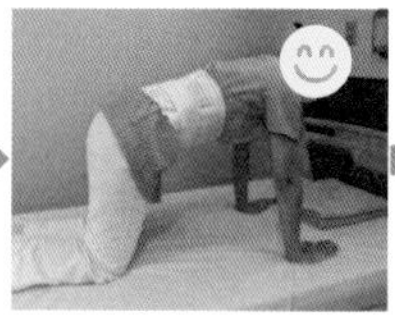

腰と体を一緒に回転させ、四つ這いになります

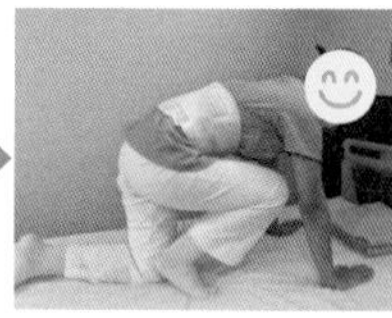

手は床に付けたまま片膝を立てます

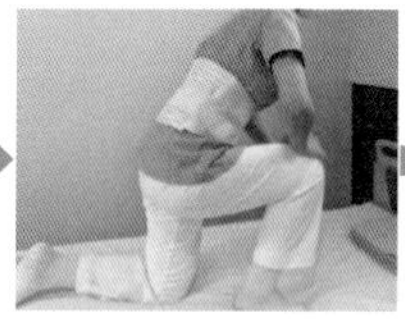

真っ直ぐに立ち上がります

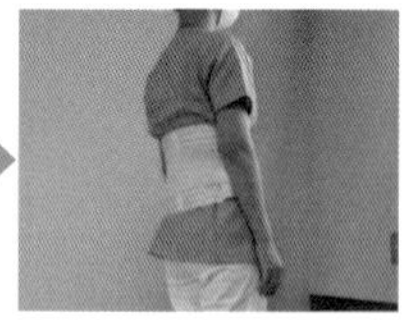

片膝を少し前に出し、腰を捻らないように注意しましょう

ベッドへの寝方

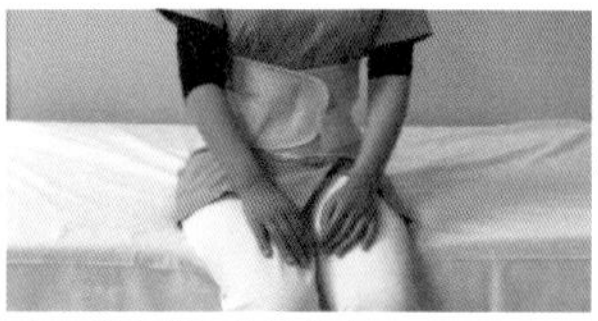

ベッドの端に座ります

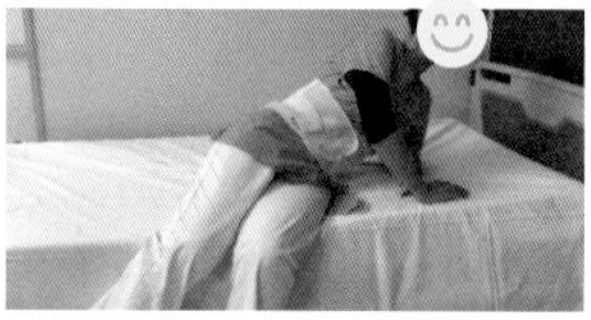

手や腕で体を支えながら横向きのまま枕やタオルの上に頭を乗せます

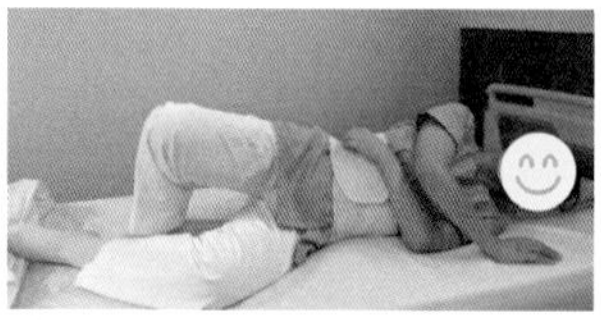

膝を曲げたまま、腰を捻らないように注意して仰向けになります

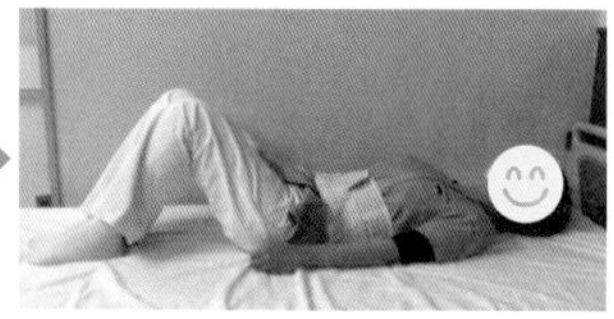

ベッドからの起き方

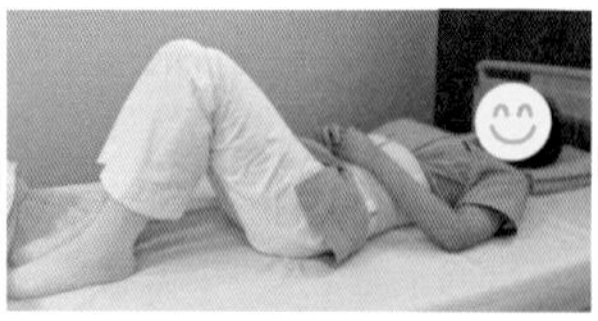

仰向けの状態から両膝を立てます

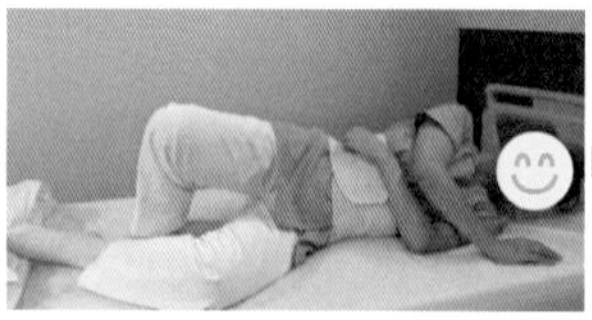

腰と体を一緒に回転させます

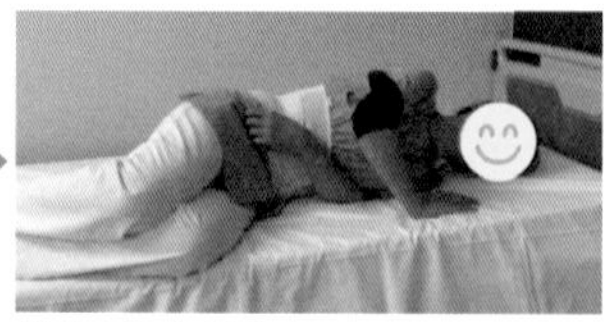

横向きになります

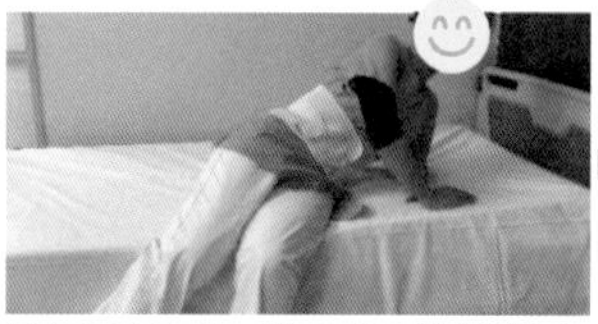

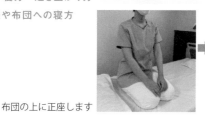

足を下ろして、肘でベッドを押しながら起き上がります

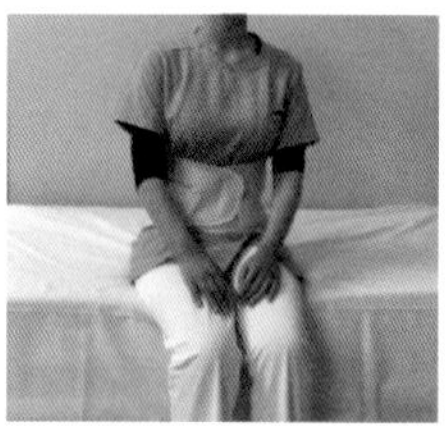

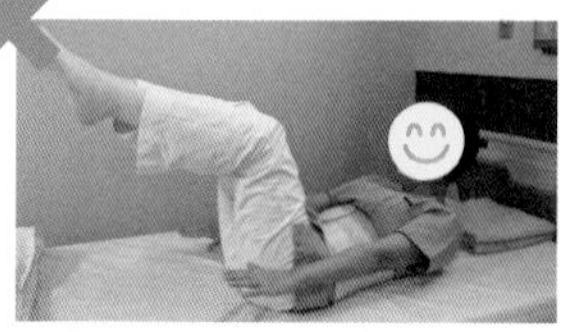

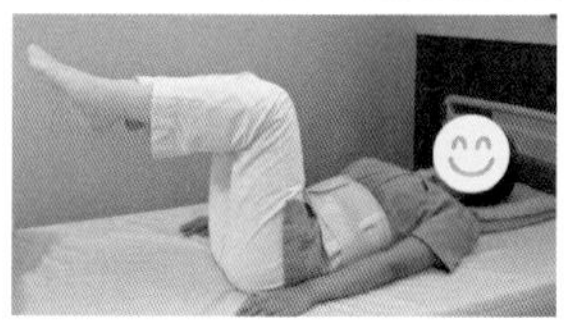

反動を付けて起き上がると腰への負担が増えます。
手術後は行わないようにしましょう！

日常生活動作について

座る時

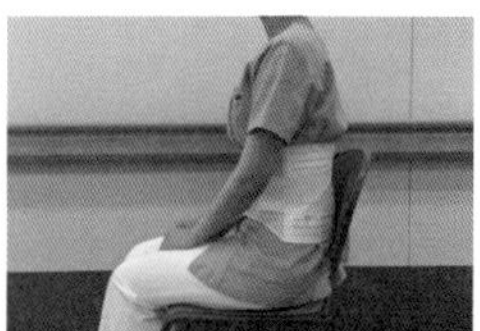

猫背にならないよう良い姿勢を心掛けましょう

食事をする時

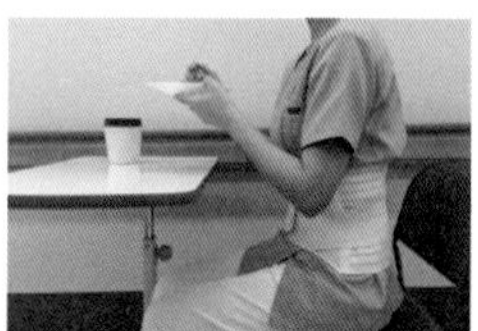

テーブルを高めにして食器を手に持って食べると良いでしょう

歩く時の姿勢

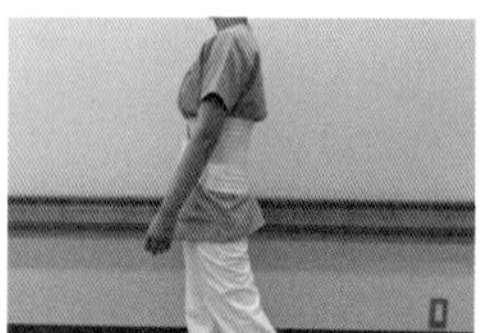

胸を張り、背筋を伸ばして歩くようにしましょう

顔を洗う時

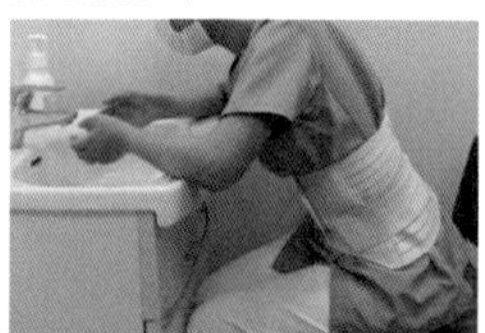

腰を大きく曲げないように、椅子に腰をかけて洗うようにしましょう

床にある物をひろう時

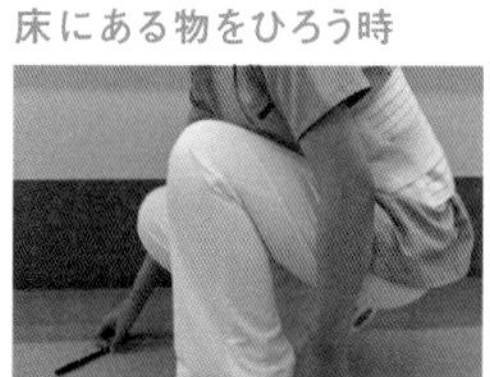

膝をしっかりと曲げて拾うようにしましょう

Part 7

評価

実施した看護計画を評価する際の視点を解説します。

感染は早期発見が重要であるため、観察や、患者の訴えを大切にする必要がある。創治癒が完成していないときは、創部の観察をこまめに行い、清潔を保つ。疼痛の種類や程度は、患者から得られる貴重な客観的データであるため、訴えに耳を傾けることも重要である。

高齢の患者は、手術侵襲による苦痛があるうえ、成人期の患者よりも臥床による筋力低下が著しく起こる。運動障害があれば、転倒・転落リスクがさらに高まり、もしも転倒・転落した場合、骨折などにより、臥床期間が延長したり、場合によっては手術が必要になったりする。安全な移動手段を獲得することは、リハビリテーションを円滑に行い、セルフケアを自立に向けるために大切なことである。

評価の視点

- **感染の徴候について正しく理解し、それらの観察ができているか。**
- **清潔を保持する方法について具体的に計画されているか。**
- **高齢期の特徴をふまえた観察や介入となっているか。**

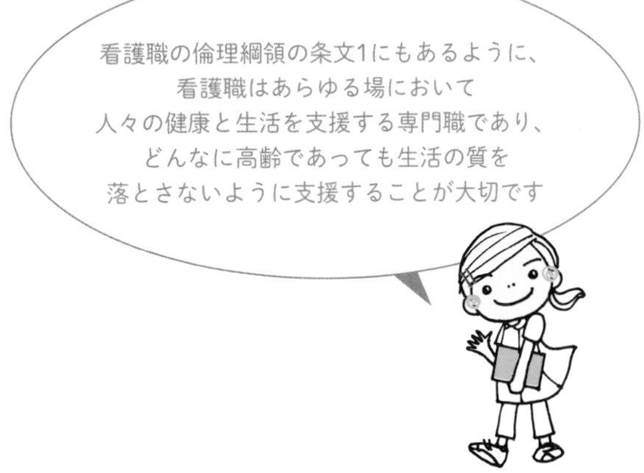

看護職の倫理綱領の条文1にもあるように、
看護職はあらゆる場において
人々の健康と生活を支援する専門職であり、
どんなに高齢であっても生活の質を
落とさないように支援することが大切です

〈略語〉

＊【LSS】lumbar spinal stenosis：腰部脊柱管狭窄症
＊【SLR】straight leg raising：下肢伸展挙上
＊【FNS】femoral nerve stretch：大腿神経伸展
＊【MRI】magnetic resonance imaging：磁気共鳴画像検査
＊【COPD】chronic obstructive pulmonary disease：慢性閉塞性肺疾患
＊【ADL】activities of daily living：日常生活動作
＊【CRP】C-reactive protein：C反応性タンパク
＊【WBC】white blood cell：白血球数

〈引用・参考文献〉

1. 竹島靖浩，中瀬裕之 編：特集 脊髄脊椎・末梢神経外科ことはじめ．脳神経外科 2021；49(6)：1173，1234，1271．
2. 日本整形外科学会診療ガイドライン委員会，腰部脊柱管狭窄症診療ガイドライン策定委員会 編：腰部脊柱管狭窄症診療ガイドライン2021(改訂第2版)．南江堂，東京，2021．
3. Verbiest H：A radicular syndrome from developmental narrowing of the lumbar vertebral canal. *J Bone Joint Surg* 1954；36-B(2)：230-237.
4. Arnoldi CC, Brodsky AE, Cauchoix J, et al：Lumbar spinal stenosis and nerve root entrapment syndromes. Definition and classification. *Clin Orthop* 1976；115：4-6.
5. Yabuki S. et al：Prevalence of lumbar spinal stenosis, using the diagnostic support tool, and correlated factors in Japan：a population-based study. *J Orthop Sci* 18：893-900，2013.
6. 二階堂琢也 他：腰部脊柱管狭窄症の国際分類．脊椎脊髄ジャーナル 2020；33(4)：343.
7. 菊地臣一，星加一郎，松井達也 他：腰椎疾患における神経性間欠跛行(第1報)分類と責任高位・部位診断．整形外科 1986；37：1429-1439.
8. 湯浅将人：腰部脊柱管狭窄症・腰椎変性すべり症．いま最新を知りたい人のための「超」まるごと脊椎(整形外科看護2021年春季増刊)，メディカ出版，大阪，2021：68-73.
9. T. ヘザー・ハードマン，上鶴重美，カミラ・タカオ・ロペス 原書編集，上鶴重美 訳：NANDA-I看護診断 定義と分類 2021-2023 原書第12版．医学書院，東京，2021：460，474.
10. 鈴木真智子：脊椎術後、退院後の生活について、どのような指導をしているの？.日ごろの“？”をまとめて解決 整形外科ナースのギモン，照林社，東京，2019：123
11. 大谷俊郎 監修：ゼロからわかる整形外科看護．成美堂出版，東京，2019.
12. 渡部欣忍 監修：プロフェッショナル・ケア整形外科．メディカ出版，大阪，2015.
13. 渡部欣忍 編：患者がみえる新しい「病気の教科書」かんテキ整形外科．メディカ出版，大阪，2019.
14. 長谷川素美：5．腰部脊柱管狭窄症．フローチャートでわかる整形外科疾患別看護マニュアル(整形外科看護2002年秋季増刊)，メディカ出版，大阪，2002：40-49.
15. 東元早智代：後方除圧術と後方除圧固定術の違いは何？.日ごろの“？”をまとめて解決 整形外科ナースのギモン，照林社，東京，2019：102-103.

白内障

はくないしょう

執筆
深田京子

患者紹介・学生の受け持ち

患者紹介

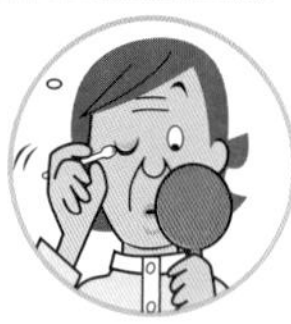

【氏名・年齢・性別】
Jさん、84歳、女性

【身長・体重】
153cm、58kg、BMI 24.8

【役割・職業・性格】
専業主婦。趣味の園芸サークル（週1回）や地域ボランティア活動に参加している。手先が器用ではなく、あわてんぼうなところがある。

【家族背景】
夫（88歳、無職、軽度の認知症あり、ADL*自立）と2人暮らし。長男（59歳、会社員、既婚。妻・パート勤務、高校生と中学生の子ども2人）は車で1時間の距離に在住。入院中、夫は長男家族の家で過ごす予定。

【主訴】
霧視・羞明・視力低下

【主要症状】
全体に霞みがかったようにぼやけて見える（霧視）、まぶしさ（羞明）を自覚

【主病名】
老人性白内障

【現病歴】
数年前から霞みを自覚していたが、ここ最近では自転車などでの外出が危なくなり、近医眼科を受診。本院を紹介され、白内障手術目的にて入院となった。

【既往歴】
高血圧、不眠症（眠前にマイスリーを服用）

【治療方針】
両眼白内障手術（水晶体超音波乳化吸引術＋眼内レンズ挿入術）。入院2日目に右眼白内障手術、入院4日目に左眼白内障手術を実施し、術翌日から術後点眼開始。術後経過良好であれば、入院7日目に退院予定（P.170**図9**参照）。

【看護方針】
予定どおりに白内障手術が受けられ、術後合併症が予防できるように、また術後点眼管理と日常生活上の注意事項を理解した状態で退院ができるように支援を行う。

学生の受け持ち

入院1日目から受け持ち、入院2日目が手術当日のため、1日目に術前・術後の計画を立案した。

【受け持ち時の状況】
術後、感染などの合併症を生じてはおらず、入院7日目に退院予定。

Part 1

看護に必要な疾患の基礎知識

疾患の定義、分類、病態、症状、検査・診断、治療、合併症などについて解説します。

定義・疫学

白内障とは、水晶体の透明性が障害され混濁（こんだく）が進行したものである。
水晶体の混濁は、加齢とともに徐々に進み、80歳代では、程度の差はあるが、70～80%の人に見られるようになる。
男性に比べ、女性のほうが罹患率が高い。
平成29年の厚生労働省の調査によると、年間100万人近くの人が白内障手術を受けている。年代別では、男女ともに70歳代が最も手術を受けている。
酸化ストレス、代謝障害などの複数の因子が発症に関連するほか、喫煙や紫外線なども危険因子とされている（**表1**）。

表1 白内障の危険因子

①喫煙
②紫外線（ultraviolet：UV）
③抗酸化薬および栄養
④薬物
⑤アルコール
⑥身体条件：BMI、糖尿病、放射線
⑦遺伝・その他

内堀由美子，永田万由美 編著，松島博之 医学監修：日ごろの"?"をまとめて解決 眼科ナースのギモン．照林社，東京，2020：4．より一部改変して引用

原因・病態

水晶体は、構成するタンパク質の規則正しい相互作用により透明性が保たれている。この大部分を占める可溶性（かようせい）タンパクであるクリスタリンが不溶化（ふようか）すると水晶体が混濁し、白内障の原因となる（**図1**、**図2**）。
クリスタリンの不溶化の原因には、キノイド説と酸化説の2つがある[1]。

水晶体は、加齢とともに形（厚くなる）、弾性（低下）、色調（黄色または白色）、透明性が変化する。
白内障には、加齢以外にも他の眼科疾患に伴って発症するものや、アトピー性皮膚炎、糖尿病など全身性の疾患に伴うもの、長期ステロイド投与による薬剤性のもの、外傷性のものなど、さまざまな原因がある。

図1 白内障の眼

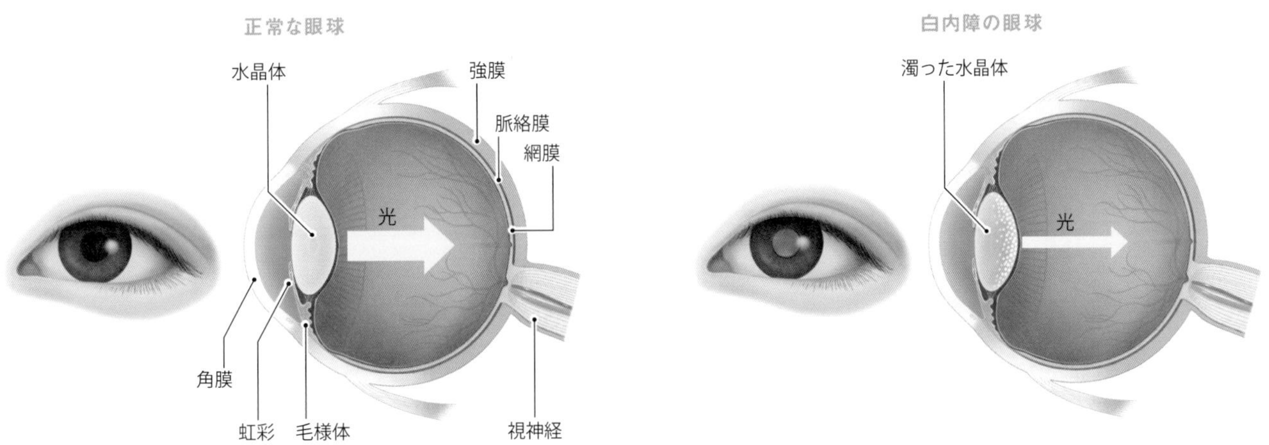

白内障

疾患の基礎知識

図2 水晶体の構造

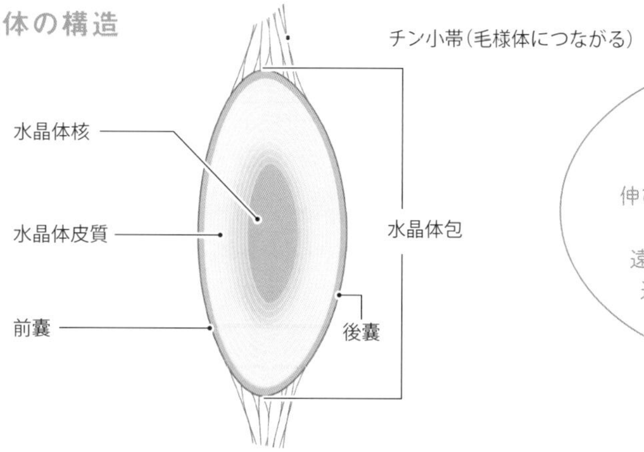

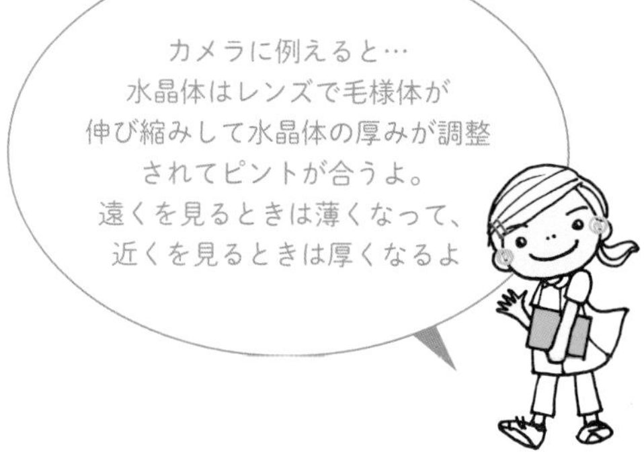
カメラに例えると…
水晶体はレンズで毛様体が
伸び縮みして水晶体の厚みが調整
されてピントが合うよ。
遠くを見るときは薄くなって、
近くを見るときは厚くなるよ

症状

おもな症状として、視力低下、霧視(霧がかかったようにかすんで見える)、羞明(まぶしく感じる)、複視(二重三重にだぶって見える)、色の識別困難(青色系が見えづらく、黄色系が見えやすくなる)、眼精疲労などが生じる。

水晶体の混濁瞳孔領域にかかっているとグレア(強い光を見たときにギラギラとまぶしく見える症状:太陽光や車のヘッドライトで見えにくさを感じる)やハロー(光の周囲に輪がかかって見える症状)といった症状が出現する。

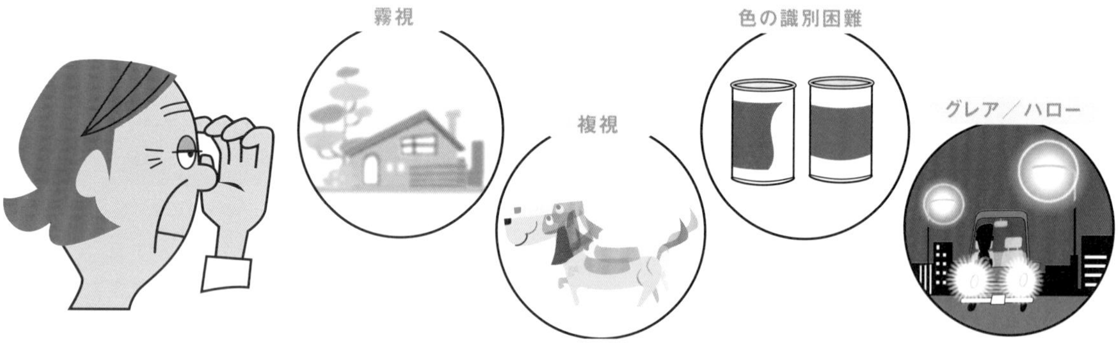

検査・診断

白内障の治療方針や手術により視機能の改善があるかどうかを予測するためには、混濁の部位・程度、視機能障害の程度、他の眼科疾患の有無を評価することが重要である。

- 混濁の部位・程度:細隙灯顕微鏡検査(直接照射法、徹照法)
- 視機能障害の程度:視力検査、屈折検査、コントラスト感度
- 他の眼科疾患の有無:眼圧検査、眼底検査(網膜表面を観察する検査)、光干渉診断法(OCT*:近赤外線を眼底に照射し、網膜の断面を画像化した検査)、角膜内皮細胞検査、眼軸長検査(眼内レンズの度数を決める)

分類

老人性白内障では部位別に皮質白内障(皮質の混濁)、核白内障(核の混濁)、囊下白内障(水晶体包と皮質の間の混濁)の3つの型に分類される[2]。囊下白内障は、混濁を認める部位によって前囊下白内障と後囊下白内障の2つに分けられる(**図3**)。このほか、病期による分類(**表2**)がある。

なお、白内障には老人性白内障を含む後天性のほか、先天性のものも存在する(**表3**)。

図3 部位による分類

前嚢下白内障	皮質白内障	核白内障	後嚢下白内障
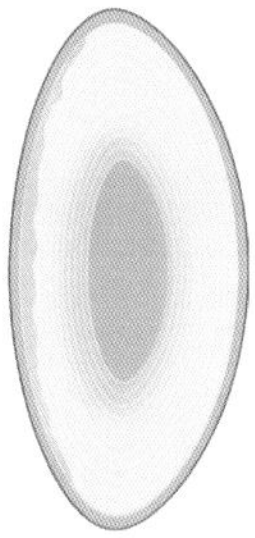	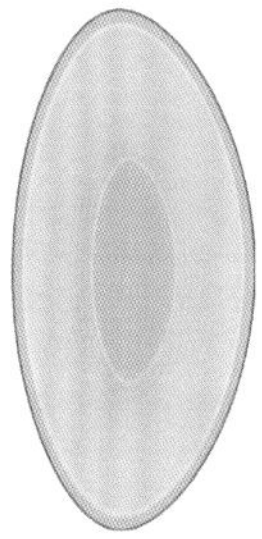	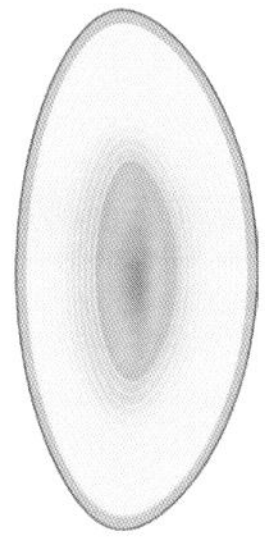	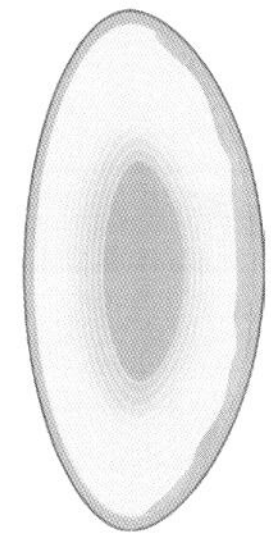
水晶体前嚢下に石灰化した混濁が生じる	水晶体皮質部にくさび状の混濁が生じる	水晶体の中心部の核部分が混濁、進行に伴い色の変化(白→黄→橙→茶→黒)と硬化が生じる	水晶体後嚢の手前に混濁が生じる

表2 病期による分類

初発白内障	ごく軽度で部分的な混濁がある状態
未熟白内障	混濁範囲が拡大しているが、透明な部分も残存している状態
成熟白内障	全体が完全に混濁している状態
過熟白内障	皮質・核が萎縮硬化を起こし、前嚢に皺を認める状態

医療情報科学研究所 編：病気がみえる vol.12 眼科. メディックメディア, 東京, 2019：167. を参考に作成

表3 原因による分類

先天性	遺伝性	ダウン症候群、マルファン症候群
	代謝異常	ガラクトース血症、ホモシスチン尿症
	母子感染	風疹、トキソプラズマ
後天性	加齢性	老人性
	薬物性	副腎皮質ステロイド、向精神薬など
	外傷性	打撲、穿孔性眼外傷など
	全身疾患に伴うもの	アトピー性皮膚炎、糖尿病など
	物理化学的傷害	紫外線、赤外線、放射線など
	併発性	ぶどう膜炎、眼内炎、緑内障、網膜疾患(網膜剥離)など

治療

薬物療法

水晶体のタンパク質変性抑制、代謝改善によって進行を遅らせるために点眼薬による薬物療法が行われる(**表4**)。しかし、白内障の進行を遅らせる可能性はあるが水晶体の混濁を取り除くことはできない(進行抑制)。

手術療法

混濁した水晶体を取り除き(水晶体摘出法)、人工の水晶体(眼内レンズ[IOL*]、**表5**、P.160**図4**)を挿入することにより、視力の回復が見込める。

- 水晶体嚢内摘出術(ICCE*)：水晶体を嚢ごと取り出す。
- 水晶体嚢外摘出術(ECCE*)：前嚢の一部と後嚢を残し、水晶体の核と皮質を取り出す。
- 水晶体超音波乳化吸引術(PEA*)：前嚢の一部と後嚢を残し、水晶体の核を乳化破砕し吸引する(P.160**図5**)。白内障手術の第一選択である。

表4 点眼治療薬

ピレノキシン(商品名：カタリン)	水晶体の不溶性タンパク質の増加を抑制
グルタチオン(商品名：タチオン)	水晶体の透明性を保持する

表5 眼内レンズの種類

単焦点レンズ	焦点が合う距離が1つ
多焦点レンズ	焦点が合う距離が2つ以上
トーリックレンズ	屈折を矯正する球面レンズに乱視を矯正する円柱レンズを付加したもの
着色レンズ	黄色に着色されたレンズ(紫・青色光の透過を抑制)
非球面レンズ	球面収差を補正し、周辺部を通過する光と中心近傍を通過する光が同じ焦点に結像するようにしたもの

医療情報科学研究所 編：病気がみえる vol.12 眼科. メディックメディア, 東京, 2019：172. を参考に作成

図4 眼内レンズの種類と見えかた

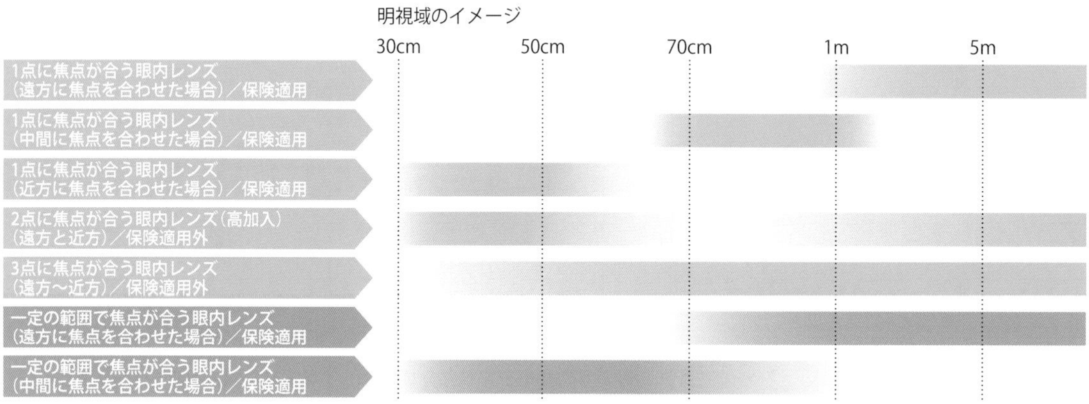

荒井宏幸 監修：様々な眼内レンズの種類と見え方．参天製薬，2020（患者説明用パンフレット）．より一部抜粋して引用

図5 水晶体超音波乳化吸引術（PEA）＋眼内レンズ（IOL）挿入術

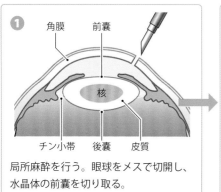

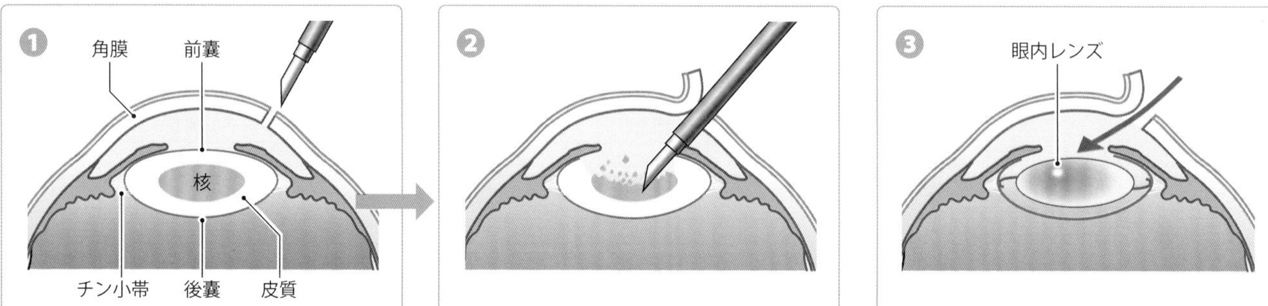

1 局所麻酔を行う。眼球をメスで切開し、水晶体の前嚢を切り取る。

2 超音波で、水晶体の核と皮質を砕いて吸引する（後嚢とチン小帯は残す）。

3 後嚢のなかに、眼内レンズ（IOL）を挿入する。

合併症

術後合併症で一番注意が必要なのは、術後感染である。そのため術前3日前から術眼に抗菌薬の点眼が開始され、術後は翌日からは副腎皮質ステロイド薬や非ステロイド性抗炎症薬（NSAIDs*）の点眼が開始される。手術後1〜3か月継続となる。

そのほか、時期によって**表6**のような合併症がある。

表6 白内障手術で起こりうる術後合併症

	合併症（時期）	概要	症状	治療
術後早期合併症	眼圧上昇 （術直後より）	術中に用いた粘弾性（ねんだんせい）物質や水晶体皮質の残存、炎症などにより、一過性の眼圧の上昇がみられることがある。	頭痛、眼痛、悪心・嘔吐	状況により眼圧を下げるために、点眼や内服を行う。
	眼内炎 （術後1〜2週間以内）	術中・術後における眼表面の細菌感染。	急激な視力低下、眼痛、充血、眼脂、眼瞼浮腫	眼内炎の場合、失明する危険性があるため、緊急に治療（手術、抗菌薬の投与）を行う必要がある。
術後後期合併症	後発白内障 （術後1年半〜2年）	残存上皮細胞が、増殖、遊走、分化することで混濁を生じる。	視力低下、霧視、羞明	YAG（ヤグ）*レーザーで切除すると回復する。
	眼内レンズの偏位 （術後5〜10年頃）	眼内レンズの位置がずれること。	視力低下、霧視	再手術が適応される。

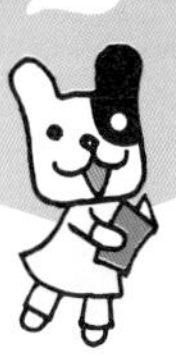

アセスメント力がつく ヘルスアセスメント

高齢者と家族の身体面・生活面・心理面・社会面のアセスメント項目と根拠を解説します。

1 現在に至るまでの経過

- これまでの眼科疾患の有無や治療内容と現病歴
- その他疾患の既往歴（特に前立腺肥大やアトピー性皮膚炎など）や入院歴・手術歴
- アレルギーの有無（点眼薬、リドカイン塩酸塩［商品名：キシロカイン］、ヨード、アルコール、ゴムなど）
- 内服薬、点眼薬の有無

アセスメントの根拠

入院歴や手術歴を聴取することにより、入院や手術に対する心理的ストレスについての指標となる。

入院生活、処置や手術がアレルギー症状出現によって中断されることがないように聞き取る必要がある。

内服薬については、前立腺肥大の薬（タムスロシン［商品名：ハルナール］、シロドシン［商品名：ユリーフ］など）を内服している場合、虹彩がふにゃふにゃになり（IFIS*：術中虹彩緊張低下症候群）、手術の難易度が高まる。また、せん妄の原因となる薬剤なども把握する必要がある。

2 視覚状況

術前

- 視覚的自覚症状
- 視力検査などの眼科検査所見
- その他の眼科疾患の有無や治療内容
- メガネ、コンタクトレンズの使用の有無

術後

- 眼内レンズの種類（単焦点・多焦点）

アセスメントの根拠

術後、一時的に眼帯を装着し遮蔽されることで視覚不良となる（**下図**）。高齢者にとってADL*の低下や心理的不安が大きくなると思われるため予測する必要がある。

術後の視覚や退院後（2週間～2か月）の視力が安定した時期など、それぞれに合った生活上の注意事項を説明する必要がある。

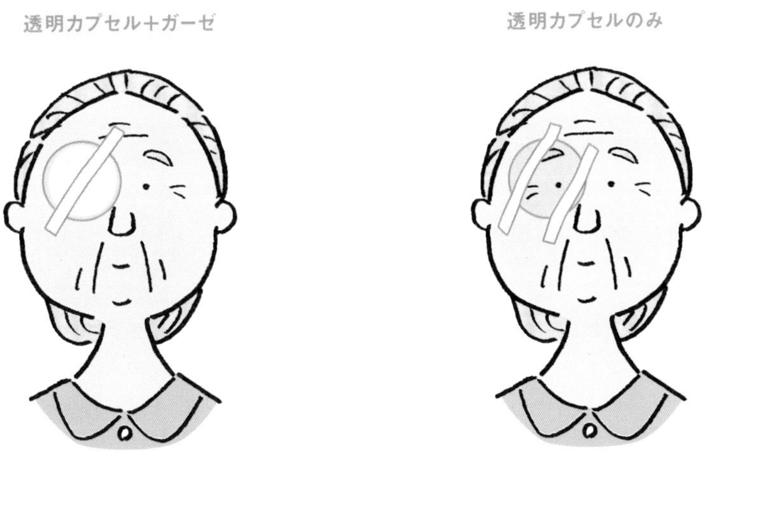

3 心理状況

白内障に関する知識
白内障手術についての理解度・恐怖心（局所麻酔のため）
性格
表情・言動
睡眠状況
睡眠薬の使用状況

アセスメントの根拠

両眼白内障手術の入院は、短期間の入院生活の間に2回手術を行い、術後点眼を自己管理できるように点眼手技の獲得や点眼についての知識の習得が必要となる。

高齢者にとって、環境の変化や日々変わる点眼内容により混乱（せん妄）をまねくおそれがあるため、十分な観察と支援が必要となる。

局所麻酔で行われることが多いが、不安が強い場合や認知症、パーキンソン病などの不随運動で指示に従えなければ全身麻酔に変更されることもある。

4 自己管理能力

認知機能の状況
内服薬管理状況
点眼手技獲得状況
点眼薬についての理解度（用法、管理方法など）
白内障に関する知識・理解度、治療に対する意欲
家族・周囲の支援者の白内障に関する知識・理解度、協力体制
社会資源の活用状況

アセスメントの根拠

術後合併症の感染を起こさないためには、術後の点眼管理が非常に重要となってくる。

白内障患者の多くは高齢者であるため、加齢による身体機能の低下など、さまざまな疾患をもっていることが多く、術後合併症のリスク要因や自己管理能力について把握することが重要となる。術後点眼は術後1～3か月程度必要なため、自己管理できない場合は家族・周囲の支援者の状況を早期に確認し援助する必要がある。

5 生活状態・役割

家族構成
家族内での役割（家事）
生活スタイル
趣味
職業
ADL

アセスメントの根拠

術後合併症が起こらないように、入院までの生活状況を把握し、個々に合った退院後の日常生活についての注意事項を指導する必要がある。

6 眼の観察

自覚症状（眼痛・瘙痒感など）
充血
眼脂
視覚状況

アセスメントの根拠

入院により初めて使う点眼薬などのアレルギー症状の出現や、術前術後の異常の早期発見を行うことで、スムーズに手術を受けることができ、早期術後合併症の発見につながる。予後にも影響することがあるため、目の観察は非常に重要である。

Part 3

アセスメント時点での患者さんの全体像

アセスメント時点（現時点）での高齢者の全体像を、イラスト中心にまとめます。

1 患者さんの思っていること

「手術がうまくいって、よく見えるようになりたい」
「よく見えるようになったら、お花の本を読んだり、いろいろきれいなお花を植えたいです」
「退院したら、ガーデンハウスめぐりの旅行と温泉に行きたいです」
「お産以外に入院をしたことがないので、緊張しています」

2 患者さんの生活に関すること

「88歳の夫（軽度の認知症）と2人暮らし。家事全般は、私がしています。買い物は歩いて10分の近所のスーパーに、夫と2人で行きます」
「重たいお米や調味料は、月に1回程度、長男が買い物に連れて行ってくれます」
「退院してからも、毎朝ちゃんとお化粧がしたいです。体は元気なんだし、身だしなみはきちんとしていたいもの」

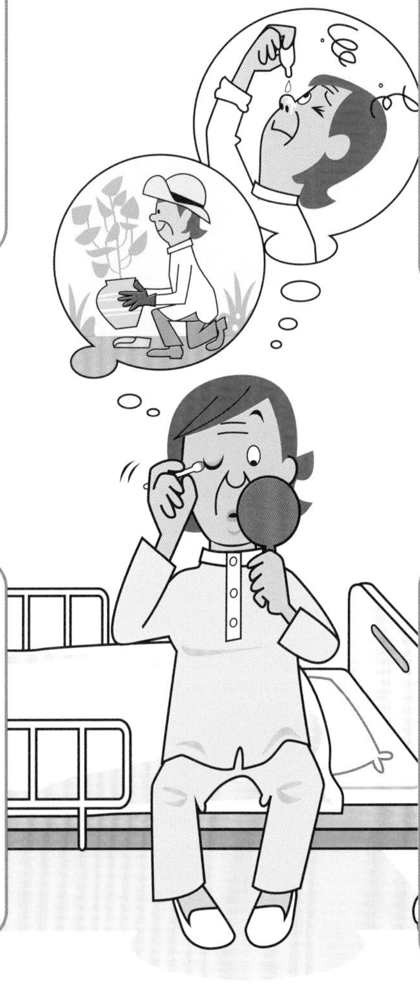

3 患者さんの人生に関すること

「息子夫婦の世話にはなりたくないです。夫と2人でぼちぼち身の回りのことが自分たちでできて、普通の日常生活を送ることができたらいいです」
「あとは、趣味の園芸が楽しめたらいいかな」

4 病気に関すること

「無事に手術が成功しますように。目薬がすごく苦手で、家に帰ったら、ちゃんと目薬ができるか心配です」
「目薬と目薬の間を3分も空けないといけないんですね。ちゃんと待てるかしら。息子からは『母さんはあわてんぼうだから…』と心配されています」

現在利用している社会資源

ADL自立、要介護認定未申請。

看護診断につなげる関連図

関連図を書くことで、アセスメントした内容を整理し、看護診断を明らかにします。

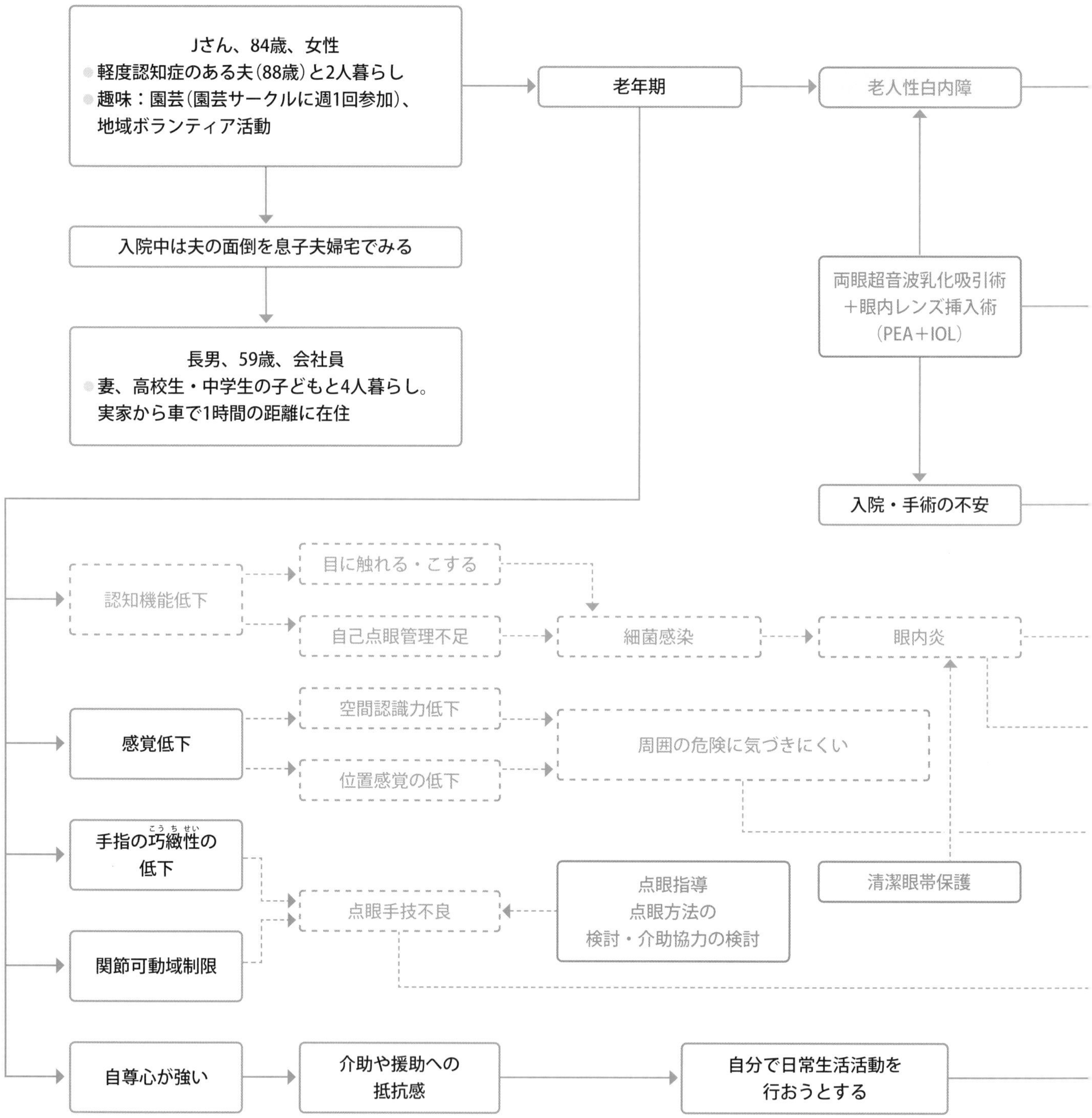

凡例　実在する状態　潜在する状態　治療・ケア　看護診断　合併症　関連（実在）　関連（潜在）

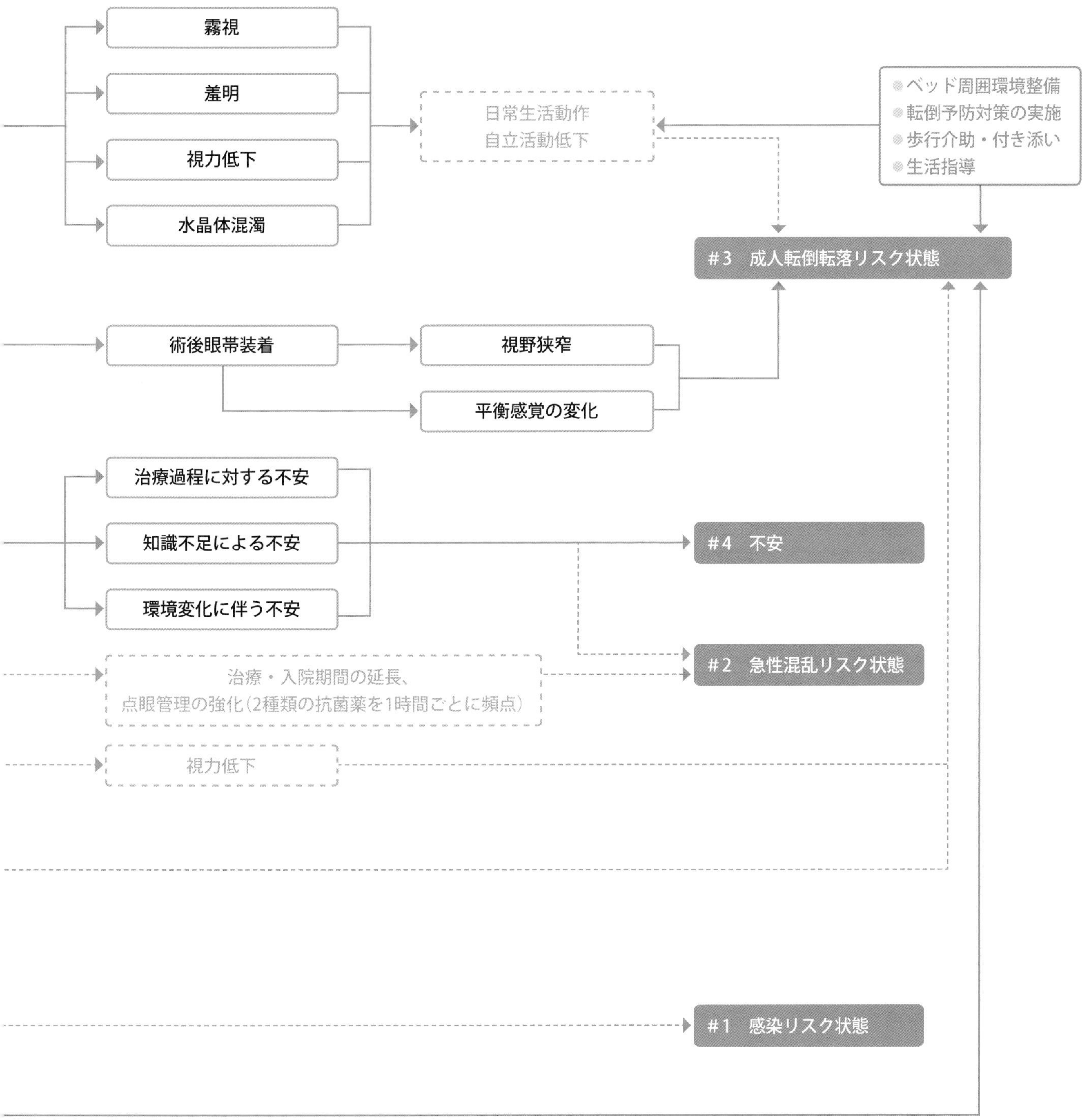

Part 5

看護診断と根拠

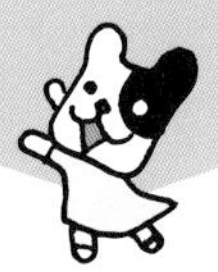

明らかになった看護診断に優先順位をつけて根拠を示します。

No	看護診断	根拠
#1	点眼管理不良、術後合併症、日常生活上の注意事項についての知識不足に関連した**感染リスク状態**※1	入院初日に点眼手技確認をしたところ、目薬が苦手で目薬の先がまぶたに触れたり、また点眼薬を流し込みしており、感染のリスクがある。 少しあわてんぼうなところがあり、点眼薬の選択間違いをする可能性がある。 退院後は、園芸や旅行などの感染のリスクが高い行動計画を立てており、生活上の注意事項を指導する必要がある。
#2	高齢、入院による環境の変化に関連した**急性混乱リスク状態**※2	高齢であり、睡眠導入剤を内服している。さらに入院による環境の変化、手術が施行されるたびに術後点眼の内容が変更されることなどにより混乱をきたしやすい状況が考えられるため、せん妄に注意していく必要がある。
#3	高齢、入院による環境の変化、術後眼帯装着による視覚不良に関連した**成人転倒転落リスク状態**※3	高齢者にとって不慣れな環境が、転倒リスクの要因となる。 術後は眼帯の装着やレンズ挿入により、日々見えかたが変化し遠近感に適応しにくいことによる転倒・転落のリスクがある。
#4	手術に対する知識不足・予後に関連した**不安**※4	初めての入院・手術であること、局所麻酔であることに加え、術後の経過や視力予後に対する不安がある。

※1　定義：病原体が侵入して増殖しやすく、健康を損なうおそれのある状態[3]
※2　定義：短期間に発症し、意識・注意・認知・知覚の可逆性障害が起こりやすく、健康を損なうおそれのある状態[3]
※3　定義：成人がうっかりして、地面や床などの低い高さのところに着地する事故を経験しやすく、健康を損なうおそれのある状態[3]
※4　定義：漠然とした差し迫った危険・大惨事・不運を予期するような、広範な脅威に対する情動反応[3]

Part 6

根拠に基づいた看護計画

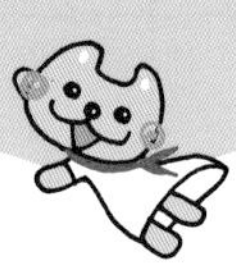

看護診断の優先度の高い＃1～2の期待される成果、看護計画と根拠を示します。

#1 点眼管理不良、術後合併症、日常生活上の注意事項についての知識不足に関連した感染リスク状態

期待される成果（長期目標）	●退院後も点眼が自己で管理（1～3か月程度）することができる。 ●感染徴候や日常生活上の注意事項を理解することができる。
期待される成果（短期目標）	●点眼前に手を清潔にすることができる。 ●点眼手技を獲得することができる。 ●点眼表について理解することができる（用法）。 ●点眼時の注意事項（続けて点眼するときは3～5分空けること、同じ点眼薬を使用するときは2時間以上あけること）について理解することができる。 ●点眼剤の保管方法について理解することができる。 ●手術後の合併症について理解することができる。

観察計画 O-P

看護計画	根拠・留意点
❶眼の感染徴候について観察する ●眼の観察（眼痛・充血・眼脂） ●眼ガーゼの汚染状況（性状）	●免疫力が衰えている高齢者にとって、感染徴候を早期に発見することで、眼内炎などの合併症の予防につなげることが大切である。
❷点眼手技の確認 ●流し込みの有無	●眼の周囲にこぼれたものを無理に流し込むと、皮膚の常在菌などが入り込み感染のリスクが高くなる。
●上眼瞼（じょうがんけん）を引き上げていないか	●白内障では傷口を縫合しないため上眼瞼を引き上げることにより、眼球を圧迫し創部への負担がかかり感染のリスクが高くなる。
●点眼補助具の使用の有無	●点眼補助具（P.168**図6**）を使用することにより、目と点眼薬との距離を保つことができ、突き刺し防止や、握力の弱い高齢者にとって点眼のやりやすさにつながる。
❸点眼の用法・用量についての理解度	●点眼剤によって、用法・用量が違うため、効果的な薬剤の用法・用量を理解する必要がある。
❹点眼表の使用状況 **❺眼帯の使用状況**	●混乱することなく確実な点眼が行えるように点眼表を活用する必要がある（P.168**図7**）。
❻術後の状況に対する認識と理解度	●術後の視覚変化により、遠近感がわかりにくいなど、転倒につながる可能性がある。
❼バイタルサイン **❽術前検査所見（採血結果）** **❾既往歴やその他の眼科疾患**	●術後の経過に影響を与える因子の有無を明確にする必要がある。
❿趣味・仕事など退院後の生活の予定	●退院後の日常生活で感染のリスクのある行動を把握することによって、個別性のある注意事項を説明することができる。
⓫点眼前の手洗い・手指消毒の状況	●感染予防行動を理解し実施できているか確認する必要がある。

	看護計画	根拠・留意点
ケア計画 C-P	❶点眼表の作成(術前・術後)	● 両眼を手術する場合、入院2日目と4日目に片眼ずつ手術をするため術後点眼の内容が変わる。そのため、認知機能や理解力に合わせて点眼表を作成する必要がある。状況によっては、術前から使用することも考慮が必要である。
	❷点眼介助または見守り ❸必要時、眼帯装着介助	● 点眼手技が不良の場合は看護師の状況に合った介入が必要となる。また、退院後の他者による点眼管理方法について検討する必要がある。
教育計画 E-P	❶点眼手技の指導 ❷点眼薬の種類と効果、副作用についての説明 ❸点眼表の使用方法についての説明 ❹眼帯・カプセル眼帯の必要性と使用方法についての説明	● 点滴手技の習得度合いによって、仰臥位拳骨法(げんこつほう)などの指導も検討する(**図8**)。
	❺術後の保清制限についての説明	● 洗髪・洗顔は、術後4日目から開始となる。
	❻感染予防の必要性についての説明 ● 術眼を圧迫しないこと	
	❼日常生活上の注意事項の説明	● Jさんは、退院後に園芸サークルの友人と温泉旅行やベランダのプランターの植え替えを計画している。 ● 退院後の生活について聞き取り、感染につながる行動を把握することが大切である。 ● 女性は、お化粧、アイメイクや毛染め、パーマについても注意する。 ● とくに、公共での入浴・プールなどの水や、園芸・家庭菜園などの土壌の菌による感染は要注意である。状況によっては、ゴーグルや保護メガネを使用し、風や埃・紫外線からも眼を守ることが必要である。また、入浴や運動などで汗が目に入ることも避けたほうがよい。
	❽手洗い・手指消毒についての説明	● 点眼実施前に手を清潔にすることは大切である。

図6 点眼補助具の例

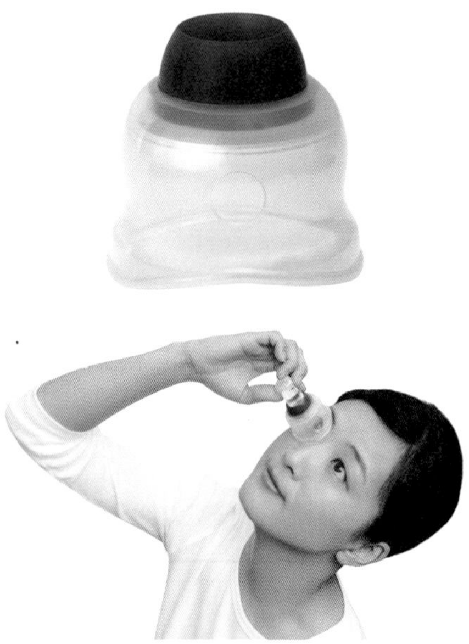

らくらく点眼(画像提供：川本産業)

図7 点眼表の例

入院3日目・
右眼術翌日〜入院4日目・
左眼術直前まで

点眼表

(入院3日目・右眼術翌日〜入院4日目・左眼術直前まで)

点眼薬	●	●	●	
	モキシフロキサシン	サンベタゾン	ブロナック	
左・右	両	右	右	
10時頃	●	●	●	
13時頃	●	●		
17時頃	●	●		
20時頃	●	●	●	

・同じタイミングで複数の点眼を行うときは、3分以上間隔をあけてください

入院5日目・左眼術翌日～入院6日目まで

点眼表

（入院5日目・左眼術翌日～入院6日目まで）

点眼薬	●	○	◉	
	モキシフロキサシン	サンベタゾン	ブロナック	
左・右	両	両	両	
10時頃	●	○	◉	
13時頃	●	○		
17時頃	●	○		
20時頃	●	○	◉	

・同じタイミングで複数の点眼を行うときは、3分以上間隔をあけてください

→

退院当日～

点眼表

（退院当日～）

点眼薬	●	○	◉	
	モキシフロキサシン	0.1% フルメトロン	ブロナック	
左・右	両	両	両	
	●	○	◉	
	●	○		
	●	○		
	●	○	◉	

・点眼の時間は2時間以上あけてください
・点眼薬と点眼薬のあいだは3分以上あけてください
・フルメトロンはよく振ってから使用してください

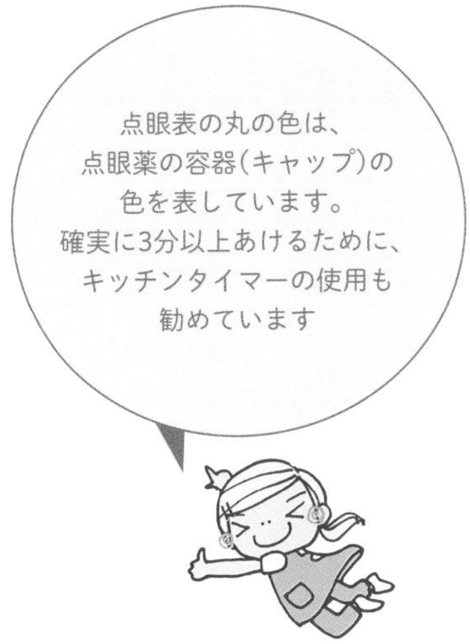
点眼表の丸の色は、
点眼薬の容器（キャップ）の
色を表しています。
確実に3分以上あけるために、
キッチンタイマーの使用も
勧めています

図8 仰臥位拳骨法

- 拳骨にした人差し指の第2関節で下眼瞼を引き下げ、その上に利き手をのせて点眼する
- 利き手が固定されるのでふらつかずに点眼できる

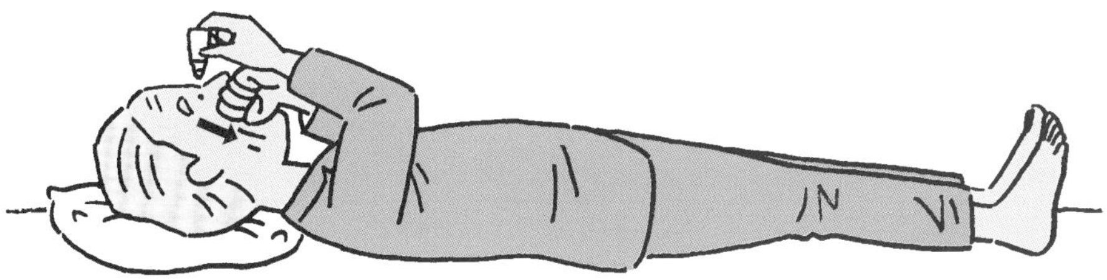

#2 高齢、入院による環境の変化に関連した急性混乱リスク状態

期待される成果（長期目標）	● せん妄を発症することなく過ごすことができ退院できる。
期待される成果（短期目標）	● 昼夜逆転することなく、十分な睡眠を確保することができる。 ● 脱水にならないように、適宜水分補給ができる。

	看護計画	根拠・留意点
観察計画 O-P	❶表情・言動 ❷日中活動状況・睡眠状況 ❸眼痛の有無・程度 ❹手術に対する理解度・言動	●せん妄の症状として、目線が合わない、ぼんやりしている、話のつじつまが合わない、幻覚が見える、怒りっぽくなったりするなどがある。変化を早期に見つけることは大切である。 ●手術に対する不安や緊張は心理的なリスク要因である。
ケア計画 C-P	❶現実見当識を促す ●時計やカレンダーの設置 ❷適切な照明と快適な睡眠状況の提供 ❸脱水の予防 ●適切な補液、水分摂取 ❹適切な室温調節 ❺安全で安心のできる環境の提供 ●危険物の除去 ●眼鏡、補聴器の使用 ❻せん妄を惹起させる薬剤について確認 ❼決まった時間での点眼実施	●場所や時間の感覚を取り戻すことで、せん妄予防につなげることができる。 ●脱水は、せん妄を悪化させる要因となる。 ●高齢者は体液量が少なく、また口渇感などの自覚症状に乏しいため注意が必要である。 ●Jさんは不眠症があり、毎晩マイスリーを内服しており、せん妄を起こすリスクがある。 ●決まった時間に点眼をすることで、生活のリズムをつけることができる。
教育計画 E-P	❶せん妄について本人や家族に説明 ❷両眼白内障手術予定表(クリニカルパス、図9)に沿って入院計画を説明	●高齢者は、せん妄のリスクが高いことを説明し、注意を促す必要がある。 ●環境への適応の障害となる因子を見出し、早期に適応できるようにオリエンテーションを行う。 ●予測された入院生活を理解することで、スムーズに適応することができる。

図9 両眼白内障手術予定表(クリニカルパス)の例

両眼白内障手術予定表

	月　日(火)	月　日(水)	月　日(木)	月　日(金)	月　日(土)	月　日(日)	月　日(月)
	入院日	**①(　)眼手術当日**		**②(　)眼手術当日**			**退院日**
点眼	両眼モキシフロキサシン点眼継続 ※その他点眼がある場合は看護師より説明あり	術直前までは両眼継続 術後は②(　)眼のみ継続	**①(　)眼** 術後点眼開始 ・モキシフロキサシン ・サンベタゾン ・ブロナック	術直前までは両眼継続 術後は①(　)眼のみ継続	**両眼** 術後点眼開始 ・モキシフロキサシン ・サンベタゾン ・ブロナック	点眼表通りに継続	退院後 点眼表通りに継続 ・モキシフロキサシン ・フルメトロン ・ブロナック
眼帯	①(　)眼	ガーゼと透明カプセル翌日診察まで装着	終日 透明カプセルのみ装着	就寝時 透明カプセルのみ装着	透明カプセル不要	透明カプセル不要	両眼 透明カプセル不要
	②(　)眼			透明カプセルとガーゼは翌日診察まで装着	終日 透明カプセルのみ装着	就寝時 透明カプセルのみ装着	
清潔	シャワー浴・洗髪・洗顔可能	シャワー浴・洗髪・洗顔禁止	首下 シャワー浴のみ可能	シャワー浴・洗髪・洗顔禁止 *ドライシャンプーは不可	首下 シャワー浴のみ可能 *ドライシャンプーは不可	首下 シャワー浴のみ可能 *ドライシャンプーは不可	
説明指導	・入院療養計画書 ・薬剤師による内服確認 ・病棟看護師・手術看護師による手術前オリエンテーション	**手術前** 術前処置のため、病室内待機 **手術後** 安静時間、術後注意点の説明	術後から開始となる点眼説明、清潔について説明	**手術前** 術前処置のため、病室内待機 **手術後** 安静時間、術後注意点の説明	術後から開始となる点眼説明、清潔について説明	**〈退院指導実施〉** ・退院療養計画書 ・退院後の点眼、退院後の留意点について説明 ・次回外来受診	保清 制限なし

Part 7

評価

実施した看護計画を評価する際の視点を解説します。

- 退院後の感染予防は絶対である。
- 点眼管理について、短期間の入院期間で自己か他者の介入が必要なのか的確に判断し、自己管理で退院であれば、点眼手技や点眼の用法・容量の理解度などを十分にアセスメントし、自尊心を否定しないよう個人に合った指導を行うことが大切である。
- 他者による介入が必要であれば、支援者の確認や介護保険など社会資源の活用を検討することとなる。
- 退院後は、退院後の生活への思いや、生活習慣やライフスタイルにおいて注意が必要な行動を聞き取りアセスメントし、予防行動ができるように指導を行うことも大切である。
- 短期間の入院において、予定どおり両眼の手術を受け退院できるようにするためにも、入院中にせん妄が起こらないようにアセスメントし、環境を整えることや簡単なわかりやすいオリエンテーションや指導を行うことが大切となる。

評価の視点

- **正しい点眼手技が獲得できているか。**
- **点眼の用法・容量を理解し、自己管理ができるか。**
- **術後の注意事項を理解しているか。**
- **退院後の日常生活についての不安や疑問を表出し、注意事項を理解しているか。**
- **せん妄症状がみられていないか。**

〈略語〉

＊【ADL】activities of daily living：日常生活動作
＊【OCT】optical coherence tomography：光干渉診断法
＊【ICCE】intracapsular cataract extraction：水晶体嚢内摘出術
＊【ECCE】extracapsular cataract extraction：水晶体嚢外摘出術
＊【PEA】phacoemulsification and aspiration：水晶体超音波乳化吸引術
＊【NSAIDs】non-steroidal anti-inflammatory drugs：非ステロイド性抗炎症薬
＊【YAG】Yttrium Aluminum Garnet：イットリウム・アルミニウム・ガーネット
＊【IFIS】intraoperative floppy iris syndrome：術中虹彩緊張低下症候群

〈引用・参考文献〉

1. 医療情報科学研究所 編：病気がみえる vol.12 眼科．メディックメディア，東京，2019：116-174.
2. 井上智子，窪田哲朗 編：病期・病態・重症度からみた疾患別看護過程＋病態関連図 第4版．医学書院，東京，2020.
3. T. ヘザー・ハードマン，上鶴重美，カミラ・タカオ・ロペス 原書編集，上鶴重美 訳：NANDA-I看護診断 定義と分類 2021-2023 原書 第12版．医学書院，東京，2021：308，395，460，474.
4. 山口瑞穂子，関口恵子 監修：疾患別看護過程の展開．学習研究社，東京，2008.
5. 工藤綾子，湯浅美千代 編：エビデンスに基づく老年看護ケア関連図．中央法規出版，東京，2019.
6. 日本眼科医会：目についての健康情報．https://www.gankaikai.or.jp/health/48/index.html(2022/11/22アクセス)
7. ナース専科WEB編集部：老年看護 高齢者の特徴、アセスメントとケア、看護計画．https://knowledge.nurse-senka.jp/500454(2022/11/27アクセス)
8. ナースのヒント：高齢者の看護計画 特徴・役割と看護過程・看護目標の3つの大切なこと．https://j-depo.com/news/senior-citizens.html(2022/11/27アクセス)

資料 高齢者の自立度判定基準

障害高齢者の日常生活自立度（寝たきり度）判定基準

ランク		判定基準
生活自立	J	何らかの障害等を有するが、日常生活はほぼ自立しており独力で外出する 1. 交通機関等を利用して外出する 2. 隣近所へなら外出する
準寝たきり	A	屋内での生活は概ね自立しているが、介助なしには外出しない 1. 介助により外出し、日中はほとんどベッドから離れて生活する 2. 外出の頻度が少なく、日中も寝たり起きたりの生活をしている
寝たきり	B	屋内での生活は何らかの介助を要し、日中もベッド上での生活が主体であるが、座位を保つ 1. 介助なしで車椅子に移乗し、食事、排泄はベッドから離れて行う 2. 介助により車椅子に移乗する
	C	1日中ベッド上で過ごし、排泄、食事、着替えにおいて介助を要する 1. 自力で寝返りをうつ 2. 自力では寝返りもうたない

※判定にあたっては、補装具や自助具等の器具を使用した状態であっても差しつかえない。

厚生省：「平成3年11月18日老健第102-2号 厚生省大臣官房老人保健福祉部長通知」. より引用、一部改変

認知症高齢者の自立度判定基準

ランク	判定基準	見られる症状・行動の例
Ⅰ	何らかの認知症を有するが、日常生活は家庭内及び社会的にほぼ自立している。	
Ⅱ	日常生活に支障を来すような症状・行動や意思疎通の困難さが多少見られても、誰かが注意していれば自立できる。	
Ⅱa	家庭外で上記Ⅱの状態が見られる。	たびたび道に迷うとか、買い物や事務、金銭管理などそれまでできたことにミスが目立つ等
Ⅱb	家庭内でも上記Ⅱの状態が見られる。	服薬管理ができない、電話の対応や訪問者との対応などひとりで留守番ができない等
Ⅲ	日常生活に支障を来すような症状・行動や意思疎通の困難さがときどき見られ、介護を必要とする。	
Ⅲa	日中を中心として上記Ⅲの状態が見られる。	着替え、食事、排便・排尿が上手にできない・時間がかかる、やたらに物を口に入れる、物を拾い集める、徘徊、失禁、大声・奇声を上げる、火の不始末、不潔行為、性的異常行動等
Ⅲb	夜間を中心として上記Ⅲの状態が見られる。	ランクⅢaに同じ
Ⅳ	日常生活に支障を来すような症状・行動や意思疎通の困難さが頻繁に見られ、常に介護を必要とする。	ランクⅢに同じ
M	著しい精神症状や問題行動あるいは重篤な身体疾患が見られ、専門医療を必要とする。	せん妄、妄想、興奮、自傷・他害等の精神症状や精神症状に起因する問題行動が継続する状態等

厚生労働省：「認知症高齢者の日常生活自立度」Ⅱ以上の高齢者数について. より引用

2

老年期に多い症状の標準看護計画

CONTENTS

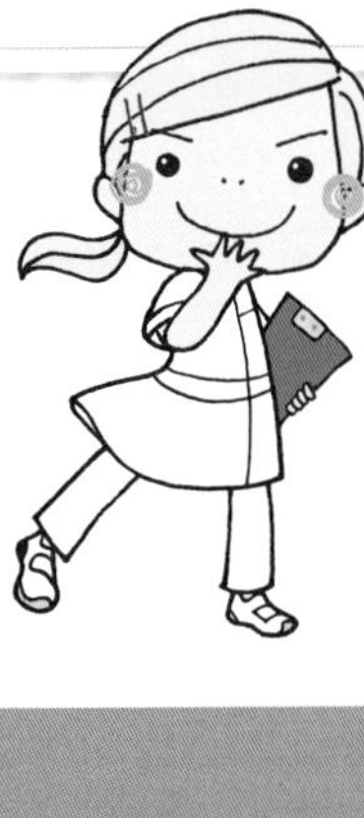

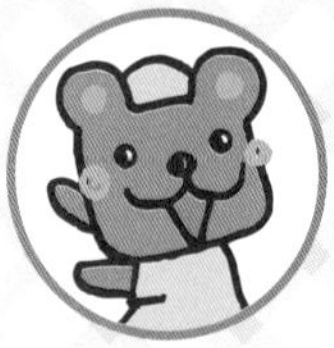

摂食嚥下障害

佐藤真理

摂食嚥下障害とは

高齢者は加齢に伴う嚥下機能の低下によって食べる力が衰えます。むせ、湿性嗄声、食事摂取量低下、食事時間の延長、体重減少といった症状を認めた場合、摂食嚥下障害の可能性があります。摂食嚥下障害は誤嚥による肺炎や窒息リスクが高くなり、食べる楽しみも喪失するため、早期から摂食嚥下リハビリテーションを開始することが重要です。

摂食嚥下障害の標準看護計画

長期目標	●誤嚥性肺炎を起こさずに1日3食、経口摂取できる。
短期目標	●食事姿勢や代償嚥下法について理解し、習得することができる。

	看護計画	根拠・留意点
観察計画 O-P	❶摂食嚥下機能に関する情報 ●先行期：覚醒状況、認知機能、食事動作など ●準備期：歯の状態、口唇・頬・舌・顎の知覚と運動など ●口腔期：舌運動、口腔内の食物残渣の状況など ●咽頭期：嚥下反射、喉頭位置、喉頭挙上の状態、開鼻声の有無、嗄声の有無など ●食道期：逆流性食道炎の有無など	●5期モデルに基づく摂食嚥下プロセスにあてはめて情報整理を行うと、障害過程が明確化できる。 ●認知症合併症例は摂食行動の異常の原因となり、低栄養が生じやすくなる。
	❷食事摂取状況：食形態、食事時間、疲労度や姿勢の崩れの有無 ❸消化器症状：食欲の有無、排便状況	
	❹呼吸機能状況：呼吸音・回数、喀痰量・性状、咳嗽力、経皮的動脈血酸素飽和度（SpO_2*）	●口元まで痰が出せるかという点は、誤嚥した場合、食物を喀出できるかという評価につながる。
	❺唾液誤嚥状況：咳き込みの有無、喀痰状況、睡眠状態	●夜間は唾液の不顕性誤嚥が生じやすいため、注意が必要である。
	❻誤嚥性肺炎徴候：発熱、血液検査データ（WBC*、CRP*）、胸部X線・胸部CT検査、上記❹の変化	●不顕性誤嚥（誤嚥した際にむせない）も起こりうるため、誤嚥性肺炎の早期発見のために必要な情報である。
	❼口腔衛生状態：口腔内・口腔粘膜炎状況、義歯の使用の有無・装着状況	●口腔内環境が悪い場合、常在菌が増えるため、汚染された唾液を誤嚥し肺炎を生じる可能性がある。また、義歯不適合があると咀嚼が障害され、誤嚥リスクが高くなる。
	❽栄養状態：食事量・飲水量、体重変化、血液検査データ（TP*、Alb*、RTP*など）	●摂食嚥下障害を生じると、経口摂取が困難となるため低栄養や脱水になりやすい。また、低栄養はサルコペニアにつながり、さらなる摂食嚥下障害の悪化につながる。

	看護計画	根拠・留意点
ケア計画 C-P	❶食事摂取法・食事形態・指導内容の確認	●摂食嚥下障害患者は嚥下機能評価の結果をもとに、食事形態、水分へのとろみ調整食品の使用有無、食事姿勢など摂食条件が決定していることがある(P.176**表1**は嚥下調整食の分類)。指導内容に基づいた食事提供ができるよう確認する。
	❷食事前の準備を行う。 ●覚醒を促す。 ●口腔ケアを行う。義歯がある場合は装着する。 ●痰の喀出を促す。または吸引を行う。 ●食事姿勢を調整する。頸部前屈位、上肢・足底の安定を図る。 ●嚥下体操を行う。	●覚醒不良の場合、誤嚥や窒息の原因となる。 ●食前の口腔ケアを行い、常在菌を減らす。また、唾液分泌が促され口腔内が潤い飲み込みやすくなる。 ●痰が貯留していると、食物の通過障害となるため、咽頭のクリアランスを図ることが必要である。 ●姿勢が悪いと嚥下関連筋に悪影響を生じ誤嚥リスクが高くなる。 ●嚥下関連筋群がほぐれ、食べる準備運動となる。
	❸食事摂取状況を観察し、必要時指導を行う。 ●一口量、食事スピード、むせや湿性嗄声の有無、口腔内残渣の有無 ●水分のむせがある場合はとろみを付加する。 ●発声時に湿性嗄声を確認したら、咽頭残留していることが考えられるため、以下の代償療法を実施する。 ▶咳払いを促し、追加嚥下を促す。 ▶複数回嚥下(一口につき複数回嚥下すること) ▶交互嚥下(嚥下しにくいものと嚥下しやすい食材を交互に摂取する) ▶顎引き嚥下(P.176**図1**) ●嚥下反射が起こりにくい、むせの頻度が増えた、などがあれば、食事を終了する。	●一口量が多いと1回の嚥下で処理できず、口腔内・咽頭残留の原因となる。また、食事スピードが速いと口腔内/咽頭残留を起こしている可能性があり、誤嚥や窒息リスクが高くなる。 ●液体はさらさらしているため、咽頭に流れるスピードが速く、誤って気道に入り込みやすくなり、誤嚥性肺炎のリスクが高くなる。そのため、とろみ調整食品などを使用することで誤嚥を防ぐ。患者に合わせてとろみの濃度を決定し、誰が作成してもいつも同じ濃度で提供できるようにする。とろみの濃度は学会分類2021(とろみ)で3段階に分けられている(P.176**表2**)。 ●疲労が強くなると誤嚥しやすくなる。
	❹食後のケア ●口腔ケアを行う。 ●食後30分間は座位または半座位を確保する。	●食後の逆流性食道炎を予防する。
	❺入院前の食事形態・食習慣、嗜好品、自宅の情報収集を行う。	●退院後も安全な食事提供が継続できるための重要な情報となる。
	❻本人の食べることへの思いを確認・傾聴する。	●本人の希望に寄り添い、改善できるよう支援することが大切である。
	❼身体機能の改善に応じたリハビリテーション(言語療法、理学療法、作業療法)を実施し連携を図る。	●リハビリテーションの実施はADL*の改善や日常生活リズムの構築に効果的である。また多職種連携することで、より効果的なリハビリテーションが実施できる。
教育計画 E-P	❶現状の嚥下機能を説明し、誤嚥を予防する姿勢、食事形態、食事摂取方法、口腔ケアの説明をする。 ❷退院前に管理栄養士による嚥下食の調理法の指導を受けられるよう調整する。	●退院後に誤嚥性肺炎を起こさないためにも、退院前に本人・家族への指導が必要である。

*【SpO_2】saturation of percutaneous oxygen
*【WBC】white blood cell：白血球数
*【CRP】C-reactive protein：C反応性タンパク
*【TP】total protein：総タンパク
*【Alb】albumin：アルブミン
*【RTP】rapid turnover protein
*【ADL】activities of daily living：日常生活動作

表1 学会分類2021における嚥下調整食の分類

医療者および福祉関係者が共通認識として使用できる嚥下調整食の基準・名称が統一されたもの。難易度が低いコード0より開始し、段階的に難易度が上がった表記となっている。

コード		名称	形態
0	j	嚥下訓練食品 0j	●均質で、付着性・凝集性・かたさに配慮したゼリー ●離水が少なく、スライス状にすくうことが可能なもの
	t	嚥下訓練食品 0t	●均質で、付着性・凝集性・かたさに配慮したとろみ水(原則的には、中間のとろみあるいは濃いとろみ[**表2**]のどちらかが適している)
1	j	嚥下調整食 1j	●均質で、付着性、凝集性、かたさ、離水に配慮したゼリー・プリン・ムース状のもの
2	1	嚥下調整食 2-1	●ピューレ・ペースト・ミキサー食など、均質でなめらかで、べたつかず、まとまりやすいもの ●スプーンですくって食べることが可能なもの
	2	嚥下調整食 2-2	●ピューレ・ペースト・ミキサー食などで、べたつかず、まとまりやすいもので不均質なものも含む ●スプーンですくって食べることが可能なもの
3		嚥下調整食 3	●形はあるが、押しつぶしが容易、食塊形成や移送が容易、咽頭でばらけず嚥下しやすいように配慮されたもの。多量の離水がない
4		嚥下調整食 4	●かたさ・ばらけやすさ・貼りつきやすさなどのないもの ●箸やスプーンで切れるやわらかさ

日本摂食嚥下リハビリテーション学会嚥下調整食委員会：日本摂食嚥下リハビリテーション学会嚥下調整食分類2021．日摂食嚥下リハ会誌 2021；25(2)：135-149．より抜粋して引用

表2 学会分類2021における「とろみ」の分類

	段階1 薄いとろみ	段階2 中間のとろみ	段階3 濃いとろみ
性状の説明 (見たとき)	●スプーンを傾けるとすっと流れ落ちる ●フォークの歯の間から素早く流れ落ちる ●カップを傾け、流れ出た後には、うっすらと跡が残る程度の付着	●スプーンを傾けるととろとろと流れる ●フォークの歯の間からゆっくりと流れ落ちる ●カップを傾け、流れ出た後には、全体にコーティングしたように付着	●スプーンを傾けても、形状がある程度保たれ、流れにくい ●フォークの歯の間から流れ出ない ●カップを傾けても流れ出ない(ゆっくりと塊となって落ちる)

日本摂食嚥下リハビリテーション学会嚥下調整食委員会：日本摂食嚥下リハビリテーション学会嚥下調整食分類2021．日摂食嚥下リハ会誌 2021；25(2)：135-149．より抜粋して引用

図1 顎引き嚥下(頸部前屈)

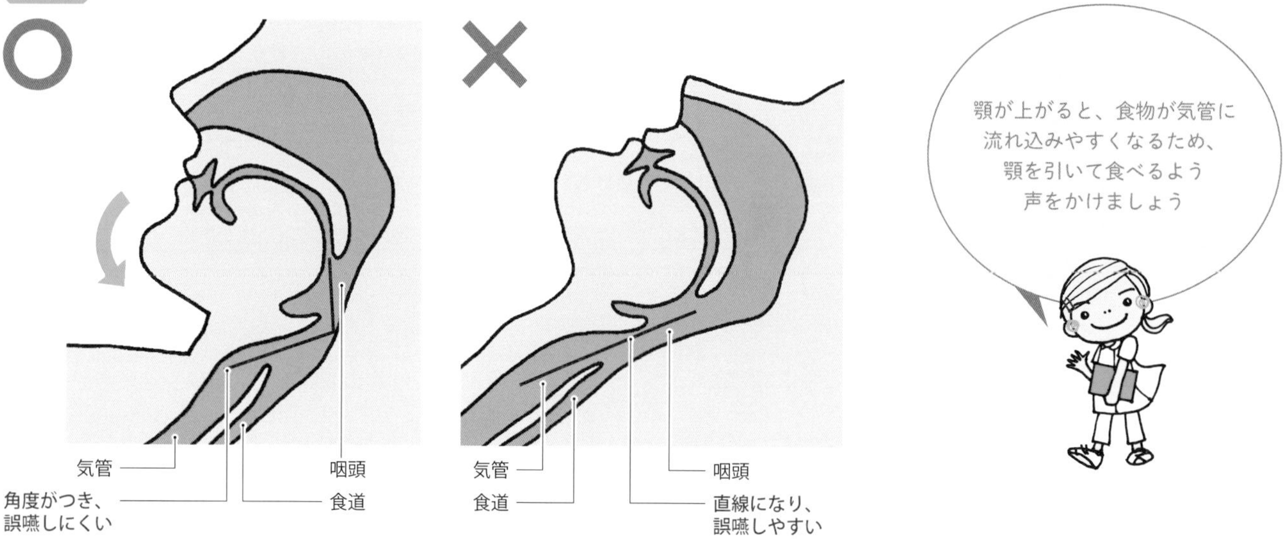
気管
角度がつき、
誤嚥しにくい
咽頭
食道
気管
食道
咽頭
直線になり、
誤嚥しやすい
顎が上がると、食物が気管に
流れ込みやすくなるため、
顎を引いて食べるよう
声をかけましょう

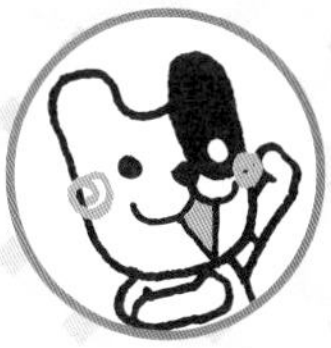

低栄養

川上祐子

低栄養とは

低栄養とは、身体を動かすために必要なエネルギーや、筋肉、皮膚、内臓などをつくるタンパク質が欠乏（タンパク質・エネルギー低栄養状態：PEM*）し、ビタミンなどの生体に必要な栄養素が不足している状態をいいます。

高齢者の低栄養は、免疫能の低下、感染症、創傷治癒の遅延などを引き起こし、生命予後に影響を与えます[1]。とくに、タンパク質摂取量の減少はサルコペニア（筋肉量減少）の原因であり、フレイルを介して要介護状態に陥る危険が高まります[2]。

高齢者の低栄養の原因は、加齢による生理的変化、がんなどの慢性疾患、摂食嚥下障害、多剤服用による食欲不振などの身体的要因、認知症・うつ病などの精神心理的要因、独居・貧困・介護力不足・ネグレクトなどの社会経済的要因など多岐に及びます。

低栄養の標準看護計画

長期目標	●適切な目標体重になる。
短期目標	●1日に必要なエネルギーや栄養素を摂取する。

	看護計画	根拠・留意点
観察計画 O-P	❶身長、体重減少の有無と程度、BMI*（体格指数）、バイタルサイン（血圧、脈拍、体温、呼吸） ❷上腕三頭筋皮下脂肪厚（TSF*）、上腕周囲長（AC*）、上腕範囲（AMC*）の測定 ❸血液検査（Alb、T-cho*）、TLC*、CRP*など	●身体測定と血液検査のデータによって栄養スクリーニングを行い、状態を把握する。Alb（血清アルブミン値）はタンパク質・エネルギー栄養障害の指標、T-choは脂質合成能の指標、TLCは免疫能の指標となる。低栄養状態は炎症の有無で分類されているためにCRP（C反応性タンパク）は必要なデータである（P.179**図1**）。
	❹食事摂取方法、摂取量、内容、回数、時間、食欲の有無 ❺味覚障害の有無、歯牙・義歯の状態、口腔内の状態 ❻消化器症状（悪心、嘔吐、便秘、下痢、腹痛の有無など） ❼嚥下困難の原因と程度、咀嚼困難の有無、歯牙および口腔内の状態 ❽皮膚の弾力性や乾燥、脱毛、爪の状態など ❾思考力減退、感情の不安定、易疲労感、無力感 ❿食習慣、嗜好品	●栄養摂取状況の把握、食事摂取不良の原因や援助の手がかりとなる状態を把握するためのデータとなる。
	⓫疾患からの影響の有無（消化器系疾患、代謝系疾患など） ⓬薬物療法（薬物の副作用、多剤服用による食欲不振など） ⓭簡易栄養状態評価表（MNA®-SF*） ⓮認知機能、理解度、精神状態（ストレス、不安） ⓯栄養摂取に関する知識の程度 ⓰活動の範囲、内容、活動量	●高齢者は、多疾患の罹患や治療に使用される薬剤の多剤服用、認知症、うつ病、その他の精神疾患、フレイル、移動能力の低下、要介護状態、未治療の疼痛などが原因で低栄養になる[2]。 ●MNA®-SFツールは、認知症やせん妄に伴う低栄養の評価項目が含まれているのが特徴で、高齢者に適した栄養アセスメントツールとして推奨されている。
	⓱介護保険利用の有無（要支援、要介護状態） ⓲家族の理解、協力体制、貧困、社会的孤立	●高齢者の低栄養の原因は多岐にわたるため、包括的な介入が必要となる。

	看護計画	根拠・留意点
ケア計画 C-P	❶定期的な体重測定を行う。	●体重減少は栄養アセスメントにおける重要なデータである。 体格指数(BMI)＝体重(kg)/[(身長(m)×身長(m)] 理想体重(IBW*)＝身長(m)×身長(m)×22 体重減少率＝(平常時体重－測定時体重)/平常時体重×100(%)
	❷皮下脂肪厚測定器(キャリパー)を用いて、上腕三頭筋皮下脂肪厚(TSF)を測定する。	●TSFにより皮下脂肪の減少があれば、体脂肪全体の消耗と比例していると考えられる。麻痺のない、または、利き手でない上肢で、3回測定し、その平均値とする。TSF(%)=TSF(cm)/基準値TSF×100(%)で算出し、**表1**で評価を行う。
	❸上腕周囲長(AC)、上腕範囲(AMC)の測定を行う。	●ACやAMCは、筋肉タンパク質量を評価する指標となる。 ●ACは、肘頭と肩峰の中点を測定位置とし、中点で測定する。 ●AMCは次の計算式で算出する。 AMC(cm)＝AC(cm)－3.14×TSF(mm)/10
	経口摂取が可能な場合 ❹1日の食事量を調整し、1回の食事量、食事回数、食事時間の管理を行う。 ❺食品の選択、食事の形態、調理法の工夫を行う。 ❻体位、自助具、使用器具を選択する。 ❼食事環境を調整する。 ❽患者の状態に応じて食事介助を行う。	●栄養不足分は経口的栄養補助食品で補足することや、患者が自立できるように環境を整え、適切な体位や自助具を選択するなど、患者の状態に応じて、医師、栄養士、調理師、言語聴覚士(ST*)らと多職種連携により必要な援助を行っていく必要がある。
	経口摂取ができない場合 ❾経腸栄養によって栄養管理を行う。 ❿経静脈栄養によって栄養管理を行う。	●経口摂取できないとき 、あるいは、経口でのエネルギー摂取量が目標の50%に達しないときは経腸栄養、また、4週間以上の経腸栄養の使用などには胃瘻からの栄養管理が検討される。消化管が機能していないときや、経腸栄養が実施できない場合は静脈栄養が行われる。いずれも患者・家族の意向や希望を確認のうえ、医療者側との十分な情報共有・情報交換を行い、倫理面を重視しながら、安全・安楽に注意して進めていく必要がある。
	⓫口腔内のケアを行う。	●食後の口腔内残渣物は誤嚥性肺炎の要因となり、口腔内の汚染は食欲低下の原因にもなる。
	⓬精神的に支持する。	●高齢者の低栄養の原因には、うつなどの精神障害、独居生活、貧困といった社会経済的状況がみられるため、精神的な支援が必要になる場合がある。
教育計画 E-P	❶患者に必要な1日のエネルギー量や栄養素を説明する。 ❷経口摂取可能な場合、食事の摂取量を正確に報告するよう指導する。	●生命維持のために必要なエネルギー量、タンパク質量、水分量などについて具体的にわかりやすい言葉で説明し、理解を得ることが大切である。また、食事摂取量を把握することも重要となる。
	❸疾患に伴った食事療法について説明を行う。 ❹患者・家族に対して経管栄養法や、経静脈栄養法についての必要な説明を行う。	●低栄養の原因によって、必要なケアが実施できるよう説明を行う。
	❺加齢に伴う嚥下障害、義歯の不具合、口腔内乾燥などが食事摂取量低下の原因になり得ることも説明する。	●義歯の調整、口腔体操(パタカラ体操など)、適度な水分摂取を行うことで口腔乾燥の緩和や、唾液分泌の促進、あるいは、便秘が緩和され食事量が増えることもある。

	看護計画	根拠・留意点
教育計画 E-P	⑥患者・家族に介護保険サービスなどの社会資源について情報提供を行う。	●独居生活、貧困など、社会経済的な問題に対しては、介護保険サービスや社会資源の活用による支援が必要である。

＊【PEM】protein energy malnutrition
＊【BMI】body mass index
＊【TSF】triceps skinfold thickness
＊【AC】arm circumference
＊【AMC】arm muscle circumference
＊【Alb】albumin
＊【T-cho】total cholesterol：総コレステロール
＊【TLC】total lymphocyte count：総リンパ球数
＊【MNA®-SF】mini nutritional assessment short-form
＊【IBW】ideal body weight
＊【ST】speech therapist

図1 低栄養状態を炎症の程度で分類[2]

炎症の有無を確認

炎症なし	軽度～中等度の炎症あり	高度の炎症あり
飢餓に関連した低栄養 （Starvation-Related Malnutrition） 慢性飢餓や神経性食思不振症など	慢性疾患に関連した低栄養 （Chronic Disease-Related Malnutrition） 慢性腎臓病、COPD*、がん、膠原病、サルコペニア肥満	急性疾患に関連した低栄養 （Acute Disease-Related Malnutrition） 急性感染症、熱傷、外傷

（欧州臨床代謝学会：2015）

日本老年医学会 編：改訂版　健康長寿診療ハンドブック―実地医家のための老年医学のエッセンス― 第2版．メディカルレビュー社，東京，2019：46．より一部改変して引用
＊【COPD】chronic obstructive pulmonary disease：慢性閉塞性肺疾患

表1 日本人の新身体計測基準値との比較による栄養障害の評価基準[3]

日本人の新身体計測基準値	栄養障害の程度
90%以上	正常
80%以上90%未満	軽度
60%以上80%未満	中等度
60%未満	高度栄養障害

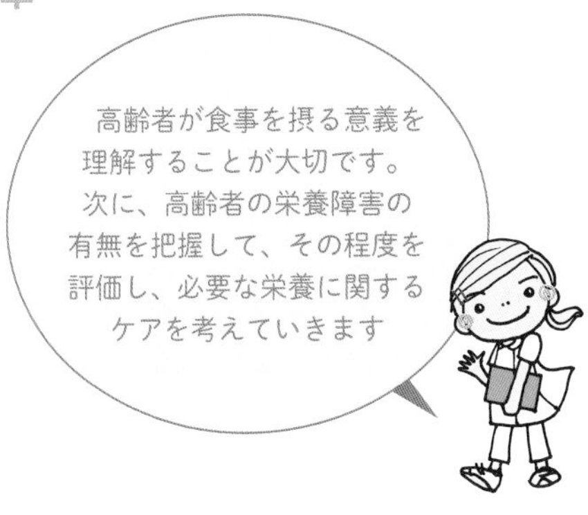
高齢者が食事を摂る意義を理解することが大切です。次に、高齢者の栄養障害の有無を把握して、その程度を評価し、必要な栄養に関するケアを考えていきます

〈引用文献〉

1. 葛谷雅文：栄養不良．鳥羽研二 編，高齢者の生活機能の総合的評価，新興医学出版，東京，2010：109-114.
2. 日本老年医学会 編：改訂版　健康長寿診療ハンドブック―実地医家のための老年医学のエッセンス― 第2版．メジカルビュー社，東京，2019：42-50.
3. 亀井智子 編：根拠と事故防止からみた老年看護技術 第3版．医学書院，東京，2020：66-71.

〈参考文献〉

1. 堀内ふき，諏訪さゆり，山本恵子 編：ナーシング・グラフィカ 老年看護学② 高齢者看護の実践 第5版．メディカ出版，大阪，2021.
2. 河野あゆみ 編：新体系 看護学全書 地域・在宅看護論 第6版．メヂカルフレンド社，東京，2021.
3. 厚生労働省：日本人の食事摂取基準（2020年版）.
4. 亀井智子 編：根拠と事故防止からみた老年看護技術 第3版．医学書院，東京，2020.
5. 葛谷雅文：高齢者の低栄養．老年歯学 2005；20(2)：119-123.
6. 小田正枝：実習でよく挙げる看護診断計画ガイド．照林社，東京，2017.
7. 山田律子 編：生活機能からみた老年看護過程 第3版．医学書院，東京，2016.

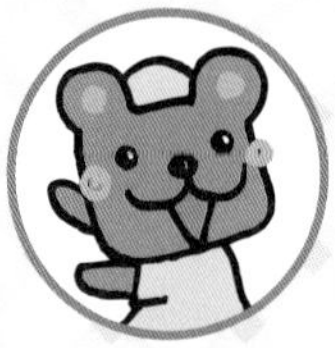

便秘

森西可菜子

便秘とは

便秘は「本来体外に排出すべき糞便を十分量かつ快適に排出できない状態」と定義されます[1]。

高齢者は食物繊維や水分の摂取量が不足しやすく、便が硬くなりやすいです。加えて直腸の感覚や骨盤底筋協調運動の低下もきたすため、便秘になりやすい背景があります。さらに、高齢者では便秘をきたしうる疾患（糖尿病など）や治療（抗うつ薬など）の頻度も増えます。

便秘は不快感だけでなく、食欲・活動の低下によるサルコペニア・フレイルのリスクや、腸閉塞などの命にかかわる状態につながる可能性もあるため、看護介入が必要となります。

便秘の標準看護計画

長期目標	●おおむね週に3回以上の、満足のいく排便が維持できる。
短期目標	●排便回数がおおむね週に3回以上になる。 ●排便時の不快感や、腹部膨満感などの便秘に伴う症状がなくなる。 ●便秘を予防するための行動を生活に取り入れられる。

	看護計画	根拠・留意点
観察計画 O-P	❶排便状況を具体的に確認する。 ●排便回数 ●便の色・形状・におい ●努責の有無 ●排便困難感や残便感の有無 ❷便秘に伴う身体・精神状態を確認する。 ●腹部症状（膨満感、腹痛など）の有無 ●腸蠕動音（聴診） ●便貯留の有無と場所（触診・打診） ●腹部画像検査所見 ●肛門裂傷・痔核の有無 ●食欲・悪心・嘔吐の有無 ●不眠・いらいら・集中力の低下の有無 ●血圧 ●排便に対する思い	●排便に関する情報収集をする際は羞恥心への配慮が必要である。 ●便秘の原因や病態（P.182**表1**）に即した計画が必要である。 ●便の形状はブリストル便形状スケール（P.182**表2**）で評価する。最もQOL*が高いとされる、タイプ4の便をめざすとよい[3]。 ●便が酸臭の場合は消化不良や胆汁分泌不全、腐敗臭の場合は慢性腸炎の可能性がある。 ●週に3回以上の排便がない人は腹部膨満感、腹痛、排便困難を訴えやすい[1]ため、排便回数は便秘の評価指標の1つとなる。 ●腹部観察時は、腹壁の緊張を和らげるために膝を軽く立てた仰臥位になってもらう。触診や打診で腸蠕動音が増強しうるため、先に聴診を行う[4]。 ●腹部の膨らみの原因のアセスメントには打診が役立つ。ガスの貯留部位では鼓音が、便や腹水、脂肪の貯留部位では濁音が聴かれる[4]。

	看護計画	根拠・留意点
観察計画 O-P	**❸便秘の原因となりうる背景を確認する。** ・便秘が始まった時期 ・便秘の原因となりうる疾患や薬剤 ・排泄環境 ・食事や水分の摂取状況 ・活動・睡眠状況 ・精神的ストレスの有無 **❹便秘への対処とその影響を確認する。** ・便秘改善のために実施している行動 ・下剤の使用状況や下剤に対する思い ・血液検査所見	・聴診の際は聴診器をあらかじめ手で温める。膜型の聴診器を腹部（どこか1点）に当て、1分以上聴取する。5〜15秒ごとにグルグル・ポコポコなどの音が聴取できれば正常である。1分間で聴取できない場合は腸蠕動の低下、金属音が聴こえた場合は腸管の狭窄や閉塞を疑う[4]。 ・腹部X線検査所見により、便やガスの貯留状況などが確認できる。 ・激しい腹痛や嘔吐がある場合は腸閉塞や腸捻転の可能性がある。 ・硬い便は排便時に肛門裂傷や痔核をきたしうるが、これらが排便時のいきみを妨げて、さらに便秘を増強させうる。 ・排便時の努責により血圧が上昇する。血圧コントロールを要する疾患（循環器系疾患や脳血管疾患など）がある場合は注意が必要である。 ・便秘による食欲低下、不眠、精神的ストレスなどはQOLを損ねることに加え、さらなる便秘の悪化につながる可能性がある。 ・入院中の絶食や高カロリー輸液は消化機能を低下させ便秘を生じさせる。 ・刺激性下剤は作用が強力だが、長期使用により耐性や依存性が生じるため、必要時のみの併用が推奨される[1]。 ・マグネシウムを含む下剤は高マグネシウム血症を、カンゾウを含む漢方薬は電解質異常をきたす場合があるため、血液検査所見で確認する。
ケア計画 C-P	**❶本人や医師と相談し下剤を調整する。** **❷坐剤の投与・浣腸・摘便を行う。** **❸腹部に温罨法を行う。** **❹精神的ストレスを軽減する方法を話し合う。** **❺（自発的な運動が困難な場合は）体位変換やストレッチなどを介助する。** **❻（入院中は）病院食の内容を本人や他職種と相談し変更する。**	・いずれを行う場合も、本人との相談が不可欠である。禁忌となる状態に当てはまらないかを必ず確認する。 ・経口薬の投与が困難な場合や経口薬の効果が得られず便を自力で排泄できない場合は、坐剤の使用・浣腸・摘便を検討する。いずれも実施の際は羞恥心を考慮した環境、体位（左側臥位で行う）などに注意する。坐剤や浣腸の長期使用は副作用や習慣性を招くため注意が必要である[1]。 ・温罨法を実施する際は、熱傷を起こさないよう物品の温度や使用時間に注意し、こまめに皮膚状態を観察する。
教育計画 E-P	**❶なるべく朝食を摂取するよう促す。** **❷排便時間の習慣づけを促す。** **❸水分や食物繊維の摂取を促す。**	・朝食は胃結腸反射を起こしやすい。朝食後トイレに座る習慣をつけるとよい。 ・起床時にコップ1杯の水を飲むと腸蠕動が促進される。 ・不溶性食物繊維は吸水して便のかさを増やすため水分と併せて摂る。水溶性食物繊維は便を軟らかくするが摂りすぎると硬くなる。65歳以上の食物繊維摂取量は男性20g/日、女性17g/日程度が推奨されているが[5]、食事摂取量が少ない場合は他の栄養素が不足しないように適量を考える。

看護計画		根拠・留意点
教育計画 E-P	④適度な運動を促す。 ⑤十分な睡眠時間を確保するよう促す。	●適度な運動は腹部の血行をよくして腸のはたらきを改善する。運動や睡眠によるリフレッシュは副交感神経を優位にさせ、腸のはたらきを促進する。
	⑥腹壁マッサージの方法を指導する。 ⑦(血圧コントロールを要する場合は特に)強い努責を避けるよう説明する。	●腹壁マッサージでは、仰臥位になり、腹部を大腸の進行方向へと縦横および円を描くように、1回7分・週5回程度優しくさするとよい[6]。
	⑧便を排出しやすい排便姿勢を指導する。 ⑨(排便に介助を要する場合)便意があれば遠慮せず看護師に伝えるよう説明する。	●排便時は大腿と体幹の角度が35°の前傾姿勢をとるとよい(直腸肛門角が鈍角になる)[3]。足が伸びると腹筋に力が入らないため、洋式便座では足置きを使うとよい。

＊【QOL】quality of life：生活の質

表1 慢性便秘(症)の分類

原因分類		症状分類	病態分類	原因
器質性	狭窄性			大腸がん、虚血性大腸炎など
	非狭窄性	排便回数減少型		巨大結腸など
		排便困難型	器質性便排出障害	直腸瘤、直腸重責、巨大直腸、小腸瘤、S状結腸瘤など
機能性		排便回数減少型	大腸通過遅延型	症候性：代謝・内分泌疾患、神経・筋疾患、膠原病、便秘型過敏性症候群など 薬剤性：向精神薬、抗コリン薬、オピオイド系薬など
			大腸通過正常型	経口摂取不良、食物繊維摂取不足など
				硬便による排便困難・残便感など
		排便困難型	機能性便排出障害	骨盤底筋協調運動障害、腹圧(努責力)低下、直腸感覚低下、直腸収縮力低下など

・器質性便秘では軟便にもかかわらず排便困難をきたす。
・排便回数減少型の判断は週に3回未満を目安とする。結腸内での便の停滞時間が長いため、硬便になり排便困難をきたす場合がある。
・排便困難型は、排便回数や排便量は少なくないが、1回の排便で直腸内の便を十分量かつ快適に排出できず、残便感を生じる便秘である。大腸通過正常型では硬便となり、機能性便排出障害では軟便でも排便困難を生じる。

日本消化器病学会関連研究会 慢性便秘の診断・治療研究会 編：慢性便秘症診療ガイドライン2017. 南江堂, 東京, 2017. を参考に筆者作成

表2 ブリストル便性状スケール

タイプ		便の硬さ	
1	便秘	コロコロ便 硬くコロコロした便(兎糞便)	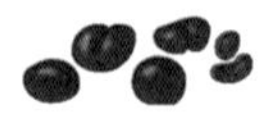
2	便秘	硬い便 短く固まった硬い便	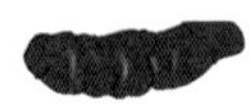
3	正常	やや硬い便 水分が少なく表面がひび割れている便	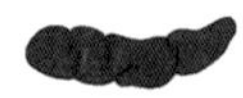
4	正常	ふつう便 表面がなめらかでやわらかい便	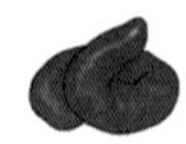
5	正常	やや軟らかい便 水分が多く、やわらかい便	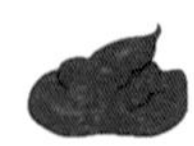
6	下痢	泥状便 形のない泥のような便	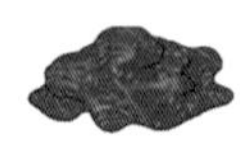
7	下痢	水様便 固まりのない水のような便	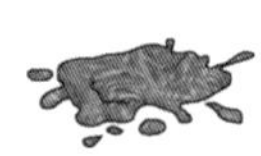

Lewis SJ, Heaton KW：Stool Form Scale as a Useful Guide to Intestinal Transit Time. *Scandinavian Journal of Gastroenterology* 1997；32(9)：920-924. より引用

〈引用文献〉

1. 日本消化器病学会関連研究会 慢性便秘の診断・治療研究会 編：慢性便秘症診療ガイドライン2017. 南江堂, 東京, 2017.
2. Lewis SJ, Heaton KW：Stool Form Scale as a Useful Guide to Intestinal Transit Time. *Scand J Gastroenterol* 1997; 32(9): 920-924.
3. 中島淳 編：なぜ? どうする? がわかる! 便秘症の診かたと治しかた. 南江堂, 東京, 2019.
4. 山内豊明：フィジカルアセスメントガイドブック—目と手と耳でここまでわかる 第2版. 医学書院, 東京, 2011.
5. 厚生労働省：日本人の食事摂取基準(2020年版). https://www.mhlw.go.jp/content/10904750/000586553.pdf(2022/10/10アクセス)
6. Lämås K, et al.：Effects of abdominal massage in management of constipation-A randomized controlled trial. *Int J Nurs Stud* 2009；46(6)：759-767.

〈参考文献〉

1. 任和子, 井川順子 編：根拠と事故防止からみた基礎・臨床看護技術 第3版. 医学書院, 東京, 2021.
2. 小田正枝 編著：プチナースBOOKS 症状別看護過程 アセスメント・看護計画がわかる!. 照林社, 東京, 2014.

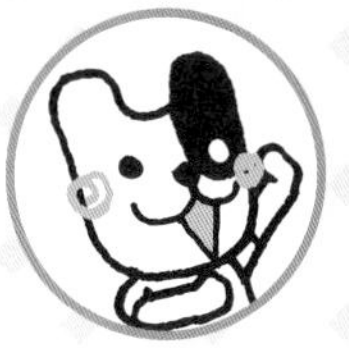

脱水

石川恵子

脱水とは

脱水とは体液（細胞内液と細胞外液）が減少した状態を指し、とくに細胞外液量（循環血漿量）の減少を指します。水分に加え電解質の喪失も伴うため、以下の3つの病型に分類されます。明確な分類は困難であり、混合性脱水である場合が多いです。

- **水分欠乏性（高張性）脱水**：水分が多く失われ、細胞内液から細胞外液への水分移動により細胞内液量が減少した状態。水分摂取量の低下や発熱、発汗によって起こる。口渇、皮膚や粘膜の乾燥、脱水が進むと興奮、けいれんやせん妄などの神経症状がみられる。
- **ナトリウム欠乏性（低張性）脱水**：体液中のナトリウムが多く失われ、細胞外液から細胞内液への水分移動によって細胞外液量が減少した状態。嘔吐や下痢によって起こる。血液量の減少や細胞内水中毒（脳浮腫）による、血圧低下や頻脈、全身倦怠感や立ち眩み、ツルゴールの低下、悪心・嘔吐、頭痛が現れる。
- **混合性（等張性）脱水**：水分とナトリウムがどちらも同じ程度失われた状態。

高齢者は、加齢による身体の変化によって脱水を引き起こしやすくなっています。身体に占める水分の割合は成人では約60％ですが、高齢者になると約50％になるといわれています。また、腎臓における尿濃縮機能が弱まり、抗利尿ホルモンへの反応性も低くなることで、ナトリウムや水分が排泄されやすくなります。他にも、加齢によって口渇を感じにくく、身体機能の低下により水分摂取の行動が自らではとりにくいことも背景にあります。高齢者の脱水の症状は典型的ではなく、患者自身が症状を訴えられないことも少なくありません。

脱水の標準看護計画

長期目標	● 患者の水分や電解質の分布が改善し、脱水症状が軽減する。
短期目標	● 患者の尿量が維持されている。 ● 患者の電解質が正常範囲内になる。 ● 患者の皮膚や粘膜の乾燥が改善する。

	看護計画	根拠・留意点
観察計画 O-P	①背景疾患や使用薬剤 ②バイタルサイン（呼吸数、脈拍、血圧、SpO_2*） ③意識レベルや精神状態、倦怠感の有無、自覚症状 ④尿回数や尿量、尿の性状（濃縮尿なのか） ⑤排便回数や便の性状 ⑥水分摂取量および食物摂取状況 ⑦口渇の程度や口腔内の状況 ⑧皮膚（P.184**図1**）や粘膜の様子、皮膚の乾燥の程度や発汗の程度 ⑨体重の変化	● 緊急度の判断を行いながら、脱水の原因を検討する。ショックの徴候（ショックの5P：蒼白、虚脱、冷汗、脈拍微弱、呼吸不全）がある場合は、医師の指示のもとただちに生理食塩液全開投与を行い循環動態の安定を図るとともに原因疾患の探索（検査）を行う。脱水を伴う背景疾患はさまざまであるが、消化管出血や糖尿病ケトアシドーシス、感染症などがある。また利尿薬の使用によって脱水に陥っている場合も多く、原因を特定することが必要である。

	看護計画	根拠・留意点
観察計画 O-P	⑩活動量やADL状況 ⑪採血データ：ナトリウム（Na＊）、カリウム（K＊）など電解質、ヘマトクリット（Ht）、血清総タンパク（TP）、血清アルブミン（Alb）、尿素、クレアチニン（Cr＊）、eGFR＊ ⑫褥瘡など創傷の有無や滲出液の量	
ケア計画 C-P	❶食事量や水分摂取量が不足している場合は、摂取を促す。患者の味の好みも反映する。入浴後や活動後など飲みたくなるタイミングを見計らって促すことで自然な摂取につなげる。 ❷嚥下障害がある場合は、障害の程度に合わせて粘稠性のあるもの（ゼリーやプリンなど）やとろみ剤を使用して摂取を促す。 ❸口腔内の乾燥がある場合や清潔が保たれていない場合、口腔ケアを行う。義歯を装着している場合は、義歯の清潔を保ち、患者にその義歯が合っているかも確認する。必要時は歯科医や歯科衛生士とも連携する。 ❹皮膚の乾燥がある場合は、皮膚が損傷しないように衣服を調節する。また、保湿剤を塗布する。 ❺発汗が多量である場合は、室温や衣服および寝具を調節する。清拭などの保清により皮膚の清潔を保つ。着替えを促す、あるいは着替えを介助する。 ❻経口摂取できない場合は医師の指示により、輸液療法を行う。点滴製材や流量に間違いがないか確認する。点滴開始時は点滴刺入部や接続部がきちんと接続されているか、点滴刺入部の発赤・腫脹などがないか確認する。	●皮膚の乾燥によって皮膚のバリア機能が低下しやすいため、清潔に保つとともに皮膚損傷に注意する。患者のADL状況や倦怠感に合わせて日常生活介助を行う。 ●急激な輸液は心臓や腎臓や浮腫の原因となるため、水分バランスやバイタルサイン、患者の様子、検査データに注意して経過を見守り、状況に合わせて経口摂取も促していく。高齢者の必要水分量の簡易計算方法として、1日の水分量＝25～30mL×体重kgがある。
教育計画 E-P	❶水分摂取や食物摂取の必要性について伝える。 ❷患者の認知機能や理解力に合わせて脱水症状について説明し、患者自身がその徴候を捉えられるように支援する。自宅では、水分摂取量や排尿・排便回数の記載も参考になることを伝える。自宅で、尿量が減っている、口渇がある、倦怠感があるなど脱水の徴候がある場合は、医療者に相談するように説明する。 ❸口腔ケアの必要性を説明し、促す。 ❹皮膚保護の必要性を説明し、季節に合わせた長袖・長ズボン、靴下の着用やアームカバーの使用を促す。保湿剤の塗布の必要性を説明する。	●患者の認知機能や理解度に合わせて脱水への対処方法の習得を検討するが、患者自身が脱水への対処や判断が難しい場合は、家族や地域の担当者など本人をサポートしている人に支援を依頼する。

＊【Na】natrium　＊【Ht】hematocrit　＊【eGFR】estimated glomerular filtration rate：推定糸球体濾過量
＊【K】Kalium　＊【Cr】creatinine

図1 皮膚の観察

皮膚のツルゴールテスト

手背の皮膚をつまみ上げ、放して2秒以内に戻らなければ脱水を疑う。

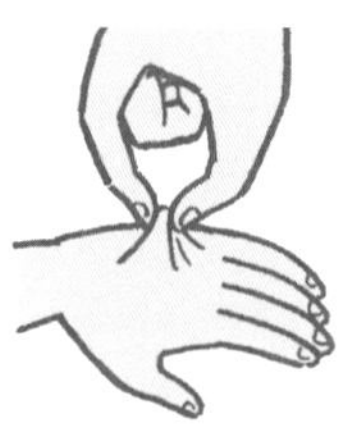

毛細血管再充満時間（CRT）

指先を5秒圧迫し、2秒以内に戻らなければ脱水を疑う。

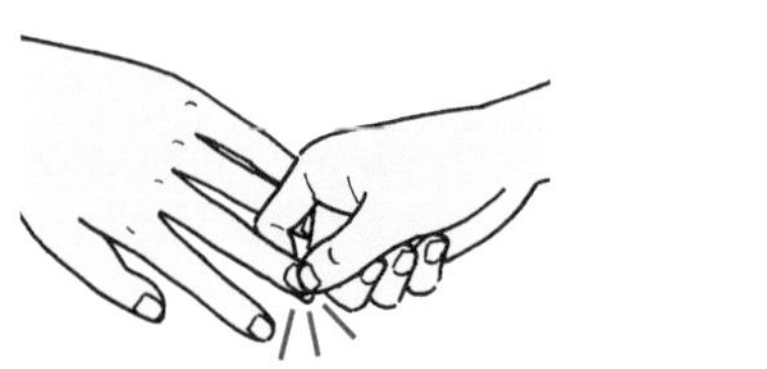

〈参考文献〉

1. 北川公子 著者代表：系統看護学講座 専門分野Ⅱ 老年看護学 第9版．医学書院，東京，2018：238-241．
2. 井上智子，窪田哲朗 編：緊急度・重症度からみた　症状別看護過程＋病態関連図 第3版．医学書院，東京，2019：104-119．

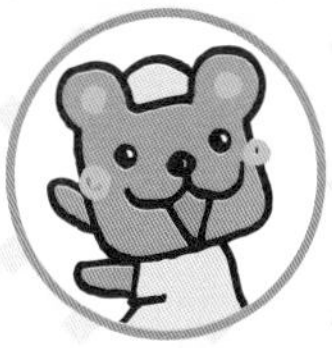

スキン-テア

長村勝美

スキン-テアとは

スキン-テアとは、日本創傷・オストミー・失禁管理学会により以下のように定義されています[1]。

> 摩擦・ずれによって皮膚が裂けて生じる真皮深層までの損傷（部分層損傷）をスキン-テア（皮膚裂傷）とする。なお、外力が関係する天疱瘡（てんぽうそう）、類天疱瘡（るいてんぽうそう）、先天性表皮水疱症等の創傷については、疾患に由来するものか判断し難いため含める。

どの年齢層、どの部位にも発生しますが、特に高齢者の四肢にできやすいといわれています。発生してしまった場合は、痛みが強く、苦痛を伴うため、スキン-テアの個体要因と外力発生要因を理解し、予防することが重要です（**表1**、**表2**のチェック項目が1つでも当てはまる場合はリスクありと判断）。また、発生してしまった場合は適切なケアを行い、再発を予防できるように、患者、家族への指導が重要となります。

スキン-テアは皮弁の有無や皮膚あるいは皮弁の色調から、日本語版STAR（Skin Tear Audit Research）スキン-テア分類システム（**図1**）により5つに分類されます。

表1 スキン-テアの個体要因のリスクアセスメント表

個体要因のリスクアセスメント（該当項目の□に✓をつける）	
全身状態	皮膚状態
□ 加齢（75歳以上） □ 治療（長期ステロイド薬使用、抗凝固薬使用） □ 低活動性 □ 過度な日光曝露歴（屋外作業・レジャー歴） □ 抗がん剤・分子標的薬治療歴 □ 放射線治療歴 □ 透析治療歴 □ 低栄養状態（脱水含む） □ 認知機能低下	□ 乾燥・鱗屑 □ 紫斑 □ 浮腫 □ 水疱 □ ティッシュペーパー様（皮膚が白くカサカサして薄い状態）

日本創傷・オストミー・失禁管理学会 編：ベストプラクティス スキン-テア（皮膚裂傷）の予防と管理．照林社，東京，2015：19．より転載

表2 スキン-テアの外力発生要因のリスクアセスメント表

外力発生要因のリスクアセスメント（該当項目の□に✓をつける）	
患者行動（患者本人の行動によって摩擦・ずれが生じる場合）	管理状況（ケアによって摩擦・ずれが生じる場合）
□ 痙攣・不随意運動 □ 不穏行動 □ 物にぶつかる（ベッド柵・車椅子など）	□ 体位変換・移動介助（車椅子、ストレッチャーなど） □ 入浴・清拭等の清潔ケアの介助 □ 更衣の介助 □ 医療用テープの貼付 □ 器具（抑制具、医療用リストバンドなど）の使用 □ リハビリテーションの実施

日本創傷・オストミー・失禁管理学会 編：ベストプラクティス スキン-テア（皮膚裂傷）の予防と管理．照林社，東京，2015：19．より転載

図1 STAR分類システム

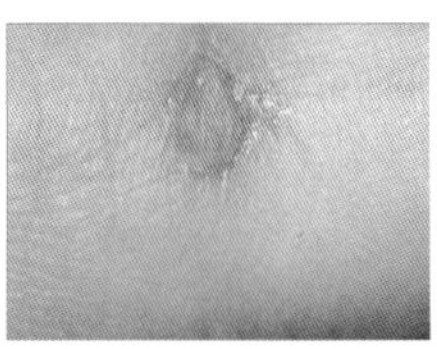

カテゴリー1a
創縁を（過度に伸展させることなく）正常な解剖学的位置に戻すことができ、皮膚または皮弁の色が蒼白でない、薄黒くない、または黒ずんでいないスキンテア。

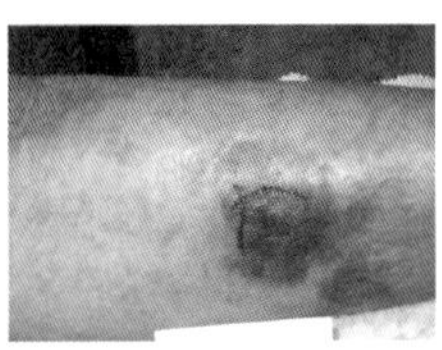

カテゴリー1b
創縁を（過度に伸展させることなく）正常な解剖学的位置に戻すことができ、皮膚または皮弁の色が蒼白、薄黒い、または黒ずんでいるスキンテア。

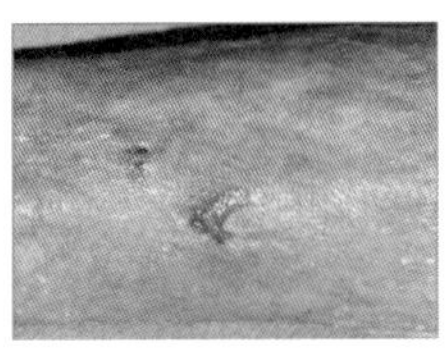

カテゴリー2a
創縁を正常な解剖学的位置に戻すことができず、皮膚または皮弁の色が蒼白でない、薄黒くない、または黒ずんでいないスキンテア。

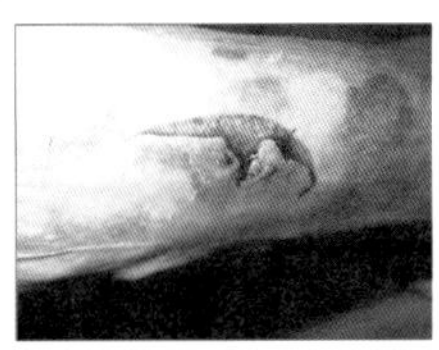

カテゴリー2b
創縁を正常な解剖学的位置に戻すことができず、皮膚または皮弁の色が蒼白、薄黒い、または黒ずんでいるスキンテア。

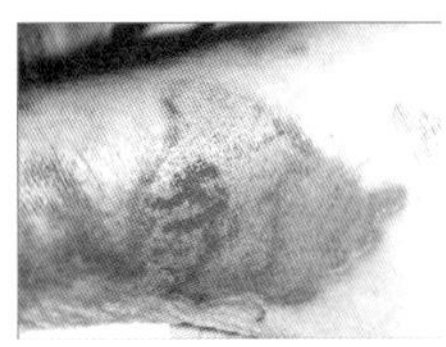

カテゴリー3
皮弁が完全に欠損しているスキンテア。

日本創傷・オストミー・失禁管理学会 編：ベストプラクティス スキン-テア（皮膚裂傷）の予防と管理．照林社，東京，2015：7．より転載

スキン-テアの標準看護計画

長期目標	● 予防行動が実施でき、スキン-テアの再発がない。
短期目標	● ○月○日までにスキン-テアが治癒する。

	看護計画	根拠・留意点
観察計画 O-P	①スキン-テア発生部位の痛み	● 急性期の創は痛みが強い。ケアをするときに痛みに対する配慮が必要になる。 ● スキン-テアかどうか迷う場合は**表3**のように除外する状態を検討する。
	②出血の有無	● 抗凝固剤を使用している場合があるため、止血までに時間を要する場合がある。
	③滲出液の量とガーゼもしくは被覆材の交換間隔	● 使用ガーゼや被覆材の交換間隔によって滲出液の量を観察し、適切な交換間隔のめやすにする。
	④食事経路と食事摂取量	● 低栄養状態は、スキン-テアのリスク要因となるため、栄養状態を把握するとともに、改善に努める。
	⑤栄養状態(Hb*、Alb、TP) ⑥皮膚の乾燥の有無 ⑦スキン-テアの既往の有無 ⑧身体可動性の状態 ⑨予防の必要性の理解度 ⑩予防への協力度	● 皮膚の弾力がなく、皺が多く薄い皮膚(ティッシュペーパー様皮膚)の場合は、スキン-テアのリスクがあるため、予防ケアが必要である。 ● スキン-テアの既往がある場合、発生するリスクがあるため、再発の予防教育を行う。 ● スキンケアに加え、外力からの保護を行う必要があるかどうかを確認する。 ● 再発予防の指導を行う際に、理解度に合わせた説明の方法を考慮するとともに、協力度を観察する。
ケア計画 C-P	①局所ケア ● 止血を確認後、皮膚温程度に温めた生理食塩液で洗浄する。 ● 皮弁を元の位置へ戻す。 ● 皮弁がずれずに、創周囲皮膚に固着しない被覆材の選択をする。 ● 包帯、または筒状包帯での固定を行う。 ● 被覆材交換時に皮弁が剥がれないように、剥がす方向を記載しておく。 ● 被覆材交換時は、剥離剤を使用し愛護的な剥離を行う。 ● 滲出液の量により、被覆材を交換する。	● 冷たすぎる場合は、血管が収縮し、創面の血流を阻害し、熱すぎると、組織を損傷させてしまう。また温めた生理食塩液のほうが洗浄時に痛みが少ない。異物を残さないように、汚れや血塊をきれいに洗い流すことが必要である。 ● 皮弁を戻すことで、皮弁が天然のフィルムの役割をし、創傷治癒を促進する。 ● ドレッシング材は剥がすときに負担の少ない非固着性のものを選択する。 ▶(例)シリコーンゲルメッシュドレッシング、多孔性シリコーンゲルシート、ソフトシリコン・ポリウレタンフォームなど ● 皮膚が脆弱であるため、テープ類は皮膚に直接貼付しない方法を選択する。 ● 剥離刺激を軽減させ、スキン-テアを防ぐ。 ● 過度な湿潤を避け、治癒環境を整える。
	②スキンケア ● 洗浄剤は弱酸性のものを使用する。 ● 入浴の温度は37〜39℃程度にする。 ● ローション状の保湿剤を2回/日程度塗布する。	● 低刺激かつ皮膚に必要な皮脂まで落とし過ぎないものを選択することが重要である。 ● 必要以上に皮脂を落としすぎない温度にする。

	看護計画	根拠・留意点
ケア計画 C-P	❸外力保護ケア ●ベッド柵カバーの使用 ●上肢と下肢の保護 ●アームカバー、レッグウォーマーなどの使用もしくは、長ズボンを選択 ●テープの貼付が避けられない場合は、シリコーンテープの使用を検討する。	●摩擦を避け、のびのよいローション状タイプのものを選択する。保湿をすることで、スキン-テアの発生率が50%減少したという報告がある。 ●とくに発生が多いといわれている四肢を保護し、外力発生要因を取り除くことが重要である。 ●テープを貼付する必要がある場合は、剥離刺激の少ないシリコーンテープなどの選択を検討し、無理に剥がさないよう注意する。
教育計画 E-P	❶スキン-テアの原因について説明する。 ❷患者、家族へ皮膚の保護の必要性について説明する。 ❸保湿剤を使用し、皮膚の乾燥を予防するように説明する。	●原因を知ることで、退院後の環境整備やくりかえさないように注意をしていくことにつながる。 ●患者、家族指導用パンフレットも参考にする(**図2**)。 ●皮膚が乾燥すると、少しの摩擦やずれでスキン-テアが発生してしまうため、保湿を行い、皮膚が健康な状態に整えることが重要である。

＊【Hb】hemoglobin：ヘモグロビン　＊【Alb】albumin：血清アルブミン

表3 鑑別のポイント

□ 持続的な圧迫やずれが加わっていなかったか？
⇒ 褥瘡
□ 医療関連機器による圧迫が加わっていなかったか？
⇒ 医療関連機器圧迫創傷：MDRPU＊
□ 失禁(便、尿)でおむつ内の皮膚が炎症を起こしていないか？
⇒ 失禁関連皮膚炎：IAD＊

＊【MDRPU】medical device related pressure ulcer
＊【IAD】incontinence-associated dermatitis

図2 患者、家族用パンフレット[1]

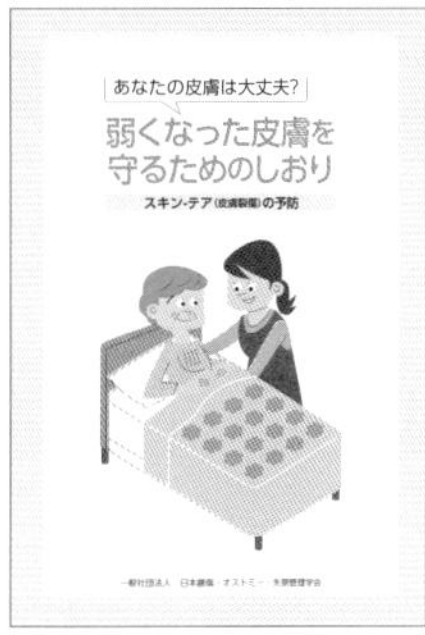
あなたの皮膚は大丈夫?
弱くなった皮膚を守るためのしおり
スキン-テア(皮膚裂傷)の予防

日本創傷・オストミー・失禁管理学会『ベストプラクティス スキン - テア(皮膚裂傷)の予防と管理』別冊付録

表2 スキン-テアの予防策

①手足を保護する	②周囲を整える	③やさしく洗浄する	④保湿剤を塗る	⑤栄養を整える	⑥体を引っ張らない、こすらない
●長袖、長ズボンにする ●筒状包帯やアームカバー、レッグカバーを活用する	●ぶつかりやすい場所にカバーや緩衝材をつける	●弱酸性の洗浄剤で、泡を使ってやさしく洗う	●低刺激性でのびがよいものを1日2回以上塗る	●食事と水分をしっかり取る	●介助する際はビニールシートなどを使って摩擦を抑える、手足は下から支えるように持つ

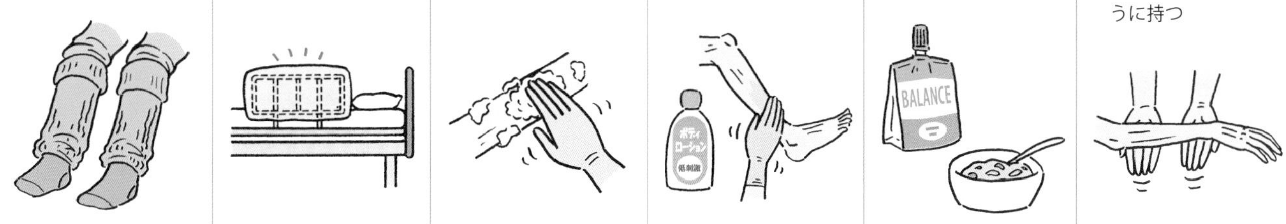

日本創傷・オストミー・失禁管理学会 編：ベストプラクティス スキン-テア(皮膚裂傷)の予防と管理．照林社，東京，2015：別冊5-12．を参考に作成

〈参考文献〉

1. 日本創傷・オストミー・失禁管理学会 編：ベストプラクティス　スキン - テア(皮膚裂傷)の予防と管理．照林社，東京，2015：6，19，38，別冊付録1．
2. T. ヘザー・ハードマン，上鶴重美，カミラ・タカオ・ロペス 原書編集，上鶴重美 訳：NANDA-I看護診断 定義と分類 2021-2023 原書第12版．医学書院，東京，2021：586．

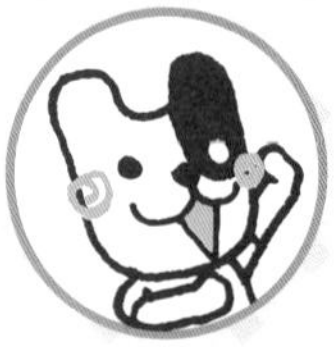

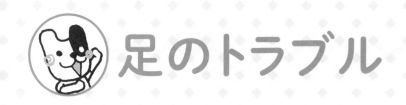

足のトラブル

小江奈美子

足のトラブルとは

年齢を重ねるにつれて、身体機能は低下し活動のレベルも変化します。加齢に伴う身体の変化には、視力の低下、筋力の低下、関節の柔軟性の低下等があります。これらは、足のトラブルと関連しており、視力の低下により足病変の発見が遅れたり、筋力の低下により、爪を自分で切ることが困難となります。また、足先に手が届かなくなり、靴下を履くことができず、外傷を招きやすくなります。このように、身体機能の低下は足のトラブルを起こしやすい要因となります。さらに、身体機能の低下から活動性が低下し、入浴困難となるなど足の清潔を保つことが難しくなり、易感染状態となります。加齢に伴う身体機能の変化は生活状況と関連しているため、どちらかに何らかの変化を発見した場合は、その人を取り巻く環境すべてをとらえていくことが必要です。高齢者本人のみを対象としたケアではなく、周囲のサポート体制を含めたケアが必要であることも高齢者ケアの特徴といえます。

また、高齢者にみられる皮膚疾患に、皮脂分泌の減少を原因とした老人性皮膚瘙痒症があります。この場合は、皮膚の清潔・保湿が重要となります。

このような状況から、「高齢者の1/4から1/3は何らかの足のトラブルを有している」[1]といわれています。

足のトラブルの標準看護計画

長期目標	●足のトラブルが重症化せず、現在の生活の質を維持することができる。
短期目標	●足の異常を早期発見・予防できる。

	看護計画	根拠・留意点
観察計画 O-P	❶**足の形**:外反母趾、ハンマートゥ、クロウトゥなど(**図1**) ❷**足部(甲、足底、趾間)の皮膚**:色、発赤、外傷、浮腫、腫脹、熱感、浸軟、乾燥、胼胝、鶏眼など ❸**爪の状態**:形、長さ、色、陥入爪、巻き爪など(**図1**) ❹**足・下腿の血流**:足背動脈・後脛骨動脈・膝窩動脈の拍動、皮膚温、足趾・下腿の体毛の有無 ❺**自覚症状**:瘙痒感、痛みの程度と部位など ❻**全身状態**:併存疾患の有無、既往歴、易感染、神経障害、出血傾向、歩行状態、筋力など ❼**生活状況**:日常生活自立度 ❽**認知機能** ❾**フットケアに対する思い** ❿**サポート体制の有無(本人が実施できない場合)** ⓫**生活環境** ⓬**履物とその状態**:靴、靴下	●足の状態をくまなく見る(観察する)ことは、現在の状態を把握する第一歩である。 ●視覚的にとらえるだけでなく、手で触れて観察することによって、皮膚の硬さなどの情報をよりくわしく得ることができる。趾間を見る場合は、すでに皮膚が浸軟していることも考慮し、ゆっくりと趾間を広げる。足の状態を対象者とともに(いっしょに触れてみるなど)確認することが、足への関心を高めることにつながる。

	看護計画	根拠・留意点
ケア計画 C-P	❶適切な爪の長さに切る(スクエアカット、図2)。 ❷爪の形をやすりまたはグラインダーで整える。 ❸保湿ケアは適切な量を使用する。片足には2FTU*がめやすとされている(図3)。 ❹足の清潔ケア:足の洗浄・足浴などの実施 ❺外傷予防のために靴下を着用する。 ❻適切な履物の選択と着用	●これまでのケアの方法を全否定することなく、正しいケアに導く。適切な状態にケアすることによって変化したことを伝え、患者・支援者とともに確認していくことが必要である。
教育計画 E-P	(本人あるいは家族・支援者に行う) ❶足ケアの必要性について説明する。 ❷現在の足の状態を伝える。 ❸具体的なケア方法について説明する。 ●爪の切りかたとやすりのかけかた ●足の洗いかた ●保湿ケアの行いかた(足浴・シャワー後10〜15分以内に適量の保湿剤を塗布) ●足の観察のしかた ●靴の選びかた ●正しい靴の履きかた ●外傷予防(転倒予防と環境整備) ❹足・下腿に異常を発見した場合、すみやかに病院を受診することを説明する。	●本人・支援者の理解度に応じた言語を用いて説明する。また、新たな物品が必要な場合は、経済性を考慮する。医療者からの一方通行ではなく、双方の理解のうえで方法を選択していく。

*【FTU】finger tip unit

図1 足の異常の例

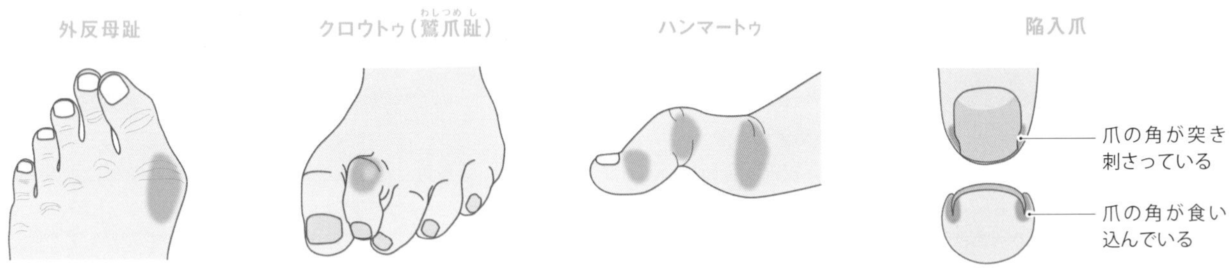

図2 適切な爪の長さと正しい爪の切りかた

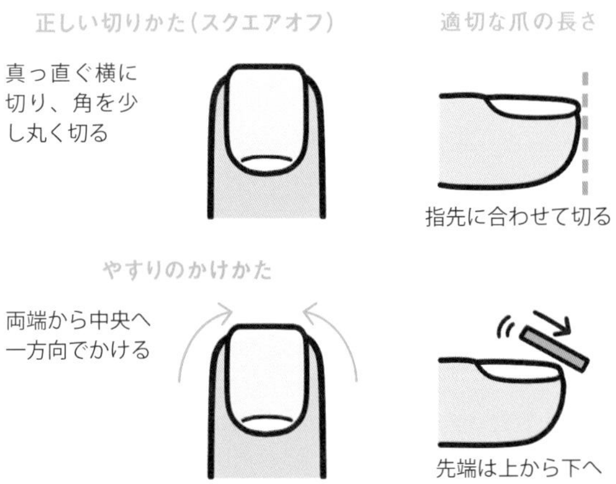

図3 適切な保湿剤の量

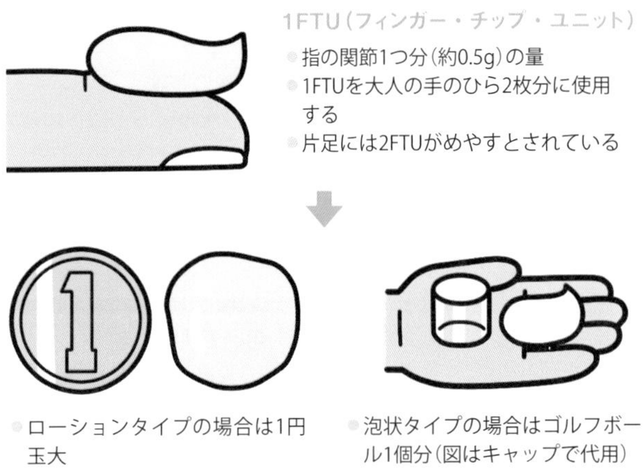

1FTU(フィンガー・チップ・ユニット)
●指の関節1つ分(約0.5g)の量
●1FTUを大人の手のひら2枚分に使用する
●片足には2FTUがめやすとされている
●ローションタイプの場合は1円玉大
●泡状タイプの場合はゴルフボール1個分(図はキャップで代用)

〈引用文献〉
1. 一般社団法人 日本フットケア学会 編:フットケアと足病変治療ガイドブック 第3版. 医学書院, 東京, 2017:34.

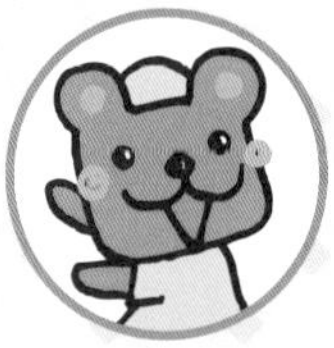

せん妄

古谷和紀

せん妄とは

「せん妄」は、急性/一過性に経過し、軽度から中等度の意識レベルの低下を背景にして、さまざまな認知機能障害や精神症状を伴う症候群です。

せん妄は脳の臓器障害であり、急性脳不全、全身状態の変化の予兆としてとらえる必要があります。発症すると、事故や転倒転落数の増加、在院日数の延長、発症から1年間の死亡率や施設入所率、認知症発症の増加が報告されており、患者さんの生命予後、生活機能・認知機能の低下につながります。

そのため、せん妄の予防と早期発見・対応が重要となります。

せん妄の標準看護計画

看護目標

- **全身状態、睡眠・覚醒リズムを整えて、せん妄を発症することなく過ごすことができる。**
- **もしせん妄を発症した際は、早期に改善し、退院後も認知機能・生活機能を継続して観察、支援してもらうことができる。**

	看護計画	根拠・留意点
観察計画 O-P	❶意識レベル、注意機能、見当識障害の有無 ・JCS*、GCS*、表情、言動、視線が合わない、気が散りやすい、落ち着きがない、活気がない ❷日中の活動状況・睡眠状況 ・睡眠・覚醒リズム（入眠時間、覚醒時間、日中の覚醒状況）、活動状況、安静度や離床を妨げる要因 ❸感染徴候の有無 ・血液データ：WBC、CRP、A/G*比、バイタルサイン、発熱の有無、悪寒戦慄、倦怠感	・せん妄に早く気づき対応するためには、意識・注意力の低下を判断することが重要です。 ・高齢者は感染があっても発熱しないことも多く、新型コロナウイルス感染症（COVID-19*）をはじめとして、せん妄が初期症状として現れることがある。そのため、熱型だけでなく検査データ、症状とあわせて評価する。
	❹低酸素状態・循環不全徴候の有無 ・呼吸回数、呼吸様式、呼吸音、SpO_2、血液ガスデータ、呼吸困難感の有無、チアノーゼの有無 ❺脱水の有無 ・水分出納、皮膚の状態、血液データ：Na、K、Ht、BUN*/Cr*、UA*	
	❻疼痛の有無と程度 ・数値的評価スケール（NRS：Numerical Rating Scale）やフェイススケールなどのスケールを用いて評価する。 ・疼痛の部位、疼痛の程度、表情、呼吸、声や話しかた、身体の動き、様子や行動	・認知症などでうまく痛みを主観的に表現できない場合は、左記に加えて表情や呼吸などを評価した、Abbeyペインスケール（Abbey pain scale）やPAINAD（Pain Assessment in Advanced Dementia）の使用を検討する。
	❼排泄パターン ・尿量（腎機能評価につながる）や尿回数（頻尿・残尿感、尿閉）、尿性状、膀胱エコー ・排便（便回数、便性状）、腹部の聴診、触診、腹部X線所見	

	看護計画	根拠・留意点
観察計画 O-P	**❽せん妄の評価** ●せん妄評価のスクリーニングツールを使用して、せん妄の判断を共通認識する。 ●ツールにはCAM（confusion assessment method[11]）やDST（delirium screening tool[2]）などがある。	●CAMやDSTという評価ツールを使うことで、せん妄の判断を高い感度で行うことができる。
ケア計画 C-P	**❶せん妄の原因となる身体面を中心に全身状態を整える。** ●炎症・疼痛：感染源の特定、疼痛評価と適切な疼痛マネジメント、苦痛の緩和、抗菌薬、解熱鎮痛薬の投与など ●低酸素：低酸素状態の評価、酸素投与の検討、体位管理による排痰、換気血流比の改善など ●脱水・電解質異常：輸液による電解質・水分の補正、水分摂取の励行 ●排尿・便秘：排尿・排便の確認と睡眠時間を考慮した時間誘導、排便コントロール、緩下薬の検討	●せん妄のケアの柱は、身体面を中心に全身状態を整えること、不快な刺激を減らし、活動性や睡眠・覚醒リズムといった必要な刺激を調整すること、そして安全確保になる。
	❷現実見当識を促す ●入院の日時、場所、理由などの情報を繰り返し提供して現実見当識を促す（リアリティオリエンテーション）。 ●時計やカレンダーの設置	
	❸適切な照明と快適な睡眠環境の提供 ●夜間の光と騒音を減らす、患者の状態が安定している夜間の処置や投薬は必要最小限に調整する。 ●「不眠時」指示の睡眠薬の種類（せん妄ハイリスク薬に注意）と副作用に注意したうえで使用を検討する。	●睡眠薬の使用は、患者の自発的な内服希望が使用の前提条件である。
	❹感覚障害への配慮 ●眼鏡や補聴器の使用、聞き間違いへの配慮（語音異聴・語音弁別能の低下）、視空間認知への配慮	
	❺早期離床 ●早期離床、リハビリテーション専門職との情報共有 ●日中の活動と休息のバランスを調整する。	
	❻安全で安心できる環境の調整・提供 ●転倒・転落予防、輸液ルート類の整理、ハサミなどの危険物の除去 ●行動制限の最小化、身体抑制の回避 ●家族などなじみの関係者との面会を可能な限り行う。	
	❼せん妄の原因となる薬剤の確認、中止・減量について、医師・薬剤師に相談、検討する。 ●持参薬の確認、せん妄を引き起こすリスク薬剤の中止・減量について医師・薬剤師と相談する。 ●処方薬や頓服指示（とくにベンゾジアゼピン系・非ベンゾジアゼピン系薬剤、抗コリン薬）について検討する。	●不眠や消化器症状などで頓用薬剤を使用する際は、医師や薬剤師と相談のうえ、せん妄を引き起こしやすいリスク薬剤でないか注意する。
教育計画 E-P	**❶せん妄について本人や家族にパンフレット（P.192図1）を用いて説明・教育する。**	●せん妄は大多数の患者・家族には知られていない。まずはせん妄について具体的な症状とともに知ってもらい、医療者といっしょに予防すること、発症時には早期発見・対応することの重要性を共有する。

＊【JCS】Japan coma scale
＊【GCS】Glasgow coma scale
＊【COVID-19】coronavirus disease 2019
＊【BUN】blood urea nitrogen
＊【Cr】creatinine
＊【UA】uric acid：尿酸

図1　せん妄を説明するパンフレットの一例（京都大学医学部附属病院リエゾンチーム）[3]

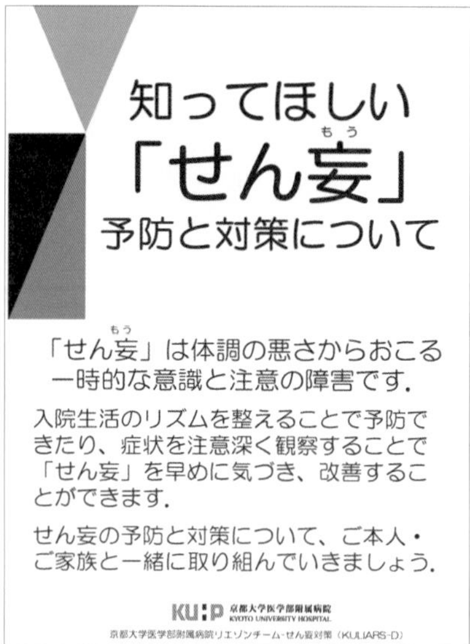

KYOTO UNIVERSITY HOSPITAL
京都大学医学部附属病院リエゾンチーム・せん妄対策（KULIARS-D）

❶せん妄について

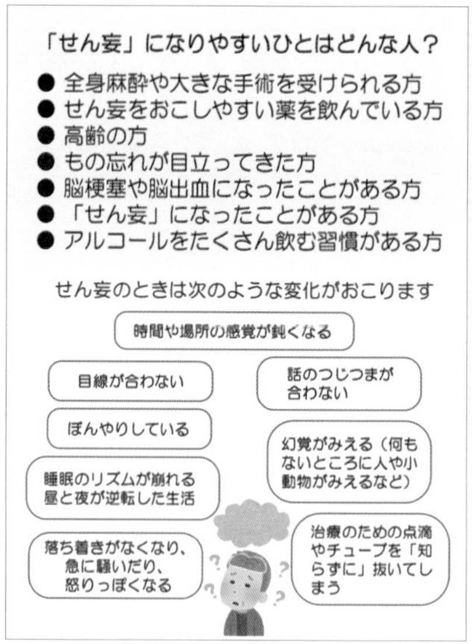

「せん妄」になりやすいひとはどんな人？
● 全身麻酔や大きな手術を受けられる方
● せん妄をおこしやすい薬を飲んでいる方
● 高齢の方
● もの忘れが目立ってきた方
● 脳梗塞や脳出血になったことがある方
● 「せん妄」になったことがある方
● アルコールをたくさん飲む習慣がある方
せん妄のときは次のような変化がおこります
時間や場所の感覚が鈍くなる
目線が合わない
話のつじつまが合わない
ぼんやりしている
幻覚がみえる（何もないところに人や小動物がみえるなど）
睡眠のリズムが崩れる昼と夜が逆転した生活
落ち着きがなくなり、急に騒いだり、怒りっぽくなる
治療のための点滴やチューブを「知らずに」抜いてしまう

❷せん妄になりやすい人はどんな人？

❸せん妄になったときの症状・変化

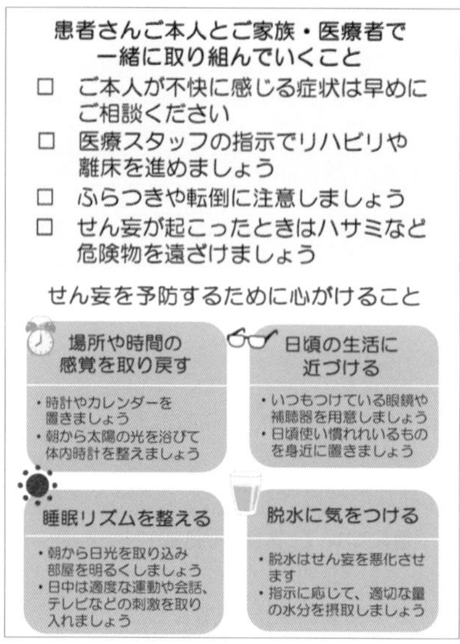

患者さんご本人とご家族・医療者で一緒に取り組んでいくこと
□ ご本人が不快に感じる症状は早めにご相談ください
□ 医療スタッフの指示でリハビリや離床を進めましょう
□ ふらつきや転倒に注意しましょう
□ せん妄が起こったときはハサミなど危険物を遠ざけましょう
せん妄を予防するために心がけること
場所や時間の感覚を取り戻す
・時計やカレンダーを置きましょう
・朝から太陽の光を浴びて体内時計を整えましょう
日頃の生活に近づける
・いつもつけている眼鏡や補聴器を用意しましょう
・日頃使い慣れれいるものを身近に置きましょう

・朝から日光を取り込み部屋を明るくしましょう
・日中は適度な運動や会話、テレビなどの刺激を取り入れましょう
脱水に気をつける
・脱水はせん妄を悪化させます
・指示に応じて、適切な量の水分を摂取しましょう

❹せん妄を予防するために患者さん本人・家族・医療者でいっしょに取り組んでいくこと

- 疼痛など不快症状への対応、早期離床、転倒転落の注意、危険物の除去
- 時間や場所の見当識を保つ、感覚障害への配慮、睡眠リズムを整える、水分摂取を行う

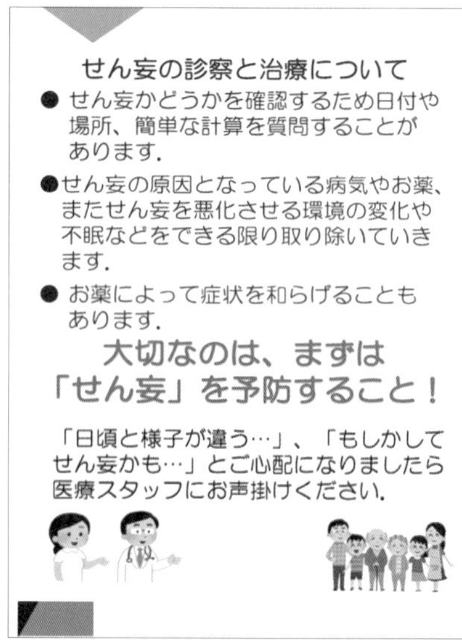

せん妄の診察と治療について
● せん妄かどうかを確認するため日付や場所、簡単な計算を質問することがあります.
● せん妄の原因となっている病気やお薬、またせん妄を悪化させる環境の変化や不眠などをできる限り取り除いていきます.
● お薬によって症状を和らげることもあります.
大切なのは、まずは「せん妄」を予防すること！
「日頃と様子が違う…」、「もしかしてせん妄かも…」とご心配になりましたら医療スタッフにお声掛けください.

❺せん妄の早期発見・早期対応について

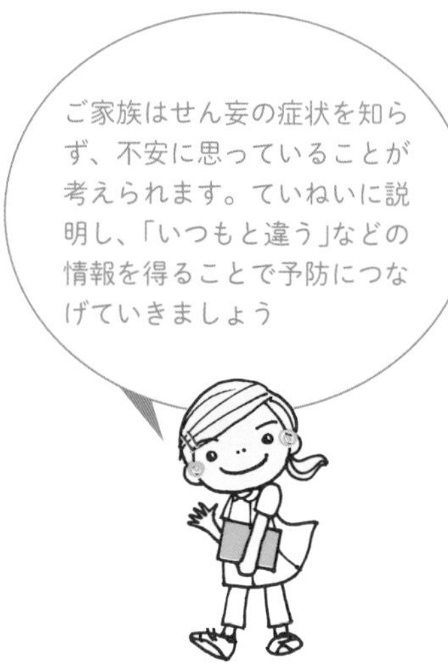

ご家族はせん妄の症状を知らず、不安に思っていることが考えられます。ていねいに説明し、「いつもと違う」などの情報を得ることで予防につなげていきましょう

〈引用文献〉

「せん妄」は体調の悪さからおこる一時的な意識と注意の障害です.
入院生活のリズムを整えることで予防できたり、症状を注意深く観察することで「せん妄」を早めに気づき、改善することができます.
せん妄の予防と対策について、ご本人・ご家族と一緒に取り組んでいきましょう.

1. Inouye SK, et al.：Clarifying confusion: the confusion assessment method. A new method for detection of delirium. *Ann Intern Med* 1990；113：941-948.
2. 町田いづみ, 上田晴奈, 岸泰宏 他：せん妄スクリーニング・ツール(DST) の作成. 総合病院精神医学 2003；15：150-155.
3. 古谷和紀：京都大学医学部附属病院リエゾンチームパンフレット 知ってほしい「せん妄」予防と対策について. 2022Ver.

3

主疾患に併存疾患・背景をあわせもつ場合の考えかた

CONTENTS

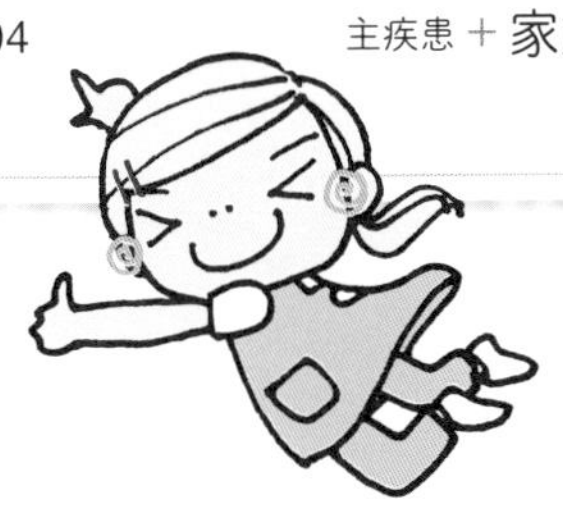

この章の使いかた

個別性ってどうしたら出せるの？

任 和子

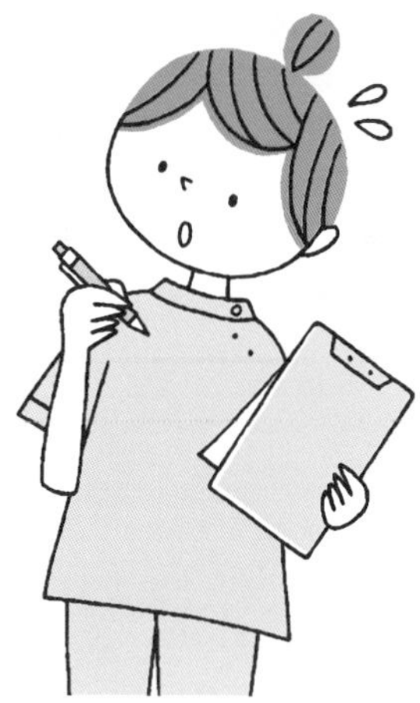

実習で高齢患者さんを受け持つ場合、入院理由となった主疾患のほかにも、併存疾患や背景をあわせもつケースが多くなります。
「糖尿病があったら？」「喫煙していたら？」「超高齢者なら？」
こんなとき、看護過程にはどのように影響するのでしょうか？

こんなとき、どうしたらいいんだろう？

ある学生が、こんな患者さんを受け持ちました。

事例

- Aさん、79歳男性、元農林水産省。
- スキルス胃がんステージⅣ（リンパ節転移、骨転移あり）。
- 手術不可で抗がん剤治療となり、入院3日目。抗がん剤が効けば予後は1年半、効かなければ数か月と告知されている。
- 家族は妻（75歳）と娘（48歳）。日中は妻が付き添っている。
- 62歳のときに2型糖尿病と診断されている。食事療法・運動療法により減量に成功、薬物療法はしていない。入院時のHbA1cは6.8%。

↓

- 入院3日目に受け持ち開始。翌日から、初回の抗がん剤治療（ハーセプチン、シスプラチン）が開始になった。
- 嘔気を緩和するため、ステロイドが投与された。「ステロイドを使用するため、インスリンが必要になる可能性あり」と診療録に記載があった。

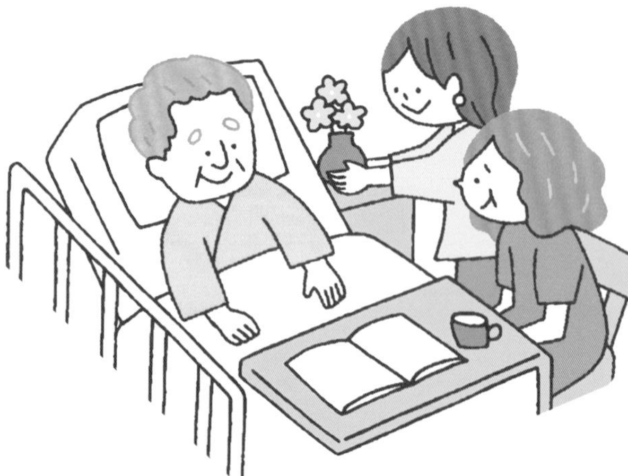

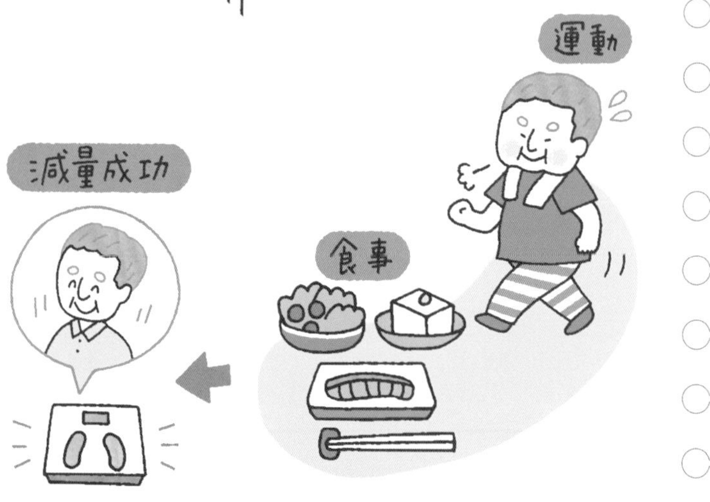

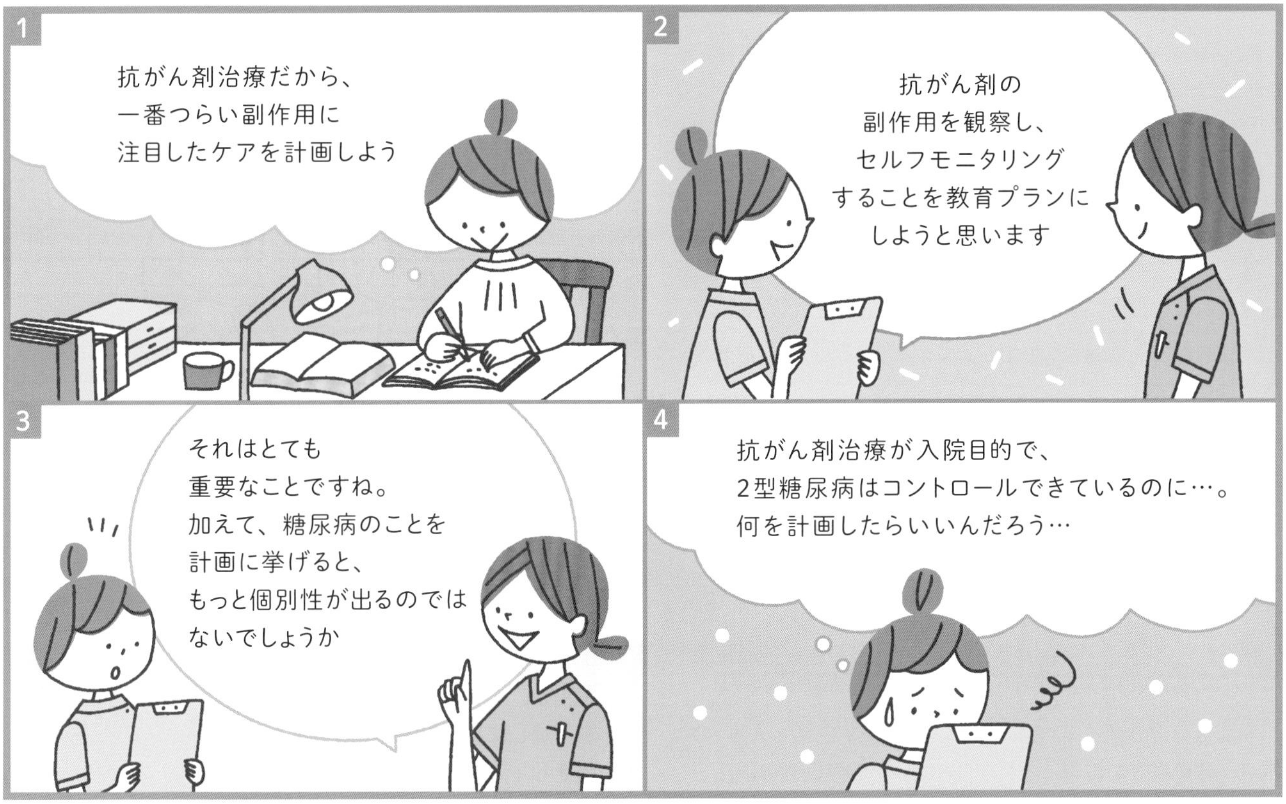

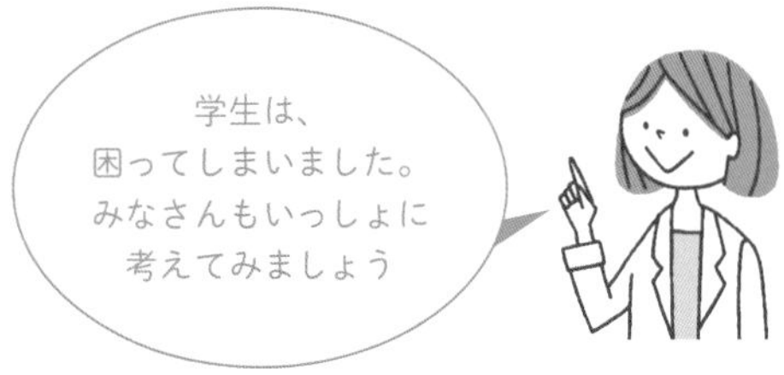
学生は、
困ってしまいました。
みなさんもいっしょに
考えてみましょう

看護過程に個別性を出すコツ

2型糖尿病をもつ高齢患者さんが抗がん剤治療をする場合に気をつけること

●抗がん剤治療に伴って必要となる血糖コントロール

診療録から得た入院時のHbA1cは6.8%でした。高齢者の血糖コントロール目標は患者の特徴や健康状況などを考慮して個別に決定されます。患者さんは、ステージⅣの進行がんで、抗がん剤が効いても予後は1年半であると告知をされています。エンドオブライフの状態では、著しい高血糖を阻止し、それに伴う脱水などを予防することを優先します。

また抗がん剤治療が、血糖コントロールに影響を及ぼすことがあります。例えば、ステロイドは抗がん剤による嘔気を抑えるために、抗がん剤と併用されることがあります。ステロイドを投与すると、インスリン抵抗性が起こり、高血糖になります。Aさんは、食事療法と運動療法で2型糖尿病をコントロールできていますが、ステロイドを使用中はインスリン注射が必要になる可能性があります。

さらに、抗がん剤治療では、嘔気・嘔吐や味覚障害が生じたり、食欲が低下したりするため、食事の摂取量が不安定になります。血糖降下薬やインスリンを使用している場合は、投与量を食事の量に合わせるなどの対応が必要です。さまざまな栄養障害のリスクをあわせもつ高齢患者では、使用する抗がん剤の有害事象の発現時期を予測しながら、少しでも食べられるように支援します。

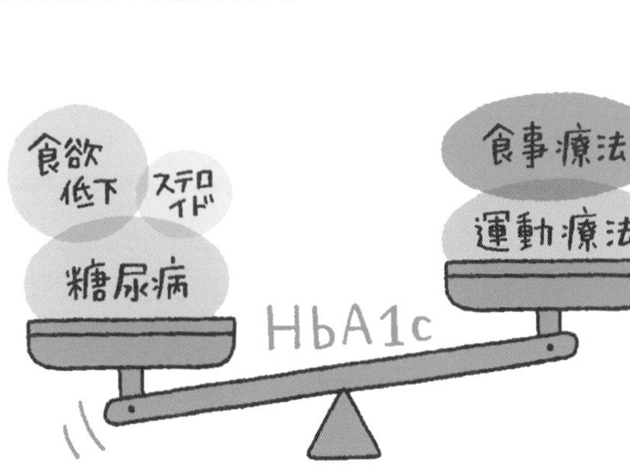

●抗がん剤の副作用による皮膚障害

Aさんは、分子標的楽(ハーセプチン)と、殺細胞性抗がん剤の白金製剤(シスプラチン)の投与が予定されています。分子標的薬の場合、薬剤が攻撃する標的がピンポイントに決まっていますが、その標的は皮膚組織のなかにも存在しているため、**皮膚に影響を受けます**。例えば、汗や皮脂の分泌が抑制され**強度の皮膚乾燥状態**になることがあります。また加齢に伴い真皮が菲薄化し、乾燥します。さらに糖尿病の罹病期間が長いと末梢神経障害や自律神経障害の合併症があるかもしれません。その場合、皮膚がより脆弱であるため、**皮膚状態の観察と保湿が重要**です。足浴をするなどの機会をもって、足の状態を観察し、ケアするとよいでしょう。妻や娘ともいっしょにケアをして、自宅でも続けられるよう、セルフマネジメント支援をする機会にもなります。

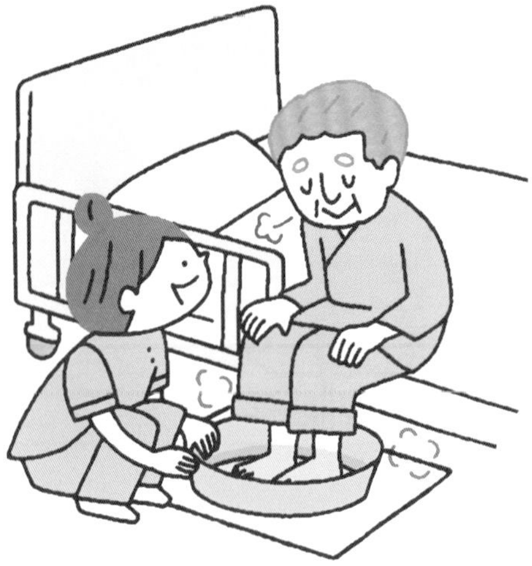

その人らしさのみえる、個別性のある看護計画を立てる

個別性をとらえる3つの視点は、❶**「病気・生活・人生」の視点**、❷**患者さんの側に立つための視点**、❸**時間軸の視点**です(**下図**)。

病気については、Aさんに説明するつもりで、具体的にイメージするとよいでしょう。胃がんはどのような経緯で見つかったのか、2型糖尿病の発症時期とHbA1Cを6.8%に保っている療養生活の状況などの情報把握が必要です。**生活や人生**は、年齢・性別や職業、家族構成などから仮説をもちましょう。Aさんは、79歳の元農林水産省の官僚です。妻と娘はAさんの実家で暮らし、Aさんは東京で勤務し、地方の転勤を経験しました。定年退職後は地元にもどり、しばらく会社員をしていましたが68歳で退職しました。70歳になった頃に友人に依頼され保育園を手伝っていましたが、75歳になったのを機会に完全に引退し、妻と旅行を楽しんでいました。とても几帳面でノートに記録を克明につけています。

▶「個別性」をとらえるための3つの視点

1「病気・生活・人生」の視点

2 患者さんの側に立つための視点

- ▶「どのようなことを大事に生きてきた方なのだろうか?」
- ▶「今回の入院では何を期待しておられるのだろうか?」
- ▶「最も関心をよせておられることは何だろうか?」

3 時間軸の視点

- ▶時間軸を定めて、現実的にありうるなかで最もベストのありようをイメージし、言葉にしよう。
〈時間軸の例〉退院して1年後、退院時、1週間後、明日

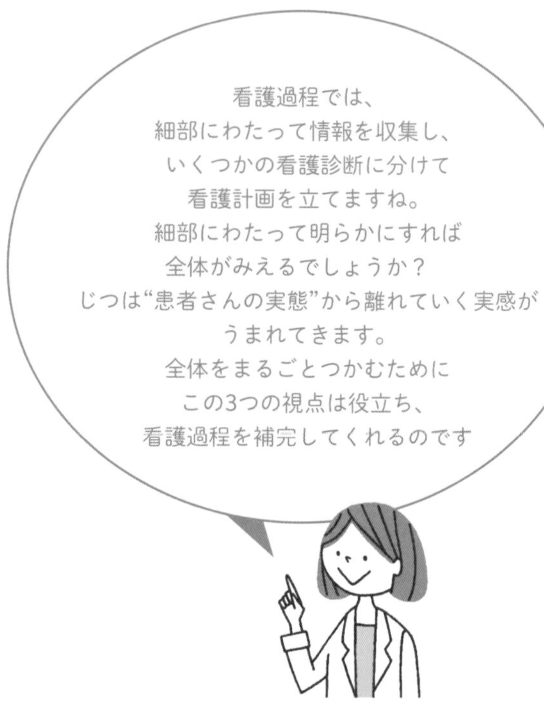

看護過程では、
細部にわたって情報を収集し、
いくつかの看護診断に分けて
看護計画を立てますね。
細部にわたって明らかにすれば
全体がみえるでしょうか?
じつは"患者さんの実態"から離れていく実感が
うまれてきます。
全体をまるごとつかむために
この3つの視点は役立ち、
看護過程を補完してくれるのです

患者さんの側に立つための視点に挙げた3つの問いの答えは、患者さんから得るしかありません。患者さんに合った言葉のトーンや言い回しをあらかじめ考えておきます。一度にうまく聞こうと無理する必要はありません。

時間軸も重要です。Aさんの場合は、1年後、退院時、受け持ち終了時、1週間後、明日というような時間軸で現実的にイメージして書き留めておきましょう。最初はうまくイメージしにくくても、最初の2つの視点が明確になり、患者さんと共有できると、日ごとにはっきりしてくるでしょう。

その人らしさを知るためには、患者さんとの信頼関係が不可欠です。信頼できそうにない人に自分のことを語ることはないでしょう。「あなたには伝えたい」。そのように思ってもらえる関係を早期に構築するために、患者さんと会うときにはいつも、「今、何を考えておられるか」の仮説をもって、それに沿った態度で話すことが重要です(**下図**)。**「病気・生活・人生」の視点**をもつとよい仮説が立ちます。仮説と違う反応があっても考え抜いた仮説であれば、次の言葉が出てきます。また、その反応は「その人らしさ」の重要な手がかりになります。この事例で学生は、「Aさんは抗がん剤の副作用が心配だろう」と仮説をもっていました。しかし、Aさんの口から出たのは「インスリンを使うことになるのかな」という言葉でした。なぜ、インスリンのことを心配しているのか、そのことが手がかりとなって、会話が深まりました。

患者さんと会うときは「今、何を考えておられるのか」仮説をもっていこう

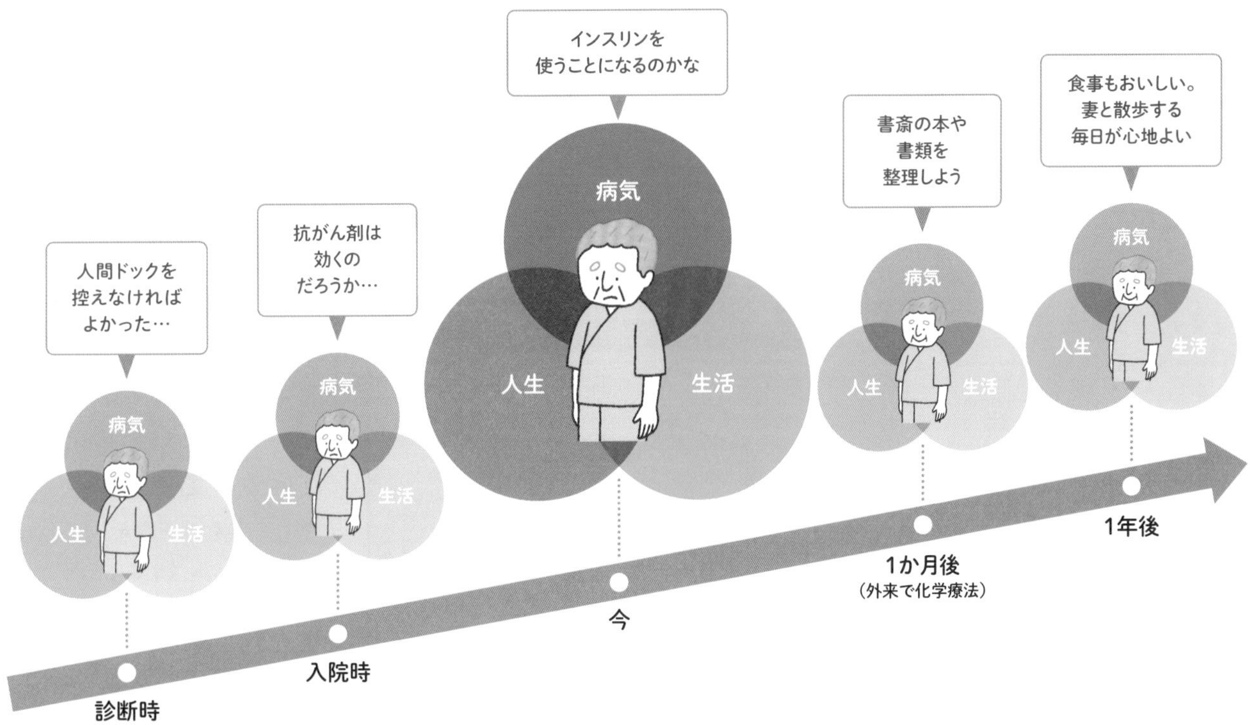

Aさんの看護診断と看護計画

受け持って4日目に学生は看護計画を立てました。Aさんは人間ドックで62歳のときに糖尿病がわかり、減量して薬物療法なしでここまできました。人間ドックも毎年受診していたけれど、新型コロナウイルス感染症の流行のため2年ほど受診しなかったため、ステージⅣで発見されたことを深く後悔していました。これでインスリンを使うことになると思うと情けなくなったと言われていました。社会経験が豊富な方なのに、論理的でない考えかたになられており、生活と人生を自分でコントロールしている感覚をもってほしいと、学生は考えました。今回の抗がん剤治療ではインスリンは使用せずに済みましたが、インスリン注射をすることではなく、コントロールする力を自覚できず無力感があることで自尊感情が低下するリスクがあると考えました。

介入計画は、原因に対して立てます。リスク状態であれば危険因子をなくしたり、軽減したりするように介入します。

Aさんの看護診断

#自尊感情状況的低下リスク状態

現状を受けて、自己価値・自己受容・自己尊重・能力・自己に対する態度についての認識が、肯定的から否定的へと変化しやすく、健康を損なうおそれのある状態

危険因子：
自分の人生をコントロールできていないと感じる無力感

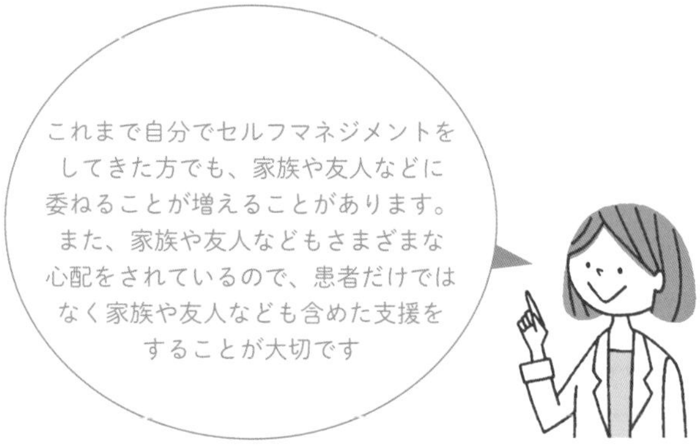

T.ヘザー・ハードマン，上鶴重美，カミラ・タカオ・ロペス原書編集，上鶴重美 訳：NANDA-I看護診断 定義と分類 2021-2023 原書第12版．医学書院，東京，2021：336．より診断名と定義を転載

＊

さて、「抗がん剤治療を受ける高齢患者さんで、併存疾患に2型糖尿病がある場合」を例に解説してきましたが、イメージはつかめましたか？

次のページからは、実際に受け持ち患者さんが「よくもっている」併存疾患や背景を取り上げ、高齢者ならではの注意点と「情報収集・アセスメント」と「計画」にどのように影響するのか解説しています。自分の受け持ち患者さんに当てはまるものがあれば、そのページを見て参考にしてみましょう。「家族背景」などは、患者さんの疾患にかかわらず参考にしたい内容です。

メインの疾患に合わせて計画したケアが併存疾患にとってもメリットがある場合は、〝そのケアを行う根拠〟が増え、自信をもって援助することができますね。逆に、そのケアが併存疾患に悪影響を及ぼしそうであれば、別のケアに変えられるか再検討してみましょう。

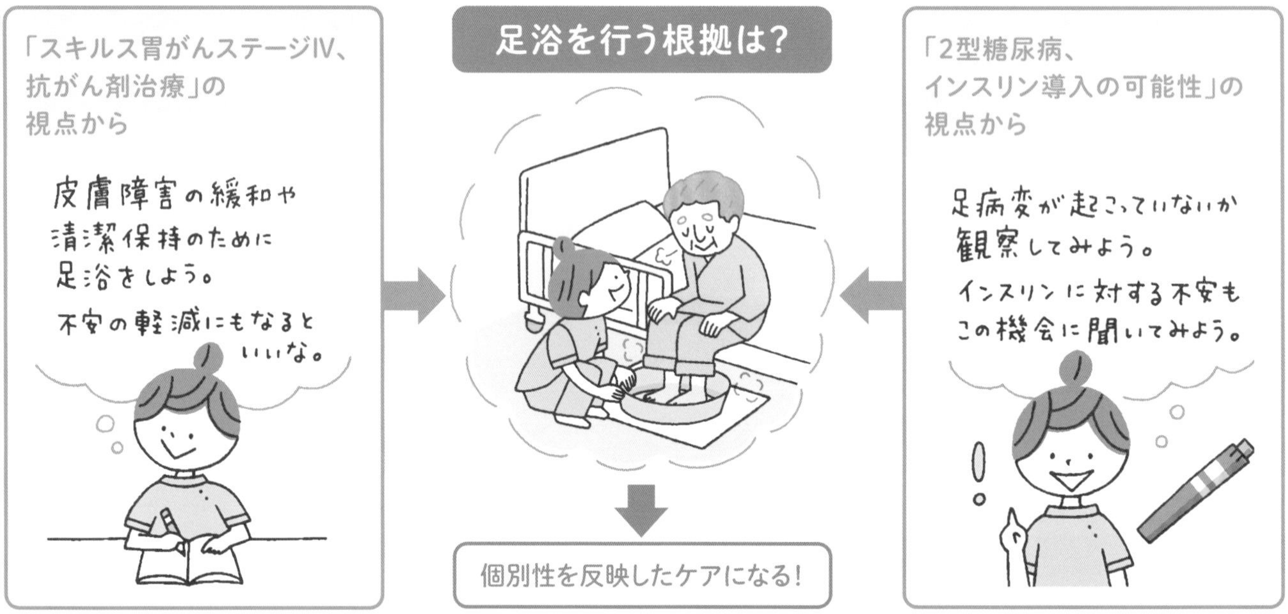

主疾患＋心不全

齊藤旬平

心不全があることで、情報収集・アセスメントにどう影響するの？

心不全は、心臓の代償機構が破綻した状態です。心不全の既往がある場合、内服薬の有無や種類を確認し、心臓超音波検査（LVEF*：左室駆出率）で心機能を※、血液検査（BNP*）で心負荷の状態と推移を情報収集します。「急性・慢性心不全診療ガイドライン（2017年改訂版）」[1]では、診断のためのカットオフの参考値をBNP≧100pg/mLと示しています。

バイタルサイン測定では、とくに血圧、脈拍、SpO_2、体温に注意します（**図1**）。心不全患者は、体位や直前の動作によって、容易にバイタルサインが変動します。心拍出量が低下している状態では低血圧、頻脈となり、とくに臥位から端座位になる程度の動作で血圧が変動する場合は、心拍出量が低下している可能性があります。また、血圧の上昇、頻脈は心負荷が増大している状態であり（要因にもなります）、SpO_2の低下や体温の上昇などは心負荷増大の要因になるため注意が必要です。心不全徴候や症状（急激な体重増加、下腿浮腫、倦怠感、息切れなど）がない場合でも、入院治療などによって心負荷を増大させる要素がないか注意します。

その根拠は？

入院中は急性期治療、薬剤調整、検査など、ふだんの生活とは異なる環境で、これらは心負荷（前負荷・後負荷）を増大させる可能性があります。例えば、手術による侵襲や麻酔、薬剤調整や検査時の補液は、心臓の代償機構が破綻する要因になり得ます。さらに、手術などによる内服薬の中止や過度のストレス状態は、心負荷を増大させるため注意が必要です。また、肺炎などの感染は、炎症反応や心拍数の増加、低酸素状態により心臓の仕事量を増大させます。

＊【LVEF】left ventricular ejection fraction
＊【BNP】brain natriuretic peptide：脳性ナトリウム利尿ペプチド
※LVEF＜40%で左室収縮能低下と判断しますが、絶対値だけでなく推移を見ることも重要です。また、LVEF≧50%の左室収縮能が保たれた心不全（HFpEF）も高齢者に多いので、LVEFのみで評価しないように注意が必要です。

図1 心不全がある患者さんのバイタルサイン測定のポイント

血圧を正確に測定する

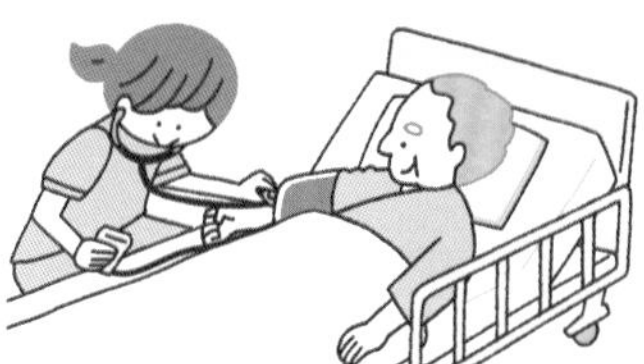

臥位安静の状態で、上腕が心臓と同じ高さになるように注意

動作による変化を確認する

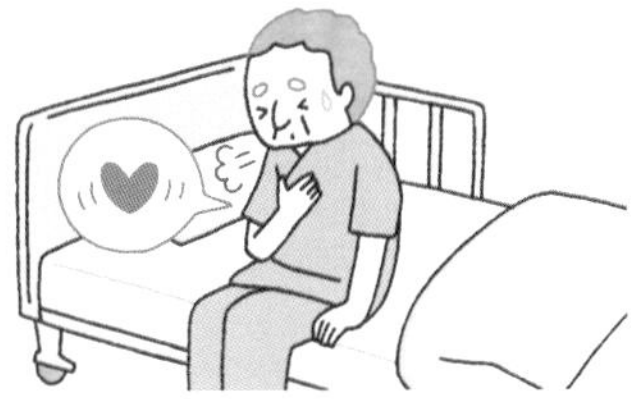

動作直後や端座位に起こした際の血圧や脈拍の変動を確認することで、運動耐容能の概要が把握できる

心不全があることで、計画にどう影響するの？

心不全の既往がある患者さんの検査・治療時には、厳密な水分出納管理を行う必要があります。薬剤などの投与量を確認し、それによる心不全徴候や症状の出現がないかを観察しましょう。また、清潔ケアや環境整備も心機能や心負荷の状態をアセスメントして、心負荷のかからない方法（ベッド上での清拭や、清潔ケア時になるべく体位変換を少なくする、手の届く範囲内へ生活物品を配置する）になるように配慮します。退院指導や訪問看護の場面での心不全増悪モニタリングには、急激な体重増加や下腿浮腫など簡易的・客観的に判断できる指標を選択します。

その根拠は？

心負荷増大による心不全の症状（息切れや倦怠感等）を患者さんが自覚することは難しいです。そのため、看護師が注意深く観察するか、患者さんが判断しやすい指標をモニタリングしてもらう必要があります。また、清潔ケアの種類によっても消費エネルギーは変わるため、心負荷増大時には、負担の少ないケア方法を選択することも必要になります。

<引用・参考文献>
1. 日本循環器学会，日本心不全学会 編：急性・慢性心不全診療ガイドライン（2017年改訂版）．　https://www.j-circ.or.jp/old/guideline/pdf/JCS2017_tsutsui_h.pdf（2023/6/28アクセス）
2. 森山美知子 他 編：エビデンスに基づく循環器看護ケア関連図．中央法規出版，東京，2017．
3. Riegel B, Dickson VV, Faulkner KM：The Situation-Specific Theory of Heart Failure Self-Care：Revised and Updated. *J Cardiovasc Nurs*. 2016；31(3)：226-235.

主疾患＋高血圧

林田 麗

高血圧があることで、情報収集・アセスメントにどう影響するの？

血圧のコントロール（**表1**）がどの程度適切であるかを把握し、コントロールするために行われている薬物療法（降圧薬の種類や用量、用法）や生活習慣の管理状況（減塩や肥満の有無、喫煙歴、歩行能力など）を情報収集します。また、高血圧は心臓や腎臓などに合併症を引き起こし、高齢者に多い心不全や慢性腎臓病（CKD＊）の原因の1つになっています。このため、心機能（BNPなど）や腎機能（Cr＊、eGFR＊）などを評価しておくことで、主疾患に対する治療でのリスクを予測することができます。そして、その予測されたリスクを事前に改善しておくための処置についても情報収集します。

その根拠は？

手術や検査などで侵襲を伴う場合、高血圧を患っていると治療中や検査中の血圧の変動が激しくなります。例えば、術中の麻酔による低血圧は、心筋虚血や脳虚血などを発症するリスクを高めます。一方、術後は交感神経への刺激や疼痛により血管収縮から血圧は上昇しやすくなり、術後出血や脳出血をきたすことがあります。これらのリスクを回避するため、事前に適切な血圧コントロールがなされるよう対処します。

＊【CKD】chronic kidney disease　＊【Cr】creatinine：クレアチニン
＊【eGFR】estimated glemerular filtration rate：推定糸球体濾過量

表1 成人における血圧値の分類（診察室血圧、単位はmmHg）

分類	収縮期血圧		拡張期血圧
正常血圧	＜120	かつ	＜80
正常高値血圧	120-129	かつ	＜80
高値血圧	130-139	かつ/または	80-89
Ⅰ度高血圧	140-159	かつ/または	90-99
Ⅱ度高血圧	160-179	かつ/または	100-109
Ⅲ度高血圧	≧180	かつ/または	≧110
（孤立性）収縮期高血圧	≧140	かつ	＜90

日本高血圧学会高血圧治療ガイドライン作成委員会 編：高血圧治療ガイドライン2019．ライフサイエンス出版，東京，2019：表2-5より許可を得て転載、改変

注意したい検査値と基準値

心機能

- BNP
  ➡18.4pg/mg以下

腎機能

- eGFR（推定糸球体濾過量）
  ➡60mL/分/1.73m²以上
  （15 mL /分/1.73 m²未満で末期腎不全）

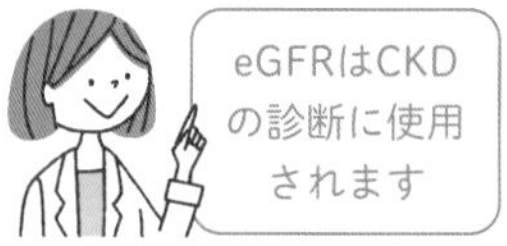
eGFRはCKDの診断に使用されます

高血圧があることで、計画にどう影響するの？

手術等の侵襲を伴う治療等を受けた後の計画では、血圧変動をきたす要因を除去することを考えます。輸液管理により水分出納バランスを適切に保ち、循環動態の安定を図ります。疼痛管理では、疼痛が血圧に及ぼす影響を患者に説明し、痛みを表出しやすい関係を築きます。これにより痛みの閾値（いきち）を高めることにもなります。

また、指示された鎮痛薬を用いて疼痛緩和を図ります。環境調整では、寒冷刺激や不眠などの交感神経の緊張をきたす状況を調整し、精神的安寧（あんねい）を図ります。さらに姿勢や体位により血圧変動が起こるため、血圧や脈拍数、心電図モニターの波形を経時的に観察し、変動をとらえます。

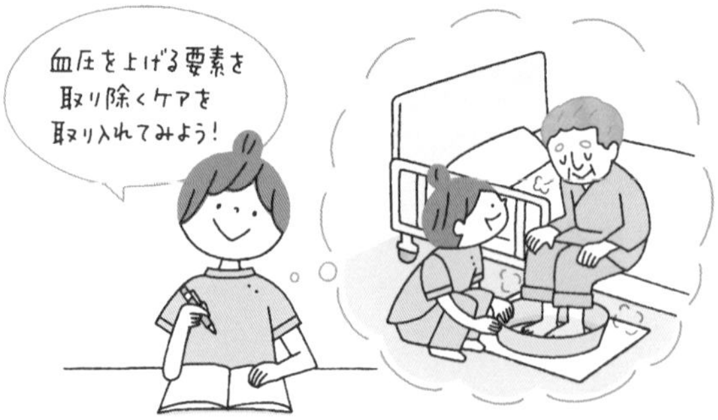
血圧を上げる要素を
取り除くケアを
取り入れてみよう！

その根拠は？

侵襲の大きさにもよりますが、侵襲を伴う治療や検査直後には、サードスペースの形成や神経内分泌反応による循環血液量減少のために、心拍数や脈拍数が増加します。そのために心機能への影響から不整脈や血圧変動を引き起こす可能性があります。また、疼痛や長時間の同一体位保持、不安などの身体的・精神的苦痛も血圧に影響を及ぼします。

＜引用・参考文献＞
1. 日本高血圧学会高血圧治療ガイドライン作成委員会 編：高血圧治療ガイドライン2019．ライフサイエンス出版，東京，2019．
2. 西崎祐史，渡邊千登世 編：とんでもなく役立つ検査値の読み方．照林社，東京，2013．

主疾患＋ペースメーカー

浅瀬万里子

ペースメーカーがあることで、情報収集・アセスメントにどう影響するの？

ペースメーカーにより、患者さんの循環がどのように維持されているのかを把握することが基本です。また植込み型のデバイスは異物であり、つねに感染症のリスクがあるので、デバイス感染症の早期発見も大切です。そのために必要な情報収集項目を**表1**にまとめました。

その根拠は？

不具合によりペーシング治療が行われなくなれば徐脈が再燃し、眼前暗黒感や失神など危機的な状況に陥る可能性も考えられます。一方、設定の不具合などから不適切なペーシングなどがなされると、動悸などの自覚症状の出現、不整脈の誘発、心不全の増悪などもきたしうる可能性があります。

また、デバイス感染症の発生時期には一定の傾向はなく、その危険因子としては**表2**の内容が挙げられます。また心房細動、機械弁置換術や動脈硬化性疾患などに対して抗凝固薬や抗血小板薬を内服している症例は出血の高リスクとなりますので注意が必要です（P.202「主疾患+抗血栓薬」参照）。

これまで患者さんやご家族がどのようにデバイスと向き合い過ごされてきたのかを把握し、ペースメーカーによる行動制限や生活の変化による不安の軽減に努める必要があります。

また高齢者は認知力が低下している可能性もあるため、術後安静が保てるか、退院後の自己管理能力はどの程度か、などを事前にアセスメントしておくことも重要です。

表1 ペースメーカーを植込んでいる患者さんの情報収集項目

循環維持状況

- ☑ ペースメーカーにかかわる情報（不整脈の種類・重症度・基礎心疾患・ペーシング設定・装着日）
- ☑ 自覚症状（動悸、息切れ、浮腫などの心不全症状）
- ☑ 心電図記録（ペーシング・センシング不全がないか）
- ☑ 胸部X線画像（正面・左側面）（リードの位置異常がないか、移動していないかの確認）

感染徴候

- ☑ 創部の感染徴候の観察（発赤、腫脹、疼痛、血腫の増大）

自己管理の状況

- ☑ 患者さんの自己管理・受け入れ状況・理解度（異変を感知し知らせることができるか、ペースメーカーとどのようにつき合い過ごされてきたか）

表2 デバイス感染症の危険因子

- 糖尿病
- 腎障害
- 心不全
- ステロイド使用
- 術前抗菌薬未使用
- 術後血腫やその他創部合併症
- 透析
- 慢性閉塞性肺疾患（COPD*）
- 脳血管障害
- 体外式ペースメーカー留置・交換術、早期の再手術

＊【COPD】chronic obstructive pulmonary disease

ペースメーカーがあることで、計画にどう影響するの？

患者の脈拍を測定しながら、ペーシングの観察を行います（**表3**）。またMRI*検査が禁忌であることにも注意しましょう。

＊【MRI】magnetic resonance imaging：磁気共鳴画像法

その根拠は？

ペースメーカーは電気刺激により、徐脈化された心拍数を是正しているため、ペースメーカーの不具合は患者の生命に直接的に影響を与えます。またMRI検査が禁忌であるのは、磁場やRF*パルスの影響によってリードの発熱や意図しない刺激の発生、ジェネレータとの相互干渉によるペーシング・センシング不全が生じるためです（ただし2012年からMRI対応植込み型デバイスの植込みが可能となっています）。

＊【RF】Radio Frequency：ラジオ波

表3 ペーシングの観察項目

- ☑ 設定心拍数（周期）の確認
- ☑ 脈拍数が設定脈拍数と一致するか、あるいはそれ以上であるか
- ☑ ふれる間隔はどうか（規則正しいか、ばらばらか）
- ☑ スパイクが設定周期どおりに心電図にみられるか
- ☑ スパイクに引き続いてQRS波がみられるか

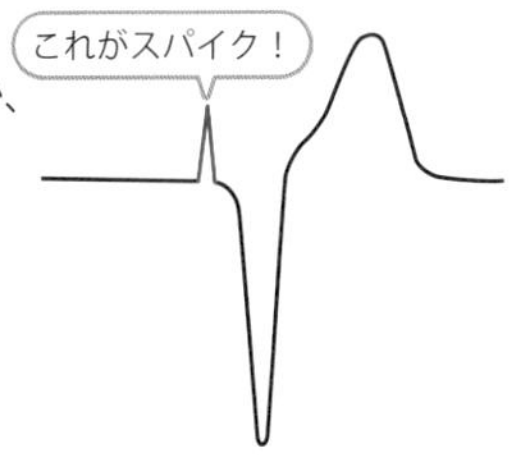

<参考文献>
1. 日本循環器学会，日本不整脈心電学会 編：不整脈非薬物治療ガイドライン（2018年改訂版）．https://www.j-circ.or.jp/old/guideline/pdf/JCS2018_kurita_nogami.pdf(2023/6/28アクセス)
2. 澤芳樹 監修：新版 プラクティカル補助循環ガイド：研修医・看護師・臨床工学技士のための．メディカ出版，大阪，2016．
3. 井上智子，窪田哲朗 編：病期・病態・重症度からみた疾患別看護過程＋病態関連図．医学書院，東京，2016．

主疾患＋抗血栓薬

石川恵子

抗血栓薬を内服していることで、情報収集・アセスメントにどう影響するの？

まず、患者さんがなぜ抗血栓薬を服薬しているのか、そしてどんな種類の抗血栓薬を服薬しているのかを把握します。血液凝固や出血に関連した検査結果（**表1**）も情報収集し、抗血栓薬の効果をアセスメントします。患者さんの身体症状として出血のエピソード（皮下出血や歯肉の出血、鼻出血など）も情報収集し、抗血栓薬によって患者さんが何か不利益を受けていないかをアセスメントします。

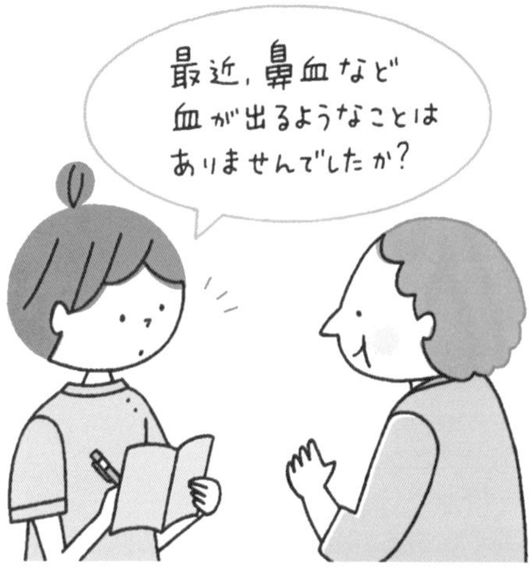
最近、鼻血など
血が出るようなことは
ありませんでしたか？

その根拠は？

抗血栓薬は血液凝固を抑制する薬剤です。血液凝固を阻害することで、動脈硬化に関連する疾患や血栓塞栓による疾患の治療や予防となります。一方で、出血傾向を強めてしまうリスクがあります。治療として抗血栓薬が適切な効果を発揮しているのか、出血傾向が強まりすぎていないかを確認していくことが必要です。また、患者さんのもっている疾患によって使用薬剤は異なるため（**表2**）、それぞれの特徴や注意点も把握する必要があります（**表3**）。

表1 薬剤調整のため注意すべき検査項目

薬剤名（商品名）	みる検査値	推奨される調整や根拠
ワルファリンカリウム（ワーファリン） リバーロキサバン（イグザレルト）	国際比準化プロトロンビン時間（PT-INR*）	適応する疾患によって異なるが、おおよそ若年者では2〜3、高齢者では1.6〜2.6で調整
ダビガトランエテキシラートメタンスルホン酸塩（プラザキサ）	活性化部分トロンボプラスチン時間（APTT*）	コントロール値（25〜36秒）の1.5〜2.5倍の範囲で調整（おおよそ37〜55秒）
抗血栓薬全般	赤血球数（RBC*）やヘモグロビン（Hb*）	消化管出血など体内での出血がないか確認する

*【PT-INR】international normalized ratio　*【APTT】activated partial thromboplastin time
*【RBC】red blood cell　*【Hb】hemoglobin

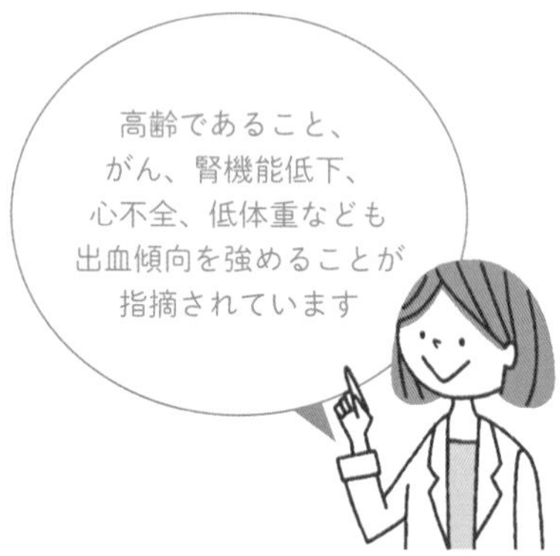
高齢であること、
がん、腎機能低下、
心不全、低体重なども
出血傾向を強めることが
指摘されています

表2 抗血栓薬の種類と対象

薬剤の種類	対象とする血栓	対象とする疾患	具体的な薬剤
抗血小板薬	血流の速いところ（動脈）にできる血栓（血小板血栓［白色血栓］）	●心筋梗塞 ●冠動脈バイパス術後 ●閉塞性動脈硬化症 ●経皮的冠動脈インターベンション（PCI）後 ●アテローム血栓性脳梗塞など	●アスピリン ●クロピドグレル硫酸塩（$P2Y_{12}$受容体拮抗薬） ●シロスタゾールなど
抗凝固薬	血流の遅いところ（静脈）にできる血栓（フィブリン血栓［赤色血栓］）	●非弁膜性心房細動に合併する心原性脳梗塞の予防 ●深部静脈血栓症とそれに合併する肺塞栓症 ●心臓弁置換術後の血栓予防など	●ワルファリンカリウム ●ダビガトランやエドキサバンなどのDOACs（ドアック）（直接経口抗凝固薬：Direct Oral Anti-Coagulations）など

表3 出血のほか注意すべき副作用

薬剤名（商品名）	副作用
低用量アスピリン（バイアスピリン、バファリン）	胃腸機能障害が高頻度に現れるため、胃酸分泌抑制薬（ランソプラゾール［タケプロン］、エソメプラゾールマグネシウム水和物［ネキシウム］など）を併用することが多い
シロスタゾール（プレタール）	心拍数増加、心不全誘発、頭痛など。うっ血性心不全の患者には禁忌
クロピドグレル硫酸塩（プラビックス） プラスグレル塩酸塩（エフィエント） チクロピジン塩酸塩（パナルジン）	無顆粒球症、血栓性血小板減少性紫斑病、肝機能障害が起こることがあるため、定期的に血球血算（白血球含む）や肝機能検査（AST*、ALT*、γ-GT*）の逸脱がないかを確認する。肝機能障害に関しては、黄疸、倦怠感、瘙痒感、食欲不振などの初期症状を見逃さないようにする

*【AST】aspartate aminotransferase　*【ALT】alanine aminotransferase　*【γ-GT】γ-glutamyl transpeptidase

Column　抗血小板薬2剤併用療法（DAPT）

経皮的冠動脈インターベンション（PCI*）施行後にステント血栓症のリスクを低減させる目的で行う治療法を抗血小板薬2剤併用（DAPT*）といいます。

PCI後にDAPTを行うことは標準治療となりましたが、適切なDAPT継続期間については議論が続いており、出血リスクと血栓リスクを加味して決定されます。

*【PCI】percutaneous coronary intervention
*【DAPT】dual anti-platelet therapy

抗血栓薬を内服していることで、計画にどう影響するの？

例えば、洗髪や清拭時には出血リスクを考えてやさしく行い、皮下出血の状態を確認します。歯磨きは出血しないようにやさしく行い、やわらかめの歯ブラシを使ってもらいます。また、採血後の止血は通常より長めに5～10分行うように伝えます。

手術を控えている場合、休薬の必要性や抗血栓薬の再開時期を医師に確認して、患者さんに説明します。さらに、転倒・転落にはより一層の注意が必要です。万が一、転倒により頭部を打撲していた場合は、出血の有無を確認するために頭部CT*検査を行います。直後に症状がなくても、数週間～2、3か月後に慢性硬膜下血腫（P.23）となることがあります。その間は頭痛や嘔吐、麻痺やしびれ、認知機能や精神状態に変化がないか患者さんや家族に注意してもらい、症状があれば受診することを伝えておきます。

皮下出血や歯肉の出血などが増強する場合は薬剤の調整が必要となるかもしれません。早めの受診が必要です。血尿、下血、吐血など大量の出血があった場合は、生命の危機があるため緊急受診をしてもらいます。また、ワルファリンカリウムの場合、ビタミンKを大量に摂取することで効果が減弱するため、摂取を避ける食品を患者さんに伝えます（**図1**）。

*【CT】computed tomography：コンピュータ断層撮影検査

図1 ビタミンKを多く含む食品

①多く含まれるため摂取が禁止されるもの

納豆類、青汁、モロヘイヤ栄養粒、クロレラなど
※納豆は他の大豆製品と異なり、納豆菌が腸内でビタミンKを生成するため、摂取は禁止

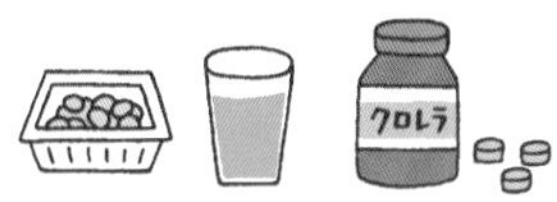

②含まれているが大量摂取しなければ問題ないもの

その他の緑黄色野菜（ほうれん草など）、海藻類（ワカメなど）

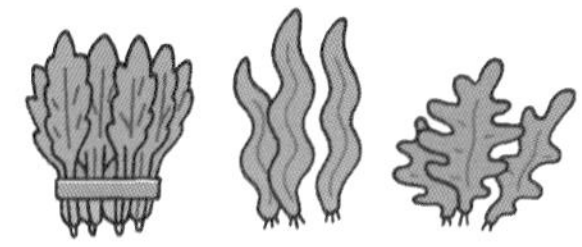

その根拠は？

出血傾向が通常より強くなることに配慮したケアが必要となります。患者さんとその家族には出血のリスクを理解してもらうことで、退院後の生活で気をつけてもらうことを伝えます。また、薬剤によって注意すべきことは異なりますので、きちんと副作用を確認して、観察や情報収集を行い、退院後も患者さんが注意できるように伝えておくことも大切です。

<参考文献>
1. 荒木博陽 編：知らないと危ない！　病棟でよく使われるくすり. 照林社, 東京, 2018：56-66.
2. 古川哲史：誰も教えてくれなかった循環器薬の選び方と使い分け－薬理学的な裏付けもわかる本－.総合医学社, 東京, 2017：123-147.
3. 古川哲史：病態生理の基礎知識から学べる循環器治療薬パーフェクトガイド. 総合医学社, 東京, 2016：109-128.
4. 日本循環器学会 編：2020年JCSガイドラインフォーカスアップデート版　冠動脈疾患患者における抗血栓療法：12-18. https://www.j-circ.or.jp/cms/wp-content/uploads/2020/04/JCS2020_Kimura_Nakamura.pdf(2023/6/28アクセス)
5. 日本老年医学会 編：高齢者の安全な薬物療法ガイドライン2015. 79-82. https://www.jpn-geriat-soc.or.jp/info/topics/pdf/20170808_01.pdf(2023/6/28アクセス)
6. 浅野嘉延, 吉山直樹 編：看護のための臨床病態学 改訂3版.南山堂, 東京, 2017：452.
7. 青崎正彦, 岩出和徳, 越前宏俊 監修：Warfarin適正使用情報 改訂版, 2019：434-438.

主疾患＋糖尿病

森西可菜子

糖尿病があることで、情報収集・アセスメントにどう影響するの？

血糖コントロールや治療内容を確認し、主疾患との関係をとらえることが必要です。例えば腎不全、脳梗塞、心筋梗塞、感染症などは血糖コントロール不良が影響している可能性があります。血糖値に影響を及ぼす薬剤（ステロイドなど）の使用が、糖尿病を発症・悪化させている場合もあります。

入院中はふだんと食事・運動・服薬の状況が異なるため、血糖値や低血糖症状（冷汗、動悸など）・高血糖症状（口渇、多飲、多尿など）の有無も確認しましょう。血糖値には日々の食事・運動・服薬などが影響するため、自己管理能力や生活様式、価値観、心理面、支援状況、経済面などの情報も必要です。

その根拠は？

高血糖が持続すると、血管が障害されさまざまな慢性合併症を生じます。高血糖では好中球の機能が低下するため感染しやすく、創傷の治癒遅延や敗血症などに至るリスクも高いです。その他にもさまざまな併存疾患の発症リスクが高まります（**図1**）。糖尿病が原因で発症・悪化した疾患については血糖コントロール改善により再発・悪化を予防しなければなりませんし、薬剤や他疾患が原因の糖尿病をもつ場合も糖尿病の合併症を発症しないように血糖コントロールが必要です。重度の低血糖や高血糖は昏睡（こんすい）に至るため注意が必要です。糖尿病とつきあってきた個々の歴史が現在の状態をかたちづくっているため、生活や人生の視点も欠かせません。

図1 糖尿病のおもな慢性合併症および併存疾患
（糖尿病治療ガイド2022-2023[1]を参考に筆者作成）

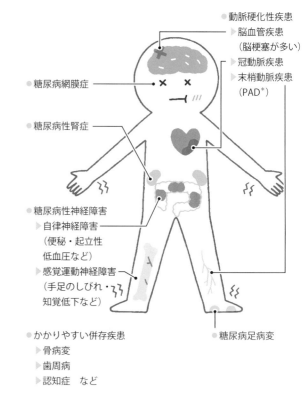

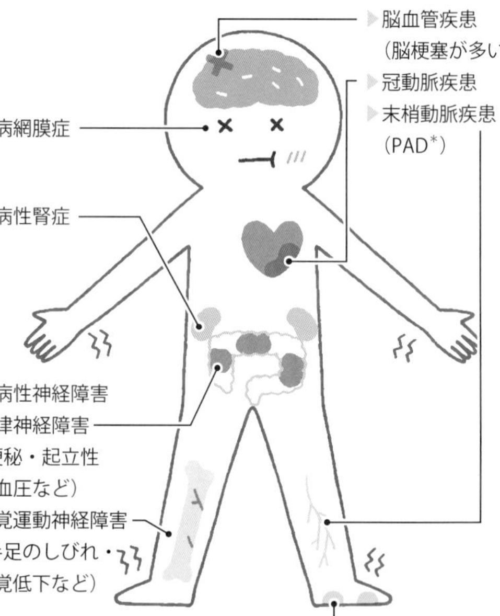

＊【PAD】peripheral arterial disease

糖尿病があることで、計画にどう影響するの？

糖尿病と全身状態の関係を踏まえて計画を立てましょう。例えば術後など創傷がある場合は、感染リスクが高いため、発熱や炎症反応の確認、創部の観察、適切な処置や保清、血糖値の是正や感染予防の指導が必要です。

脳梗塞や心筋梗塞を発症した場合は、急性期が過ぎればその疾患の再発予防のための支援を計画しましょう。血糖コントロールの必要性を理解してもらったうえで、ふだんの生活のなかで生きがいを損なわずに継続できる自己管理方法を、本人主体で考えられるようかかわりましょう。家族や社会資源などによる支援の調整が必要な場合もあります。

その根拠は？

他疾患と比べて糖尿病を軽視している人がみられるもの[2]、糖尿病の悪化は命にかかわる状態や疾患につながるため、糖尿病の自己管理は重要です。これまでの研究で、本人が糖尿病の重大さや自己管理による利益を認識することが行動変容につながるとわかっています。自己管理は毎日繰り返されることなので、本人の日々の生活に落とし込んで考える必要があります。

<引用文献>
1. 日本糖尿病学会 編・著：糖尿病治療ガイド2022-2023. 文光堂, 東京, 2022.
2. Ho, H. Y., Chen, M. H., & Lou, M. F.：Exploring the experiences of older Chinese adults with comorbidities including diabetes：surmounting these challenges in order to live a normal life. *Patient Preference and Adherence* 2018；12：193-205.
<参考文献>
1. 任和子, 細田公則 編：エビデンスに基づく糖尿病・代謝・内分泌看護ケア関連図. 中央法規出版, 東京, 2015.

主疾患＋喫煙習慣

大霜由貴子

喫煙習慣があることで、情報収集・アセスメントにどう影響するの？

喫煙は嗜好品と思われがちですが、ニコチン依存症という“脳の病気”と喫煙に関連した疾患を伴う“全身の疾患”であり、呼吸器・循環器・脳血管疾患などの罹患リスクを高めます。肺がんでは、喫煙指数（1日の喫煙本数×喫煙年数）が高いほど発生リスクが増大します。一方で禁煙期間が長いほどリスクは減少します。喫煙者が新型コロナウイルス感染症に罹患した場合、重症化や死亡のリスクは高まります。

また、慢性疼痛のある喫煙者では、ニコチン依存度が高いことから疼痛緩和とともに禁煙への援助が必要となります。

一方、周術期管理においては、喫煙は呼吸器合併症や創感染症の発症率を上昇させます[1]。そのため術前4週間以上前からの禁煙が理想とされています。情報収集では、喫煙歴や1日の本数、禁煙状況などを把握します（**表1**）。とくにヘビースモーカーでは、喫煙により上がった血圧が安静時の値に回復する前に再び喫煙をするため、血圧が高い状態が持続することを念頭にアセスメントします。

その根拠は？

タバコ煙には4,000種以上の化学物質が含まれており、そのなかには200種の有害物質、さらには60〜70種の発がん性物質が含まれています。そしてニコチンには、気道の分泌を増加させ気管支を収縮させる気道刺激作用、交感神経の興奮により心筋の酸素消費量を増加させる血管収縮作用、脳内にドーパミンやノルエピネフリンなどを放出し内因性オピオイドシステムを活性化することで鎮痛効果をもたらすなど依存形成作用があります。また、ニコチンは新型コロナウイルスの感染経路であるACE2受容体を増やし、その結果、炎症が亢進し、重症化につながりやすくなります[1]。

表1 喫煙習慣のある患者さんへの情報収集

- ☑ 何歳から吸っているのか
- ☑ 1日何本吸っているのか
- ☑ （治療・入院にあたり）どれくらい前から禁煙できているのか
- ☑ これまで禁煙をしたことがあるか、ある場合、再度喫煙を始めたきっかけは何か
- ☑ 禁煙をサポートしてくれる人はいるか、それは誰か
- ☑ 禁煙の必要性の理解度
- ☑ 禁煙への意思
- ☑ 禁煙をしない理由・喫煙を続ける理由

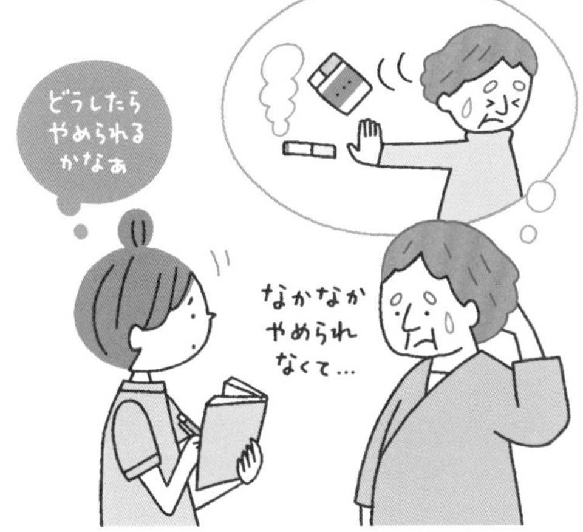
どうしたら
やめられる
かなぁ
なかなか
やめられ
なくて…

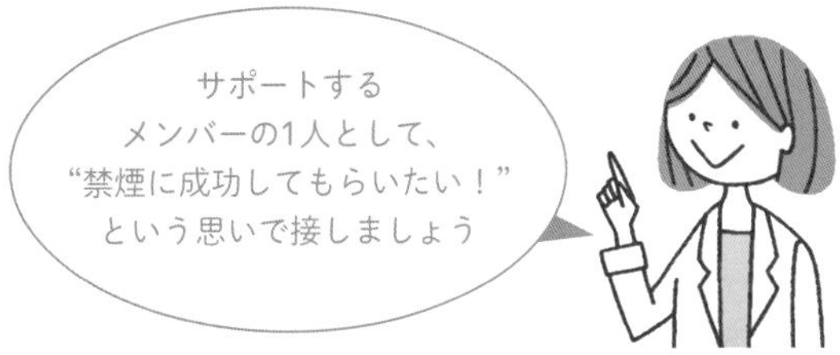

メンバーの1人として、
“禁煙に成功してもらいたい！”
という思いで接しましょう

喫煙習慣があることで、計画にどう影響するの？

入院中であれば、施設内が禁煙であることから、患者さんは禁煙を強いられています。離脱症状の有無などを予測しながら観察を行う必要があります。手術後であれば無気肺や肺炎のリスクが高まるため、痰の喀出を促し早期離床をめざします。禁煙の成功はその後のQOL*にも影響します。患者さんの全体像を把握し、家族やサポートする人を含めた援助を行うことは、受動喫煙によるリスクなどの教育の機会にもなります。

＊【QOL】quality of life：生命の質、生活の質

その根拠は？

禁煙は、年齢や性別など他の因子と異なり、喫煙者自身が行動変容することで合併症を回避することができます。そのため看護師は、家族やサポートする人を含め、患者さんが積極的に取り組むことができるよう援助していく必要があります。

<引用・参考文献>
1. 日本麻酔科学会 編：周術期禁煙プラクティカルガイド. https://anesth.or.jp/files/pdf/kinen-practical-guide_20210928.pdf(2023/6/15アクセス)
2. Suzuki R, Ono Y, Noshita K, et al. ：Smoking Enhances the Expression of Angiotensin-Converting Enzyme 2 Involved in the Efficiency of Severe Acute Respiratory Syndrome Coronavirus 2 Infection. [published online ahead of print, 2022 Oct 18]. *Microbiol Immunol* 2022；10.1111/1348-0421.13034.doi：10.1111/1348-0421.13034

主疾患＋多量飲酒習慣

齊藤旬平

多量飲酒習慣があることで、情報収集・アセスメントにどう影響するの？

アルコール依存症は、飲酒のコントロールができず、仕事などの社会活動より飲酒を優先してしまう状態です。これに対し、本稿では、「アルコール依存症ではないものの、健康などに問題が生じる量を習慣的に飲酒する状態」を多量飲酒習慣とよびます。健康日本21（第二次）では、生活習慣病のリスクを高める量を「1日当たりの純アルコール摂取量：男性40g以上、女性20g以上」と定義しています[1]。

多量飲酒習慣がある場合には、肝疾患や悪性腫瘍、高血圧などの動脈硬化性疾患、不整脈、睡眠時無呼吸症候群などの有無を確認することが必要です。これらが、主疾患の原因になっているかもしれません。さらに、飲酒量だけでなく、種類、飲酒に伴う食事摂取の内容、時間帯、内服薬と服薬状況、転倒歴などの幅広い情報収集を行い、アセスメントしましょう。情報収集の際は多量飲酒習慣を隠す患者さんもいるため、直接質問するのではなく、休日の過ごしかたや、ストレスコーピング方法などから聴取する、家族に確認するなどの工夫が必要なこともあります。

その根拠は？

多量飲酒習慣は、肝機能障害や悪性腫瘍等の生活習慣病など、さまざまな疾患のリスクを増大させます。とくに、飲酒時のつまみに含まれる塩分や脂質の摂取は、高血圧などの原因の1つです。さらに、アルコールと内服薬の相互作用、酩酊（めいてい）状態による内服コンプライアンスの低下、対人関係のトラブルによるサポート不足、転倒などのリスクも上昇するため、飲酒習慣に付随する情報も収集する必要があります。多量飲酒とそれに付随する行動が、その患者さんにとってどのような問題となっているのかをアセスメントしましょう。

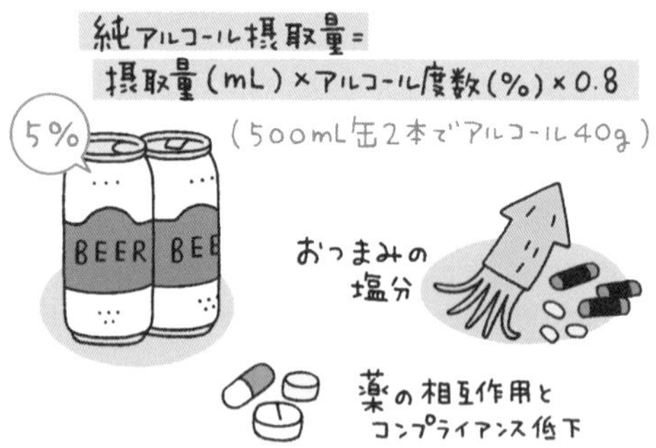

多量飲酒習慣があることで、計画にどう影響するの？

多量飲酒習慣やそれに付随する問題を解決するためには、まず患者さんが主疾患への影響を含め、飲酒をどのようにとらえているかを理解する必要があります。行動変容には、自己効力感（その行動が自分にもできるという自信）が非常に重要です。自己効力感を高める支援を検討する際は、このとらえかたを元に、情報提供やゴール設定、モデリング（患者さんと同じような状況の患者さんの成功体験を参考にすること）の種類の選定、セルフモニタリング方法を決定します。また、多量飲酒習慣の有無や、どのような問題が生じているかだけでなく、価値観や家族のサポートなどの患者さんの強みを含め、医師や看護師と共有することが重要です。アルコール依存症になると、本人・家族の努力のみでは解決することが難しいため、専門的治療が可能な環境へつなぐことも必要になります。

その根拠は？

多量飲酒習慣は、患者さんの社会的背景や生活習慣、飲酒に対する価値や役割などが複雑に絡み合っています。また、近年、世界中で支持されている行動変容理論のほとんどが、その行動を続けることの危険性や重大性を伝えるだけでは限界があるとして、自己効力感を重要視しています。改善すべき行動について、「これだったら、働きながらでもできそうだ」など、患者さんにとって具体的な行動への自信につなげることが重要です。一方で、多量飲酒習慣の改善には専門的な支援が必要な場合も多く、専門家へつなげることも必要になります。

<引用・参考文献>
1. 厚生労働省：e-ヘルスネット 健康日本21におけるアルコール対策．https://www.e-healthnet.mhlw.go.jp/information/alcohol/a-06-002.html（2023/6/28アクセス）
2. 日本高血圧学会 編：高血圧治療ガイドライン2019．ライフサイエンス出版，東京，2019．
3. 森山美知子 他：エビデンスに基づく循環器看護ケア関連図．中央法規出版，東京，2018．
4. 日本腎臓学会 編：医師・コメディカルのための慢性腎臓病 生活・食事指導マニュアル．東京医学社，東京，2018．

主疾患＋肥満

清水彬礼

肥満があることで、情報収集・アセスメントにどう影響するの？

「肥満＝食べすぎ」ととらえるのではなく、活動量や生活環境、食生活、日々の過ごしかたなどの患者さんの日常生活全般を総合的に情報収集・アセスメントし、摂取エネルギーと消費カロリーのバランスを評価します。

また、高齢者では一般的な肥満による代謝異常や心血管系などの健康障害のリスクだけでなく、BMI*が体脂肪量を反映しないことがあることや、サルコペニア肥満の存在についても念頭に全身状態をアセスメントすることが重要となります。

*【BMI】body mass index：体格指数

その根拠は？

肥満とは脂肪組織が過剰に蓄積した状態で、BMI≧25のものを指します[1]。

肥満は遺伝的要因や環境要因によって、エネルギー摂取とエネルギー消費のバランスが崩れることによって引き起こされます[2]（**図1**）。エネルギー摂取が多いのかエネルギー消費が少ないのか、それは患者さんのどのような生活背景によるのかを考えていきます[3]。

高齢者では身長が減少するためにBMIが実際よりも高値となるケースや、心不全等の合併による浮腫のためBMIだけで肥満と評価することが難しいケースがある[4]ので、併存疾患なども含めて総合的に考えていく必要があります。

また、高齢者では加齢とともに肥満にサルコペニアが合併したサルコペニア肥満が増加することが知られています。サルコペニアは筋肉量の減少などを主体とする加齢に伴う現象ですが、高齢者の肥満と合併することで、変形性膝関節症や代謝障害などの肥満による健康障害のリスクが増加するだけでなく、IADL*の低下や転倒、骨折、死亡のリスクが増加することが知られています[5,6,7]。

*【IADL】instrumental activities of daily living：手段的日常生活動作

図1 肥満の起こるしくみ

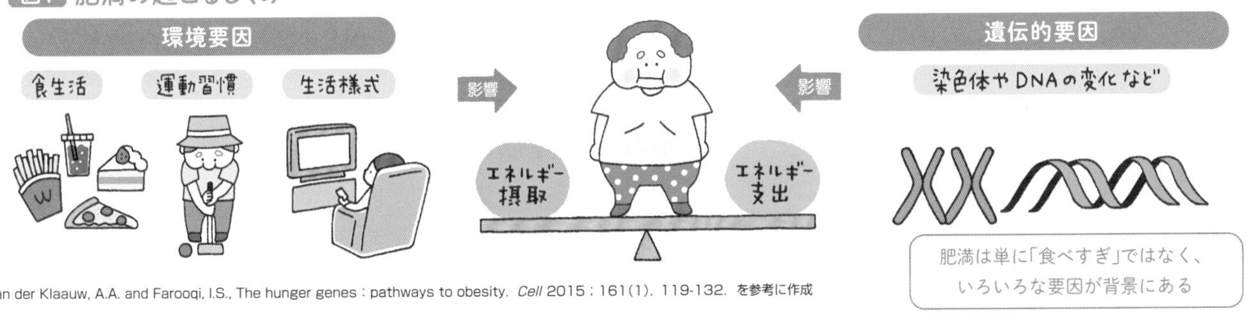

van der Klaauw, A.A. and Farooqi, I.S., The hunger genes：pathways to obesity. *Cell* 2015；161(1). 119-132. を参考に作成

肥満があることで、計画にどう影響するの？

肥満の原因、つまり患者さんのエネルギーバランスが崩れてしまっている日常生活を見直し、肥満によるさまざまな健康障害を予防・早期発見できるようにかかわります。

また、サルコペニア肥満では、肥満の改善だけでなくサルコペニアの進展予防を目的とした筋肉量の維持・増加にも焦点を当てる必要があります。

その根拠は？

肥満はさまざまな健康障害のリスクファクターであり、その原因は多岐にわたります。患者さんごとの状況や要因をアセスメントし、ケアに活かせるようにします。

サルコペニア肥満では、カロリー制限のみを行うとタンパク質の異化が亢進し、サルコペニアを進展させてしまいます。そのため、カロリー制限だけでなく、タンパク質の補充を中心とした栄養介入とレジスタンス運動をあわせて行うことが有効とされています[6]。

<引用文献>
1. 日本肥満学会 編：肥満症診療ガイドライン2016. ライフサイエンス出版，東京，2016：xii.
2. van der Klaauw, A.A. and Farooqi, I.S., The hunger genes：pathways to obesity. *Cell* 2015；161(1)：119-132.
3. Ziauddeen H, Farooqi IS, Fletcher PC. Obesity and the brain: how convincing is the addiction model?. *Nat Rev Neurosci* 2012；13(4)：279-86.
4. 荒木厚，横手幸太郎，井藤英喜 他：高齢者肥満症診療ガイドライン2018. 日本老年医学会雑誌 2018；55(4)：464-538.
5. Wannamethee SG, Atkins JL. Muscle loss and obesity：the health implications of sarcopenia and sarcopenic obesity. *Proc Nutr Soc* 2015；74(4)：405-412.
6. Batsis JA, Villareal DT, Sarcopenic obesity in older adults：aetiology, epidemiology and treatment strategies. *Nat Rev Endocrinol* 2018；14(9)：513-537.
7. Gandham A, et al. Falls, fractures, and areal bone mineral density in older adults with sarcopenic obesity：A systematic review and meta-analysis. *Obes Rev* 2021；22(5)：e13187.

主疾患＋超高齢者（フレイル）

古谷和紀

超高齢者であることで、情報収集・アセスメントにどう影響するの？

90歳以上の超高齢者においては、まずフレイルの状態に早く気づき、生活機能が障害されないよう対応することです。フレイルとは、加齢とともに心身の活力（運動機能や認知機能など）が低下し、複数の慢性疾患の併存などの影響もあり、生活機能が障害され、心身の脆弱性（ぜいじゃくせい）が出現している状態です。その判断には、体重減少、筋力低下、疲労感、歩行速度、身体活動量の5項目（**表1**）があり、これらを情報収集して、フレイルの状態に陥っていないかどうか、治療や検査などの侵襲により生活機能が障害されるかもしれないリスクをアセスメントしましょう。

その根拠は？

高齢者は年齢を増すほど生理的予備能が低下するためフレイルの状態に陥りやすく、その結果、生活機能障害や要介護状態、死亡につながります。例えば、フレイルの状態の高齢者が入院環境で手術を受けると、術後合併症やせん妄をきたしやすく、生活機能が低下して、要介護状態となり入院期間が長期化することがわかっています。しかし、フレイルは適切な対応・支援により、生活機能の維持向上が可能な状態であるため、早く気づき、対応することが必要です（**図1**）。

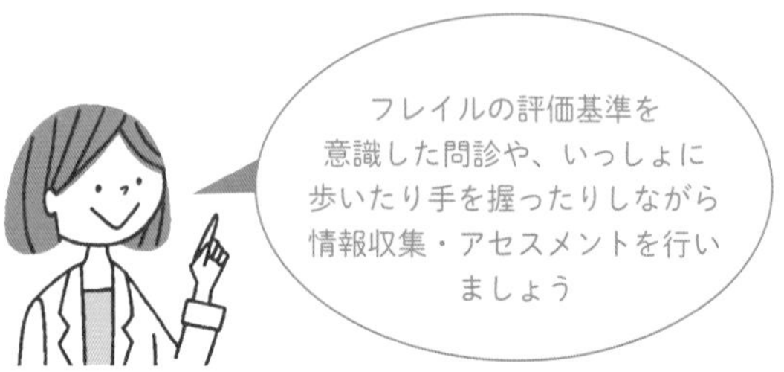

フレイルの評価基準を意識した問診や、いっしょに歩いたり手を握ったりしながら情報収集・アセスメントを行いましょう

表1 フレイルの評価基準（概要）

項目	評価基準
体重減少	6か月で、2kg以上の（意図しない）体重減少
筋力低下	握力：男性＜28kg、女性＜18kg
疲労感	（ここ2週間）わけもなく疲れたような感じがする
歩行速度	通常歩行速度＜1.0m/秒
身体活動	①軽い運動・体操をしていますか？ ②定期的な運動・スポーツをしていますか？ 上記の2ついずれも「週に1回もしていない」と回答

上記、5項目で3項目以上該当：フレイル、1～2項目該当：プレフレイル、該当なし：ロバスト（健常）と診断される

(Satake S and Arai H . Geriatr Gerontol Int. 2020 Oct ; 20(10) : 992-993.)
国立長寿医療健康センター：2020年改定日本版 CHS基準(J-CHS基準). より引用

図1 フレイルの概念図

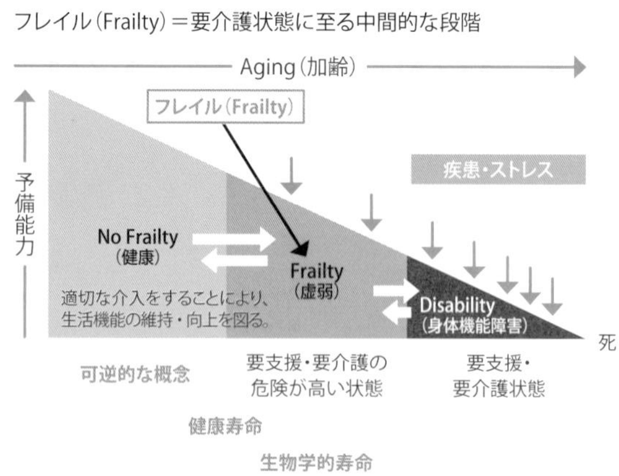

葛谷雅文：老年医学におけるSarcopenia & Frailtyの重要性. 日本老年医学会雑誌. 2009；46(4)：279-278. より改変して転載

超高齢者であることで、計画にどう影響するの？

治療や検査などの侵襲、入院生活によりフレイルの状態を進行させないためには、まず身体的フレイルにアプローチします。おもに慢性疾患のコントロール、運動療法、栄養療法が挙げられます。次に、フレイルは身体的だけでなく、精神・心理的フレイル（抑うつや認知機能障害）と社会的フレイル（独居や経済的困窮（こんきゅう））といった要素が絡み合い、悪循環を引き起こします。そのため、高齢者の声に耳を傾け、意思を尊重することを前提に、精神・心理的フレイルについては、せん妄予防や認知症の行動・心理症状（BPSD*）の緩和、抑うつなど認知機能障害へのケアを考え、社会的フレイルについては、介護保険サービスの利用や各種助成制度など社会資源の活用を支援していきます。

その根拠は？

フレイルのおもな原因は身体的フレイルで、加齢による骨格筋量の低下（サルコペニア）、低栄養との関連が強いです。上記で述べた、適切な対応や支援を行うことで、フレイルの状態から健康の状態へ改善したり、要介護状態に移行することを減らし、高齢者のQOLを維持・向上させることができます。

＊【BPSD】behavioral and psychological symptoms of dementia

主疾患＋認知症

浦井祐希

認知症があることで、情報収集・アセスメントにどう影響するの？

認知症や認知機能が低下している患者さんのS情報は、近時記憶障害などの影響で、現実を正確に反映していないこともあります。そのような場合、患者さんのもつ世界観も踏まえた情報統合・アセスメントが必要となります。また、認知症の重症度によっては体調の訴えや意思疎通が難しくS情報の収集が困難なこともあり、表情・行動や日中の様子、家族からの情報など多方面から情報収集することが重要になります。

その根拠は？

例えば「近くに住む孫とよく会う」というS情報があったとします。しかし、家族に聞くと、孫が近くに住んでいたのは昔のことで、今は海外に在住しているとのことです。この場合、孫は海外在住というO情報に加え、患者さんの世界で『孫は近くに住んでいる』と認識しているという情報も得られます。患者さんの世界観の理解はS情報の解釈に役立つことがあります。

『認知症疾患診療ガイドライン2017』[1]などから認知症の種類ごとの症状（例えばレビー小体型認知症なら幻視）や重症度ごとの症状・特徴を把握することにより、多方面から情報収集を行うことで看護問題の明確化に役立ちます。

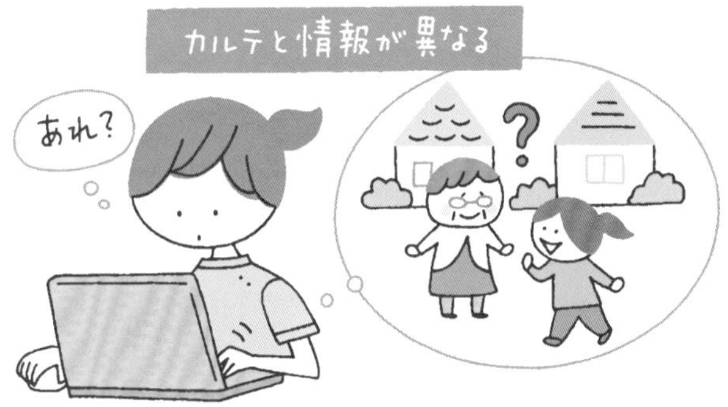
カルテと情報が異なる
あれ？

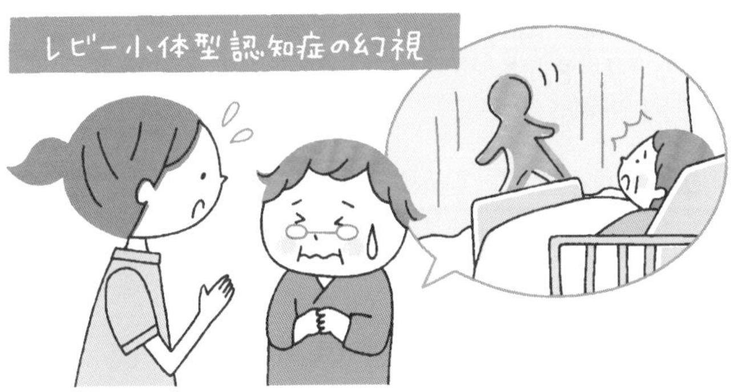
レビー小体型認知症の幻視

認知症があることで、計画にどう影響するの？

認知機能の考慮、個人の尊重、多方面での情報収集・アセスメントのうえで、患者さんのもつ力を最大限に引き出す計画にすることが重要です。

患者さんの状態や認知症の種類ごとの特徴を踏まえた介入の方法（記憶へのはたらきかけ、かかわりかたなど）を考え、家族の協力が得られる場合は、負担の大きさを考慮したうえで家族への介入も検討しましょう。近時記憶障害の影響をとくに受けやすいE-P（教育計画）は、患者さんの状態を把握し**図1**のような工夫をします。

その根拠は？

患者さんのもつ力を活かす点では、例えば認知機能低下で排泄が困難な場合、尿意・便意の訴え、トイレの場所の認識、衣服着脱等、どこで障害が生じるかで介入方法は変わります。トイレの場所がわからない場合、毎回の誘導は家族の負担が大きいため、トイレの絵をドアに貼る、道順を示す矢印を貼るなどの工夫が考えられます。それにより「トイレで排泄する」という力を活かせます。

図1 認知症のある患者さんのE-Pで考慮すること

- ☑ この患者さんにはこのE-Pは有効か？
- ☑ E-Pによる効果（患者さんの行動の変化など）が持続する時間は？
- ☑ E-Pの代わりにできるC-P（ケア計画）は？

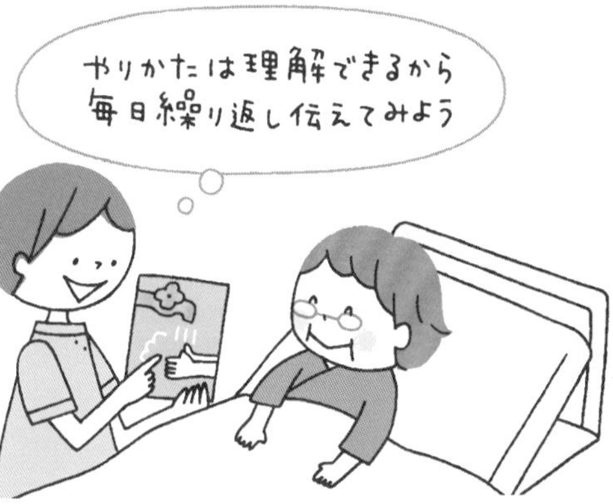
やりかたは理解できるから
毎日繰り返し伝えてみよう

＜引用・参考文献＞

1. 認知症疾患診療ガイドライン作成委員会 編，日本神経学会 監修：認知症疾患診療ガイドライン2017. https://www.neurology-jp.org/guidelinem/nintisyo_2017.html（2022/10/16アクセス）.

主疾患＋家族背景

近田 藍

家族背景は、情報収集・アセスメントにどう影響するの?

患者・家族双方から情報収集を行います。キーパーソン(医師から病状説明を受け方針の決定に主でかかわる家族の代表)、主介護者(日々の介護を担う人)が誰かを明らかにし、そのほか**表1**の内容について聞くことが大切です。そのうえで自宅での生活様式、患者・家族の関係性、家族の介護力、社会資源活用状況の適切性をアセスメントします。

双方から聴取するだけでなく、患者・家族間の関係性を直接観察して、患者さんが家族に遠慮をしていないか、家族の患者さんへの接しかた、介護のしかたなどの情報を客観的にとらえ、医療者からみた介護力や指導の際に配慮すべき点をアセスメントします。

その根拠は?

患者さんが高齢者であったり、認知症や精神疾患などがある場合、患者さんから正確な情報収集が難しいことがあります(P.209「主疾患+認知症」参照)。患者さんが短期間の入院後に安心して退院できる体制(必要な教育の検討・実施、療養環境の検討・選択)を入院中に整えるために、家族からの情報収集、協力が重要です。

聴取だけでは、医療者との視点の違いにより、アセスメントに必要な情報を見逃したり、患者・家族がお互いに気を使って患者の健康にかかわる思いを表出しないこともあるので、客観的な情報も必要です。さらに、複雑な家族背景のある家庭や、短い入院期間の患者さんなどの場合、面会頻度が少ない場合もあります。面会頻度も事前に情報収集しておき、家族と会える貴重な機会を逃さないように事前に必要な情報を検討しておくことも大切です。

表1 家族背景に関する情報収集

家族の情報	患者の情報
☑キーパーソンは誰か　☑主介護者は誰か	☑生活リズム、生活環境　☑ADL*状況
☑家族構成(続柄、年齢、同居or別居、居住地、患者との親しさ)	☑趣味や社会での役割、これまでのライフヒストリー
☑介護や看病への対応・適応状況(疾患理解、協力状況、介護負担、将来への不安)	☑人生で大切にしていること(信念、価値観)、死生観
☑介護や看病に影響する持病の有無	☑自己管理(内服・症状モニタリングなど)の方法・工夫
☑治療やケアの方針に対する価値観や死生観　☑面会頻度	☑社会資源活用状況

*【ADL】activities of daily living：日常生活動作

家族背景は、計画にどう影響するの?

家族へのアプローチもケアプランに入れます。患者・家族からお話をうかがう際には、共感的な姿勢でかかわり、両者と信頼関係を構築することが大切です。その際には、家族の負担をねぎらうことも大切です。また、必要時、家族へ患者さんの疾患に応じた指導(症状観察、食事療法、インスリン管理など)を実施します。家族の協力が得られない場合は、必要な社会資源を利用できるように支援します。

その根拠は?

患者・家族のプライベートなことがらを聴取するにあたり、信頼関係の構築が重要です。さらに、家族は患者さんの健康問題により介護や代わりに意思決定を求められることなど、負担を感じる場面が多いため配慮が必要です。また、患者さん1人ではセルフケアが不足する場合は、家族へ協力を求めることが第一選択となることが多く、家族への指導が不可欠です。

Column　現代の超高齢化社会で増加する家族介護者

急速に高齢化が進行する昨今、医療・介護の需要のさらなる増大が見込まれ、高齢者介護に直面する次世代の少子化問題も相まって、国は「病院から在宅へ」医療提供体制の移行を進めています。家族は介護により新たな役割や課題を抱えることになり、介護者の離職などが社会問題となっています。患者・家族双方が心穏やかに生活できるよう、家族介護者の個別の事情をも配慮した看護支援が求められます。

索引

プチナースBOOKS
個別性をふまえたアセスメントができる
老年 看護過程

2023年8月5日　第1版第1刷発行

編　者　任　和子
発行者　有賀　洋文
発行所　株式会社　照林社
〒112-0002
東京都文京区小石川2丁目3-23
電話　03-3815-4921(編集)
03-5689-7377(営業)
https://www.shorinsha.co.jp/
印刷所　大日本印刷株式会社

検印省略(定価はカバーに表示してあります)
ISBN978-4-7965-2595-4